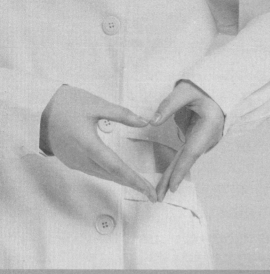

护理中断事件
安全管理解析

主 编　谢建飞

副主编　张秋香　刘　敏　王　莎　张文光

人民卫生出版社

·北 京·

图书在版编目（CIP）数据

护理中断事件安全管理解析 / 谢建飞主编 . —北京：
人民卫生出版社，2021.8

ISBN 978-7-117-31948-5

Ⅰ.①护… Ⅱ.①谢… Ⅲ.①护理 – 安全管理 Ⅳ.
①R47

中国版本图书馆 CIP 数据核字（2021）第 162451 号

人卫智网	www.ipmph.com	医学教育、学术、考试、健康，购书智慧智能综合服务平台
人卫官网	www.pmph.com	人卫官方资讯发布平台

护理中断事件安全管理解析

Huli Zhongduan Shijian Anquan Guanli Jiexi

主　　编：谢建飞
出版发行：人民卫生出版社（中继线 010-59780011）
地　　址：北京市朝阳区潘家园南里 19 号
邮　　编：100021
E - mail：pmph @ pmph.com
购书热线：010-59787592　010-59787584　010-65264830
印　　刷：河北新华第一印刷有限责任公司
经　　销：新华书店
开　　本：710 × 1000　1/16　印张：17
字　　数：287 千字
版　　次：2021 年 8 月第 1 版
印　　次：2021 年 10 月第 1 次印刷
标准书号：ISBN 978-7-117-31948-5
定　　价：59.00 元

打击盗版举报电话：010-59787491　E-mail：WQ @ pmph.com
质量问题联系电话：010-59787234　E-mail：zhiliang @ pmph.com

编者名单

主　编：

谢建飞

副主编：

张秋香　刘　敏　王　莎　张文光

编　　委（以姓氏笔画排序）：

丁四清　中南大学湘雅三医院

王　莎　中南大学湘雅三医院

王巧倩　山西医科大学护理学院

尹心红　湖南省南华大学护理学院

邓芬燕　湖南省南华大学附属第三医院

甘　港　中南大学护理学院

成放群　湖南省湘潭市中心医院

刘　敏　中南大学湘雅三医院

刘佳微　山西医科大学护理学院

孙　倩　中山大学护理学院

李　婕　中南大学护理学院

李永恒　湖南省长沙市第四医院

李丽君　中南大学护理学院

肖　爽　重庆两江新区第一人民医院

肖盼盼　中南大学护理学院

吴孝琦　中南大学护理学院

张文光　山西医科大学附属第一医院

张建荣　广东医科大学附属东莞厚街医院

张秋香　中南大学湘雅三医院

郑树基　香港理工大学康复治疗科学系

胡红娟　湖南省南华大学附属第一医院
段应龙　中南大学湘雅三医院
饶晓华　湖南省怀化市第二人民医院
夏　友　湖南省长沙市第一医院
陶红艳　湖南省永州市中心医院
黄陈莹　湖南省岳阳华容县人民医院
谢建飞　中南大学湘雅三医院
谢鑑辉　湖南省儿童医院
谭　磊　湖南省中医药大学第二附属医院

序言一

医院工作的护理同仁们或多或少都经历过这样的情景：在给一名患者输液时因其他患者、家属要求处理病情或询问有关事宜而被迫中断了当前操作，而在解决这些事情后发现思路已经被打乱，工作状态也受到影响。在复杂的临床环境，类似情况常有发生，不仅扰乱了护士的工作节奏，还隐藏了影响患者安全的危险。我看到过多起因为护士忘记取回压脉带，造成患者截肢的案例。在分析这些惨痛教训时，我发现了其中一个共同点，那就是这些护士在进行输液操作时都被人打断过，这种护士在提供护理服务时被外来行为打断的情况就是护理中断事件。

中断事件的结局分为积极型和消极型，绝大部分中断事件给护理活动带来负面影响，护理安全是患者的基本需要和保障，同时，也是衡量医院管理水平的重要标志。《护理中断事件安全管理解析》在实践的基础上，以朴实的文字、科学的态度、严谨的内容深入剖析中断事件，保障患者安全，同时，帮助护理管理者更好地预防和管理团队中的护理中断事件，也帮助临床护士更清晰地认识护理中断事件，培养应对中断事件的能力，从而提升整体的护理水平。

本书从背景梳理、理论探讨、调研评估、对策研究、机制探索五个方面入手，深入浅出地指出护理中断事件与护理工作的紧密联系，从哲学、心理学、管理学等多方面详细阐述护理中断事件的核心思想及发展历程，并结合临床实际情况讲述中断事件的调查方法、影响因素、应对措施等，以理论知识辅以具体事例的方式帮助读者更好地理解。该书另一特点在于编者以整体观的思想向读者展示所要表达的内容，而不是将护理中断事件拆解为零碎的部分进行讲解。同时，它的每一部分以循序渐进的方式分享着护理中断事件的知识，彼此间相互照应，让我读得有兴趣、有乐趣，还有收获。

在此，我衷心地希望这本书籍能够得到读者的喜爱，相信你们在阅读完这本书后，也会同我一样感动至深、受益匪浅。最后，祝此书可以进一步推广传播，为更多的临床同仁们提供帮助。

唐四元

2021 年 5 月 12 日

序言二

2021 年 5 月,我和中南大学湘雅三医院护理团队交流期间,有幸收到了《护理中断事件安全管理解析》一书的书稿。当晚,我便阅读了整本书,如获至宝。这是我迄今为止读到过的最全面、最细致,也最具前沿性的护理中断安全管理解析书籍。

世界卫生组织提出,护士在实现全民健康覆盖和可持续发展目标方面发挥关键作用。而在护理服务过程中,护士所经历的护理中断事件频发,带来用药错误等后果常常威胁生命,给护患安全也带来严峻挑战。本书作为医护专业人员的参考用书,图文并茂,可读性强,书中详细介绍了护理中断的理论探讨、调研评估、对策研究和机制探索。谢建飞副教授团队在国内首次规范护理中断事件概念,并进一步从哲学、心理学、管理学和经济学等学科角度探究护理中断理论。

本书不仅具有扎实的理论基础,同时辅以实例,生动形象地解析了护理安全管理。初读这本书,仿佛与国内外护理专家、安全专家及心理学家们对话,从三维角度详细阐述护理中断事件,横向描述了护理中断事件的发生频次、中断事件的持续时间、中断事件发生时护士的应对策略以及对护士心理健康的影响,为国内临床一线护士正确识别及应对护理中断事件提供指导。在纵向上,本书提出体液指标检测、神经行为学、脑网络、虚拟现实技术以及人工智能在护理中断事件管理中的应用前景,为未来护理中断事件的管理及研究提供方向。

当合上书时,我由衷地希望,更多的学者可以阅读到此书,以帮助更多的临床人员、医院管理者正确识别,并有效应对护理中断事件,从而提高护理工作的效益性和安全性,促进患者安全的同时,也更好地关注与改善护士健康!相信读过此书,终有一段文字与你心有灵犀,来感动关注患者也关注护士健康的你!

赵庆华

2021 年 5 月 12 日

前言

这本书，初稿诞生于 2020 年疫情期间。我们一面承担疫情防控工作，一面不休不眠编写此书。疫情之痛，让我们更加执着于护理中断事件安全管理技术的传播。

护理中断事件在医院各临床部门频发，每 10 分钟至少有 1 起事件发生。90% 以上的护理中断事件造成消极型结局，严重影响医疗质量，威胁患者生命安全。然而，临床护士却找不到护理中断的安全管理指南。本团队在中断领域做了近 10 年探索，借鉴国内外相关领域的研究成果与思想智慧，编写了《护理中断事件安全管理解析》一书。希望通过我们的共同努力，推进护理中断事件管理，积极落实患者安全目标，切实保障人民群众安全健康。

本书分五大篇共 16 章，从背景梳理、理论探讨到调研评估、对策研究，再到机制探索，由浅入深，层层递进，站在哲学、心理学、管理学和经济学等多学科角度深入探讨护理中断理论，对护理中断事件的调查方法、当前现状、相关因素进行调研，评估护士护理中断事件管理知信行水平和中断事件发生后护士的适应能力，提出干预对策，并基于护理中断事件探索体液、神经、脑网络的行为作用机制。全书力求将基本理论、分析方法与护理中断事件中的具体问题相结合，从解决实际问题出发，强调安全管理理论与行为培养对护理事业可持续发展的重要作用与积极意义，可作为护理人员在护理安全工作中的参考书，同时，也可推广于教学和管理领域。

编委会成员多来自临床一线，编写中后期，老师们均舍身投入到疫情防控工作，为了不耽误编写进度，大家竭尽全力、无私奉献、乐此不疲。做护理中断研究的这一群人，就是这样，忙忙碌碌中，不忘欢喜；焦头烂额中，不忘执着；头痛炸裂时，不忘努力。而这些，正是我们一起工作的全部理由。

感恩每一位阅读此书的读者,你们的认可与收获是我们前行最大的动力。由于编写水平有限,本书还存在一些不足之处,诚恳地希望各位读者、专家提出宝贵意见。

编者

2021 年 5 月 12 日

目录

第一篇 / 背景梳理篇

第一章

绪论

【导读】当人们由于各种原因被打断当前从事的活动时,此项活动会受到影响。研究表明护理不良事件多与护理中断事件紧密相关,在 21 世纪初,"中断事件"概念被引入我国医疗领域,为临床管理者开展安全管理提供经验和启示。

本章将介绍护理专业与护理安全的知识背景、核心概念与基本观点、护理中断事件的运行轨迹和管理趋势等。

第一节 背景概述

一、护理安全的本质

护理安全是患者在接受护理的全过程中,不发生法律和法定的规章制度允许范围以外的心理、机体结构或功能上的损害、障碍、缺陷或死亡,此外,还包括执业安全,可概括为人、物、信息以及护理过程的安全。

1. **人的安全** 人的安全是护理安全的最重要部分,包括保证患者和护士的人身安全和财产安全。医院通过提供有序化、安全的护理服务,为患者创造良好的就医环境,为员工营造温馨的工作氛围,杜绝人身伤害事件的发生,并重点关注新护士、新入院患者、新医生。新护士刚进入临床工作,对患者的病情和心理状态评估不足,自我保护能力尚欠缺,易发生护理差错和纠纷,影响护患安全;新入院或转科的患者由于对科室环境陌生,对医务人员不熟悉,加上繁琐的入院手续劳累,常出现入院后病情加重现象,还有部分新患者由于经济问题,入院后对医疗费用的担心和病情严重程度的猜测等,影响心理应对状态;新医生由于对科室医疗护理程序不熟悉及治疗经验不足,出现医嘱不规范等导致严重差错。

2. 物的安全 护理安全中物的安全包括环境、药品及仪器设备的安全。①医院环境安全:如清洁区与污染区的分区、医疗废弃物的处理、安全通道的设置等,良好的医院环境有助于提高护理安全质量,因此,将安全理念融入医院环境,如建筑物的设计等对护理安全具有重要意义;②药品安全:高危药品(如氯化钾)需要与普通药品分开放置,还需重视新药品,详细阅读药品说明书,关注在配制或使用时有无特殊要求;③仪器设备安全:重点是抢救仪器和新仪器,抢救仪器会直接影响抢救质量和成功率,应做到定点放置、定人负责、定期检查,使仪器设备处于完好备用状态。对于新仪器,学会其正确操作流程、注意事项及保养方法等,各种仪器上配备简易说明书。

3. 信息的安全 患者隐私权是指患者拥有保护自身的隐私部位、病史、身体缺陷、特殊经历、遭遇等隐私,不受任何形式的外来侵犯的权利。护理诊疗服务中保护患者隐私权,是护理伦理学的基本要求,尊重和维护患者隐私权也是医务工作者应尽的义务。在护理信息化时期,需要加强患者就诊信息的保护,强化科室电脑等存储患者信息设备的保管与运行安全。

4. 护理过程的安全 护理工作的性质决定了每一项护理活动都包含着诸多复杂环节,每一个环节都有着科学的、严谨的规范和章程。必须一环一环地从基础抓起,明确职责,建立护理标准化流程。

二、护理专业的特点

1. 功能性 护理工作的目的是系统地为护理对象解决与健康有关的问题。为社会服务,保护和提高社会劳动生产力,是护理专业的基本功能。

2. 技术性 护士为护理对象服务主要是靠知识和技术,护理服务过程就是运用护理知识和技术的过程。扎实的专业知识和熟练的技术是完成护理工作、取得高水平护理质量的保证。

3. 整体性 现代护理以人的健康为对象,为护理对象提供从生理到心理的整体护理服务,以帮助人们维持健康、预防疾病,帮助患者接受治疗和护理,促进早日康复。

4. 安全性 护理是以人的健康和生命为对象,工作质量的优劣直接关系到护理对象生命的安危。因此,护理技术和手段必须成熟、安全可靠,并要求护理人员在提供护理服务的过程中,不仅要有安全意识和预见性,还要认真负责,严格执行规章制度和技术操作规程。

5. 精确性 护理服务是一项非常精细的工作,治疗、处置不能有丝毫错误,否则就可能造成不可挽回的后果。护理人员在服务过程中应从细微处着眼,提高工作的精确程度,避免发生不必要的偏差。

6. 圆满性　指护理服务及其结果符合服务规范,服务对象对服务过程中的情感交流、服务场所的环境美化、舒适等的满意程度。因此,要求护理人员在服务过程中应保持良好的形象,做到热情周到、礼貌待人,并注意为服务对象提供优美、舒适的环境。

三、护理工作的环境

护理工作环境是指通过直接或间接作用影响护理系统的各种要素的总和,它包括围绕护理工作的周围事项、人和物等。广义的护理工作环境包括自然环境和人为环境,即硬环境和软环境。自然环境指护士工作外部的物理环境,包括声响、光线、温湿度和病房的布置等;人为环境指护士所在组织内部的社会环境,又称狭义的护理工作环境。目前普遍使用并被广泛接受的是Zelauskas 等提出的护理工作环境的定义,即"护士在提供护理服务时,通过管理者授权获得更多的自主性、对工作的控制和责任的环境"。

(一)护理工作环境的构成要素

主要包括参与决策制定、自主性、授权、领导管理模式、专业及个人发展、同事关系、人力资源是否充足、护理质量管理等。

1. 参与决策制定　影响组织文化和结构的因素在护理工作环境中占有重要的地位,这些因素包括护士的权利、参与制定决策的机会等。在一个优质的工作环境中,护理工作不应仅仅局限于对患者的照顾,还应包括参与分析护理质量改进方法、对病区的政策有根据的评价、新护士或护生的带教、提出护理新方法、制定工作流程、维护专业活动等。磁性医院支持护士参与相关决策的制定,取得决策权,护士可以综合、动态、独立地处理患者的护理问题,可以增加护理工作对护士的吸引力,提高护士对护理工作环境的正性评价。

2. 自主性　工作自主性和对实践的控制是护理工作环境的重要组成部分,是维持职业生命力的重要因素。随着整体护理理念的提出,护士要对患者实施全面的照顾和护理,管理者应授予护士更多的工作自主权,鼓励其对患者的健康问题做出及时的判断。护理工作环境中的自主性、对工作的控制感与护士的健康、工作动机、工作满意度呈现显著的相关性。护士感知到的工作自主性越高,对工作的控制感越强,工作动力越强,满意度越高。

3. 授权　指分派职权及责任给部下,使其完成某种特定的活动。从护理工作环境的定义可以看出,授权是良好护理工作环境的重要因素,授权式的工作环境可以促使护理团队对实践的控制水平更高、同事关系更融洽、组织和个人的价值观更趋向一致;被授权的护士对组织管理更加信服,工作积极性和工作满意度更高,有助于病区良好工作环境的建立。护士感知他们的工作环境为授权式的工作环境,则会有更高的工作满意度,从而提供更高质量的护理服务。

4. **领导管理模式**　管理模式和特点会影响工作满意度和对组织的贡献,而满意度和对组织的贡献又影响着职业的选择。因此在评估护理工作环境时,应重视管理方面的因素,减少护理人员的流失。护理管理者是护士所在工作环境中非常重要的角色,他们是护士与医院管理层之间的桥梁,既代表组织的文化,又对下属的行为产生直接的影响。护士长处于临床护理管理的第一线,是护理管理队伍中最基层的领导,与护士的接触最频繁,他们的领导行为和方式对护士的工作表现和工作满意度产生最直接的影响,因而他们的领导才能和技巧对病房工作的顺利开展和医院的高效运行起着关键的作用。护士对领导的支持和管理方式的评价应作为其对护理工作环境评价的重要因素。

5. **专业及个人发展**　正性的护理工作环境表现为对护士给予足够的支持、给护士提供学习和个人发展的机会、确保护士获得信息和资源的途径畅通,从而调动其积极性,使其投入更大的工作热情,有效实现组织目标。因此护士是否得到充足的支持,管理者是否鼓励其个人发展,将极大程度影响他们对护理工作环境的评价。随着专科护理的发展,护理人员更加关注个人专长在医院能否得以发挥。管理者应注重为护士提供教育培训的机会,激励护士的进取心,激发其工作热情,增进护士对医院护理工作环境的认同。护理管理者应鼓励护理人员参与护理相关会议和学习班,提升自己的专业能力,引导工作年限较短的护士发展和利用专业知识与技能,共同营造一个更有创造力、更有意义的专业发展氛围,增强其对护理工作环境的正性评价,提升其对护理工作的热爱与归属感,进而产生终身承诺于护理事业的意愿。

6. **同事关系**　良好护理工作环境强调同事间的紧密合作和协调关系的建立。组织中的交流(护士之间、护士和护理管理者之间、护士和医生之间)是团队工作效率和护理质量的决定因素。美国护士协会将医护合作定义为医生、护士之间的一种可靠的合作过程,在这一过程中医护双方都能认可和接受各自行为和责任的范围,能保护双方的利益,有共同的目标。有效的医护关系和团队交流是护理工作环境的重要组成部分,是提高医疗护理水平、促进患者康复的重要保证。

7. 人力资源是否充足　目前医院护士相对不足,随着护理新业务、新技术的开展,护理人员的工作量明显增加,高强度的工作负荷造成了护士职业思想的不稳定。医院的工作环境和护理人力的充足性对医院患者的健康结局起着重要作用。人力既是工作环境的重要组成部分,同时又受到病区组织环境的影响。目前大力提倡优质护理服务,倡导"把时间还给护士,把护士还给患者,深化护理内涵"的理念,只有保证充足的人力,才能有效地开展优质护理服务。

8. 护理质量管理　患者对护理服务和质量的评价,可以间接反映护理工作环境的优劣。人力不足、工作负荷重、时间长等因素也会影响到护理工作质量和患者安全舒适。2010 年卫生部在全国范围内开展了主题为"夯实基础护理,提供满意服务"的"优质护理服务示范工程"活动,通过强化护理职责,落实基础护理,提高护理质量,促进良好护理工作环境的形成,提升患者的满意度,构建和谐的医患关系。护理质量也从侧面反映了医院和病区的护理工作环境现状,是护理工作环境评估的重要因素。

9. 其他　工作场所的安全与否可以从侧面反映护理工作环境的好坏。一项研究结果发现,医院的护理工作环境与护士针刺伤发生率有关,工作环境评定良好的医院,护士针刺伤发生率较低。工作酬劳和排班制度是护士对护理工作环境满意与否的评价指标之一,不合理的排班制度会影响护士的工作满意度和对工作环境的评价。

(二) 护理工作环境中的职业设备防护

人的不安全行为有些是由于设备的设计或布置不合理、作业环境不适宜引起的,如噪声和振动,不仅会对生理和心理造成一定程度的伤害,而且还会降低大脑意识水平、反应能力、注意力水平和可靠性,增加失误率。除了在医院建筑设计时应提高降低噪声和减少振动的标准,还需定期检测,确保其不超过设计标准。在护理工作场所,照明条件差不仅容易引起视觉疲劳和视力衰退,还会由于能见距离缩短、对周围工作环境中的各种物体辨别能力下降而导致诸多人为失误,从而造成各种事故的发生。因此,改善医疗环境的照明条件,为护士创造一个舒适柔和并具有足够照度的视觉环境,以利于安全操作。

良好的工作环境要求根据人的工作时间、就餐规律、操作动态等特点,切实改善其作业环境。如安装合适的通风或空调设备,使医护人员在较为舒适的环境中工作,减少温度和湿度变化对行为的影响;为医护人员设计专门的安全通道、电梯、洗手间等,便于提高其工作效率,也保证他们的健康安全。护理工作环境中的职业设备防护与病区布局、物品摆放等有关,若要有效预防护士的不安全行为,保障患者及医护人员的安全,就要对医疗设备进行设计和布置,改善医疗工作环境,提高其安全性,达到建筑方便、充分利用设备能力、节约劳动时间、提升工作效率、减少伤害的目的。

四、可持续发展的实现

可持续发展理论是指既满足当代人的需要,又不对后代人满足其需要的能力构成危害的发展。实现可持续发展需要有一个非常有效的管理体系,可持续发展管理体系要求培养高素质的决策人员与管理人员,综合运用规划、法制、行政、经济等手段,建立和完善可持续发展的组织机构,形成综合决策与协调管理的机制。加强护理安全管理,提高护理质量,是实现护理事业可持续发展的重要内容。概括如下:

1. **建立风险管理体系**　规范化、科学化的护理风险管理体系能够保障患者安全,提高护理质量和品质。首先,护理管理者可借鉴国外的先进经验,改进护理工作的思路和方法。其次,适时完善与风险项目管理相关的制度、流程、预案、标准等,落实护理安全管理制度和护理规章制度,将护理安全管理制度落实到工作的每一个环节。最后,加强护理规章制度和安全制度的执行力度,如根据患者的相关调查结果检验护士的规章制度落实情况和患者的安全情况,及时发现护理安全隐患,并制定相应的防范措施等。

2. **完善护理管理制度**　一方面,将现代管理理念和方法运用于护理安全管理中,提倡以人为本的管理方式,提高护士的工作积极性和效率;另一方面,加强患者管理,强化患者管理理念,有针对性地对患者进行健康教育和安全告知,定期进行检查,杜绝护理不良事件隐患。同时,倡导和营造医院的护理安全文化,以风险最小化和安全管理科学化为出发点,做到自我保护和风险防范。

3. **提高护士的风险意识和风险能力**　首先,护士应加强工作责任心,强化风险意识和风险观念、积极学习相关法律知识;树立以患者为中心的服务理念,为患者提供安全、优质、高效的护理服务,减少护患矛盾和纠纷。其次,护理管理者定期组织全体护士开展教育培训工作,通过具体案例让护士清楚认识护理风险事件的严重后果,在工作中时刻提醒自己避免犯类似错误;同时,强化护士的风险处理能力,加强护士专业技能的培训和职业行为能力教育,提高护士的整体素质。

4. 加强专业技能培训与安全培训 护理管理部门需要加强护士的操作技能的培训力度,培养医院、科室的护理骨干力量,培养护士的独立思考能力,以安全、优质、高效的护理操作技能满足患者的需求;加强职业行为能力养成教育,将救死扶伤的理念落实到护理实践活动中,积极主动为患者考虑和服务,保持高度的责任感,积极与患者及其家属沟通,以实际行动提高患者对护理工作的满意度,从而减少护理风险事件发生的概率,避免或者降低医疗纠纷的发生。

第二节 核心概念与基本观点

一、核心概念

1. 安全 安全分为绝对安全与相对安全。绝对安全观是指没有危险、不受威胁、不出事故,即消除能导致人员受到伤害、发生疾病、死亡或造成设备财产损失、破坏,以及危害环境的条件。这种安全状态是一种极端思想的安全状态,在现实中是不存在的。相对安全观认为安全是相对的,绝对安全是不存在的,这也是现代社会人们普遍接受的观点。所以,安全是指在生产、生活等活动过程中,能将人或物的损失控制在人与社会可接受水平的状态,它意味着人或物遭受损失的可能性是可以接受的,若这种可能性超过了可接受的水平,即为不安全。从更高层次上来看,可以认为当人或事物处于可持续发展状态的时候,就处于安全状态;反之,就处于不安全状态。

2. 安全管理 安全管理是为了实现安全目标而进行的有关决策、计划、组织和控制等方面的活动,主要运用现代安全管理原理、方法和手段,分析和研究各种不安全因素,从技术上、组织上和管理上采取有力的措施,解决和消除各种不安全因素,防止事故的发生。

3. 安全心理学 安全心理学是运用心理学的原理、规律与方法研究人在工作和生活中与安全相关的心理活动及其规律,进而采取有效的措施使其以健康的心理状态投入生活与工作中去,以实现个体与团体可持续发展的一门应用性学科。安全心理学主要研究人在各类社会活动中的心理活动规律及状态,探讨人的心理过程、个性心理、行为特征与安全的关系;分析和发现易导致人的不安全行为发生的各种主观和客观的因素;从心理学的角度提出有效的安全教育培训措施、组织措施和技术措施,促进安全行为的培养和安全习惯的形成,预防事故和危害的发生。

4. 安全文化 安全文化是人类安全活动所创造的安全生产、安全生活的精神、观念、行为与物态的总和。这种定义建立在大安全观和大文化观的概念基础上,在安全观方面包括企业安全文化、全民安全文化、家庭安全文化等;在文化观方面既包括精神、观念等意识形态的内容,也包括行为、环境、物态等实践和物质的内容。我国安全文化产生的背景具有现代工业社会生活的特点、现代工业生产的特点和企业现代管理的特点,它是安全价值观和安全行为准则的总和,安全价值观是安全文化的里层结构,安全行为准则是安全文化的表层结构。

5. 护理安全 护理安全是指患者在接受护理的全过程中,不发生法律和法定的规章制度允许范围以外的心理、机体结构或功能上的损害、障碍、缺陷或死亡,此外,还包括执业安全,即在执业过程中不发生允许范围与限度以外的不良因素的影响和损害。它是患者的基本需要和保障,同时,也是衡量医院管理水平的重要标志。

6. 中断 在《辞海》解释中,中断意为:中间截断或折断,中途停止或断绝。它是外部随机发生、打断或阻隔当前的、首优工作连续性实施的离散行为,当人们正在从事的活动由于各种原因被打断时,就会对要做的事情产生影响。

7. 护理中断事件 护理中断事件是指在规定的时间、角色和环境中,护理人员在提供合乎伦理规范的护理服务过程中所遇到的突然发生、打断或延缓当前事务、分散接收者注意力的外来行为。尽管不同国家和地区对护理中断事件构成要素和标准存在差异,但也体现了一些共同点,即都强调了"外来的、突然发生、打断或延缓当前事务、分散注意力"等特征,并一致认为中断事件给临床工作效率和质量带来影响。

8. 护理不良事件 护理不良事件是在护理过程中发生、不在计划中的、未预计到的或通常不希望发生的事件,包括患者在住院期间发生的跌倒、用药错误、走失、误吸或窒息、烫伤及其他与患者安全相关的、非正常的护理意外事件,即与护理相关的损伤,在诊疗护理过程中任何可能影响患者诊疗结果、增加患者痛苦并可能引发护理纠纷或事故的事件。

9. 不良结局型护理中断事件 目前,将引发护理不良事件的中断事件界定为不良结局型护理中断事件。中断任务突然出现,迅速转移护士的注意力,破坏了护士当前任务的延续性,从而引发不良结局。

二、基本观点

（一）事故预防的理论基础

根据对事故特性的研究和分析,我们可认识到事故有以下性质:

1. 事故的因果性　事故是由相互联系的多种因素共同作用的结果,引起事故发生的原因是多方面的。在事故调查分析过程中,应弄清事故发生的因果关系,找到事故发生的主要原因,才能有效地防范事故的发生。

2. 事故的随机性　事故发生的时间、地点、事故后果的严重性是偶然的,这说明事故的预防有一定的难度。但是,事故的随机性在一定范畴内也遵循统计规律。从事故的统计资料中可以寻找事故发生的规律性。

3. 事故的潜伏性　表面上看事故是一种突发事件,但是事故发生之前有一段的潜伏期。在事故发生前,人、机、料、法、环系统所处的这种状态是不稳定的,也就是说系统存在着事故隐患,具有危险性。如果这时有某一触发因素出现,就会导致事故的发生。掌握了事故的潜伏性这一理论对有效预防事故起到关键作用。

4. 事故的可预防性　现代工业生产系统是一个人造系统,这种客观实际为事故预防提供了基本的前提。所以说,任何事故从理论和客观上讲,都是可以预防的。认识这一特性,对坚定事故预防的信念,防止事故的发生有促进作用。因此,人类应该通过采取各种科学合理的对策和措施,从根本上消除事故发生的隐患,把工业事故的发生降低到最小程度,甚至实现零事故的目标。

（二）所有事故都是可以预防的

所有事故都可以预防,设立任何安全隐患都可以被控制和消除的管理目标。控制和消除安全隐患的关键是要牢固树立“一切事故都可以预防”的理念。

1. 以人为本,提高全员安全素质　强化安全教育培训是搞好安全生产的基础和关键所在。对护理人员进行系统的安全培训,普及安全知识,促使每位护理人员加深对护理安全的认识,提高防范意识,懂得如何进行患者保护及自我保护,深化了护理人员安全文化理念。在安全培训过程中,应注意从护理现状及需求出发有针对性地开展培训,根据对象、时间的不同进行相应的调整,满足患者及护士自身的需求;注重护理安全教育系统培训;成立专门的安全培训教育机构,安全专业机构的成立有助于有效地利用各领域的资源,促进安全教育;重视培养护士的风险评估及防范意识,培养护士危机管理意识以及发现护理隐患的能力,将护理差错和事故消灭在萌芽状态。

2. **营造良好的医院安全文化氛围**　营造人与医疗机构相融、和谐发展的氛围,把"一切事故都可以预防"的安全理念贯穿于医疗的全过程,成为医疗机构安全文化的特色,推动医疗有序健康发展。构建安全文化是一个漫长而持续的过程,支持并促进患者安全文化的建设是改善患者安全的关键,只有在医院内部建立起一种积极的安全文化氛围,才能有效减少不良事件的发生,不断提高医疗护理服务质量。

3. **预防为主,加强安全管理**　进一步夯实安全基础,强化医护人员责任意识,增强责任感,突出安全质量标准化建设、安全专项整治、职工安全教育培训、安全工作执行力四个重点,从而使护理安全管理始终处于预控、可控和在控状态。护理管理者应该根据护士的年龄、学历、职称和实际能力进行综合评价,并做到分层次使用;根据科室具体情况,合理配置护理人员,倡导弹性排班,医院对患者多、工作量大的科室要适当倾斜,做到合理配置人力资源,满足临床需求,保证一线护理人员数量和素质,避免发生差错事故。

第三节　护理中断事件的运行轨迹和管理趋势

一、护理中断事件的运行轨迹

美国著名社会学家 Zimmerman 和 West 于 1975 年最先开始研究中断事件。在社会学和语言学领域,"interruption"被界定为一种外界不按照规则中止当前说话人,打乱当前说话人构建会话主题的行为。国外学者开始中断事件实验研究较早,并将中断界定为外部随机发生、打断或阻隔当前的、首优工作连续性实施的离散行为。中断给工作带来巨大的不利影响,在不同领域都有研究,随着其他领域的广泛研究,Beckman 等于 1984 年将中断概念引入医疗领域,首次做了有关医患中断事件的研究。近年来,中断事件概念也逐渐被应用在护理研究领域。目前国内研究者将护理中断事件定义为:在规定的时间、角色和环境中,护理人员在提供合乎伦理规范的护理服务过程中,所遇到的突然发生、打断或延缓当前事务、分散接受者注意力的外来行为。

护理中断事件的发生涉及多个方面内容,如时间、地点、当事人、环境等,其发生发展具有一定的运行轨迹。就中断事件的主体当前所处的状态而言,分为拟接受型、意外接受型、间接接受型、自身型、分心型、组织设计型、物资中断型、发起型等。就发生地点而言,目前国外关于护理中断事件的研究主要集中在儿科、急诊科、重症监护室和手术室等,国内主要集中于内、外科病房和手术室。就护理中断事件的来源而言,可归纳为环境、患者、护士同事、护士自身、其他人员。不同科室、不同地点发生的护理中断事件的发生来源存在一定差异,这与科室护理工作任务、环境等有关,如在儿科、ICU、急诊科、内科护理过程中,护理中断事件的主要来源是环境和护士自身,而呼吸科用药过程中护理中断事件的主要来源是环境和家属。护理中断事件发生时护士的当前事务可分为交班类、文书类、用药类、操作类、观察类、交流类、管理类、其他等。护理中断事件的来源及中断发生时护士的当前事务具备不同的类型,因而其性质也有所不同。社会学家 Jett 和 George 将中断事件分为侵扰型、分心型、矛盾型、毁损型四种。侵扰型护理中断事件的结局主要取决于中断的内容和性质、护士的心态、如何解决等因素;分心型护理中断事件的结局主要取决于护理人员的意志力和当前护理工作的困难程度,一般会导致消极型结局;矛盾型护理中断事件的结局主要取决于护理人员的反应与时机;毁损型护理中断事件则常常导致消极型结局。

本质安全强调从源头上消除或减少生产系统中的危险,分析护理中断事件的运行轨迹,对护理中断发生的时间、地点、当事人特征、频率、造成的结果及应对措施进行深入剖析,有利于针对性地开展干预管理措施,从而保障护理安全。

二、护理中断事件与不良医疗结局的关系

中断也被称为分心和干扰,会对被中断者的目前任务产生影响,常引发不良临床结局。护理不良事件指在护理过程中发生的、不在计划中的、未预计到的或通常不希望发生的事件,包括患者在住院期间发生的跌倒、用药错误、走失、误吸或窒息烫伤及其与其他患者安全相关的、非正常的护理意外事件。国内学者将引发护理不良事件的中断事件界定为不良结局护理中断事件。

中断事件的结局可以分为积极型和消极型两种,其中近 90% 的护理中断事件为消极型,消极型中断事件的结局常引发护理不良事件,即大部分临床护理不良事件的发生是由于护理中断事件所致,说明绝大部分中断事件给护理活动带来负面影响,它严重降低了护士的工作效率,并威胁患者安全。

目前,中断事件引发不良医疗结局的发生存在两种理论:记忆理论和认知理论。记忆理论认为在日常生活中,人们从事一项工作任务和或即将从事某项工作任务时,可能会被突然出现、意想不到的事情打断。由此,人们很容易

忘记或很难恢复到从事或即将从事的工作任务。即便能恢复,也会从已做过的某一步骤或某一点重新开始或跳过某一步骤,使正在进行或将要执行的事情不能很好地进行。为了重新恢复到之前的状态,人们需要非常努力地重建被打断的记忆,但这可能会增加错误、重复和省略的概率。而认知理论认为人的认知资源是有限的,对于刺激的识别需要占用认知资源,当刺激越复杂或加工任务越复杂时,占用认知资源就越多。当受外界刺激时,一部分认知资源因识别刺激而被占用,有限的认知资源可能被完全占用,当有限的认知资源被完全占用时,原有的认知资源可能会丢失。比如中断事件的突然出现,接收者注意力将随中断事件迅速转移,同时中断事件开始占用认知资源,从而使原有认知资源丢失,最终导致不良结局。

在护理工作中,护士常执行多任务操作,多任务处理中出现的中断事件需要护士不断地实现"中断恢复",即将思维、注意力转入另一项任务中。护理中断事件的发生,常伴随护士的负性情绪,并带来职业认同感下降、无能为力等情绪体验,处于负性情绪状态时护士往往会表现出认知功能受损,导致工作质量下降,甚至引起临床不良事件发生。

三、护理中断事件的管理机制

目前,面对中断现象的发生,中断管理常依据两种理论,一种是事故致因理论。事故致因理论是描述事故成因、经过和后果的理论,它研究人、物、环境、管理等基本因素在事故形成过程中如何作用,并从因果关系阐明引起事故的本质原因,说明事故发生、发展和后果,主要包括:轨迹交叉理论、能量转移理论、人因事故模型理论等。另一种是安全法则,主要包括破窗法则、木桶法则、墨菲法则、海恩法则、二八法则、青蛙法则等。Alvarez 和 Coiera 运用瑞士奶酪模型研究中断事件,发现中断是引起大部分不良事件的潜在因素,并利用鱼骨图寻找系统原因,消除模型中的不利因素,包括带来负面效应的中断来源。有学者指出,功能共振事故模型对研究医疗领域的潜在中断事件具备一定的优势,它有助于解释中断存在正面和负面双向影响的原因,能更好地分析中断与不良事件的关系,有助于集中分析中断事件发生的变量,并加大带来积极效应的因变量。

四、护理中断事件的干预技术

减少中断事件对预防医疗差错具有重要意义。近年来护理中断事件的发生频次呈上升趋势,在中断事件发生之前采取积极的、前瞻性的护理干预措施,可降低护理风险事件的发生。护理中断事件的干预方法、技术众多,常规护理中断事件的干预方案归纳起来,包括:①建立无中断区,"无中断区"能够保证临床护理操作者准备及进行护理操作时处于相对无干扰的环境,从而减少引起中断事件的因素,促进临床护理安全;②转移与分流中断来源,如在临床中断事件管理中,应用一项由技术介导的通知,它提供了包含患者信息预览、用户评估和访谈环节的研究,帮助确定患者的生命体征及实际的短信接收,协助护理人员适时做出反应,促使临床护理人员更好地管理由移动设备产生的中断,或将临床传统的呼叫机改为邮箱形式的交流工具"Inbox message",呼叫者发出信息时该工具会弹出"给药者是否需要停下正在进行的工作来处理这个信息?"进行提示等;③针对中断来源和类型,实行标准化模式,如针对护理中断事件的来源主要为患者或者家属,当护理人员执行高风险操作时,常规佩戴醒目颜色的腰带或警示牌,进行标准化警示。在床头交接班过程中应用标准化沟通模式,为医护人员提供即时、正确的信息,使患者信息能被系统地传递,减少不必要的混乱从而提高团队效率,保证护理安全;或在科室使用标准化工作流程审查表,细化并规范交接班项目与流程,防止工作细节漏项,对于强调事项实行重点交接,保证交接内容的连续性和延续性;④提高护士安全意识及应对能力,如开展中断知识培训,针对突发情况制定标准化应急预案,强化医院辅助支持系统,帮助护士有效获取资源和组织支持等;⑤开展多方协作,多学科介入可有效减少护理过程中临床中断事件发生,如使用计算机化医嘱输入和使用条码及临床决策支持系统,以有效减少用药过程中的差错发生。

五、护理中断事件的发展态势和未来

护理中断事件的研究仍处于探索阶段,国外较早开展护理中断事件的调查研究,证明护理中断事件与患者安全风险息息相关,目前,国外关于护理中断事件的研究主要集中在儿科、急诊科、重症监护室和手术室等。近几年来,护理中断事件的发生频次呈上升趋势,国内护理研究者也逐渐意识到中断事件管理的重要性,先后开展了内外科病房、手术室及护理操作用药中断事件的调查和干预,让更多的护理管理者更加重视护理中断事件管理,让临床护理人员更好地参与护理中断干预,优化护理中断结局。但是,由于临床环境复杂、患者病情多样、护士的记忆和行为特征难以掌控,加上药物种类多、科室之间

不同的特殊性、护士负荷重等诸多因素,使得中断事件管理仍需要进一步研究。通过科学的理论方法,掌握护理中断事件的发生发展规律,建立中断事件的安全预警机制,并利用智能化技术,结合多学科、多团队合作,采取积极的、前瞻性的干预措施,积极应对护理中断事件是护理中断事件未来的研究方向。

第二篇

理论探讨篇

第二章

基于哲学的理论探讨

【导读】安全哲学可定义为人类安全活动的认识论和方法论。安全是指一定时空内理性人的身心免受外界危害的状态。护理安全是指患者在接受护理的全过程中不发生法律和法定的规章制度允许范围以外的心理、机体结构或功能上的损害、障碍、缺陷或死亡。而基于哲学的角度对护理安全进行理论探讨和分析，有利于加深对护理安全的认识。

本章将介绍安全认识论、安全塑造论、安全认同论和安全思维论的概念、特征及应用。

第一节　安全认识论

一、安全认识的概念

安全认识论属于哲学的范畴，它以辩证唯物主义为基础，伴随着安全观的变化和发展，是研究安全的本质及其变化发展规律的哲学理论。安全认识论主要研究人类社会生产、生活、生存领域中技术风险的必然性、安全的相对性以及事故的可预防性等，安全认识论体系如图2-1所示。

（一）技术风险的必然性

人类在发展和利用技术的过程中，生产力得到解放的同时，也带来了很多安全问题，安全科学的出现是生产和科学技术发展到一定程度，人类文明提出的必然要求。技术的紧密结合性和复杂相关性两个特征使技术系统充满风险。

技术风险的必然性意味着技术风险的无法彻底消除，因此，正视技术风险是其规避的前提。通过对其进行常规科学的剖析，并有意识、有计划地引导，对技术升级改造与方向矫正，可以降低技术风险发生的概率以及控制其消极后果的影响程度与扩散范围。近年来，一些新技术帮助护理人员正确评估患

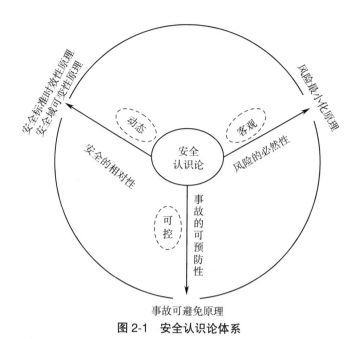

图 2-1　安全认识论体系

者的药物反应,比如,将患者的自控镇痛泵连接到呼吸末二氧化碳监测器上,当检测到 CO_2 潴留并超过所设阈值时,表明可能出现过度镇静和呼吸抑制,此时,通过停止自控镇痛输注,降低抑制呼吸的可能性。尽管如此,但人工评估患者的药物反应仍然很有必要。

(二)安全的相对性

人类有了生产就有了安全问题,安全是伴随生产过程而存在的、与生产过程共存的话题,它是对系统在某一时期、某一阶段过程状态的描述,是关于时间的连续函数,由于时间本身是相对性的,因此用来描述安全问题就带有相对性。由人、机、环境组成的安全系统也是动态变化的。

人们的生理和心理承受的范围、科技发展的水平和政治经济状况、社会的伦理道德和安全法学观念、人民的物质和精神文明程度等现实条件影响着安全的内涵引申程度和安全标准的严格程度。安全标准是有条件的、相对的,不同的时代,不同的生产领域、生活领域和生存领域可接受的损失水平是不同的,因而衡量安全的标准也是不同的,并随着社会的物质文明和精神文明程度提高而提高,这些标准是相对的。比如临床用到的《患者安全目标评估标准》既有基础性要求,也有先进性要求,是医院根据当前科学技术、经济和社会的发展、社会对安全的需求等,结合国际医疗质量指标体系,从实际出发,拟定的标准、要求与细则。安全是相对的,没有绝对的安全,所以,预防是必要的,也是主要的。

(三)事故的可预防性

事故虽然具有偶然性、随机性,但是也有必然性和规律性。从整体来看,事故是不可避免的,但从局部和单个事故来说,事故是可以预防和控制的。预防事故的前提是探讨事故因果关系,消除导致事故发生的原因,不仅要消除物质方面、人为方面的原因,还要注意克服管理方面的缺陷,消除因管理不善而导致发生事故的各种因素,加强安全管理是实施预防可能性原则的基础。

人们可以根据过去所积累的经验和知识,以及对事故规律的认识,使用科学的方法和手段,对未来可能发生的事故进行预测和预防。例如,为确保给药安全,医疗系统中通常采取标准化沟通、患者教育、优化护理流程、重点关注高危药物作用等低技术策略方案,或实施高技术策略方案,如使用药物条形扫描码确保药物正确,利用腕带核查信息,以及使用智能输液泵调节给药速率等。

二、安全认识的特征

安全不仅仅是患者及家属的需求,更是社会、法律层面对医院的要求。由于不同医院的差异性、患者角色的特殊性、社会及法律对患者安全问题的广泛关注以及医疗环境的复杂性,护理安全存在巨大的差异性。熟悉安全的属性对开展护理安全工作、减少护理不良事件的发生至关重要。

(一)安全具有社会性

人类是群体动物,生活在社会之中,这就决定了安全具有社会性。安全社会性涉及安全法制、安全伦理、安全文化等问题。在特殊的医疗环境下,护理安全更是与法律、伦理等内容紧密联系。一方面,护理操作需要遵循法律法规及相关的规章制度,但如果安全法律法规和制度存在不健全、不具可操作性的情况,则在执行护理操作的过程中会出现诸多问题;另一方面,当出现法律法规、制度以外的问题,需要依靠伦理道德和护理安全文化等来解决时,护理安全管理会出现较大偏差和随意性。

(二)安全具有组织性

护理工作环境的复杂性决定了必须建立相应的护理管理组织来监督和规范护理工作。如果护理管理组织的机构不够完善,则可能造成医院安全屏障出现漏洞和差错,为患者安全管理埋下隐患。

（三）安全具有专业性

安全的知识体系涉及自然科学和社会科学等领域,决定了安全具有专业性,这就需要从业人员具有全面的安全专业知识,并应用专业知识解决实际问题的专业能力,提升并沉淀专业素养。护理的专业性和护理环境的复杂性要求护理人员必须拥有本专业的安全知识和安全应用能力,分工明确,责任到位。

（四）安全具有系统性

安全存在上述多种特性,决定了安全具有系统性,但系统性也带来了复杂性,牵一发而动全身。安全工作不仅需要讲奉献,还需要讲原则和艺术,而且需要讲斗争和维权;安全的法制、公正、伦理、道德、权益、组织和系统等非技术问题均需要充分地考虑和协调。患者安全是一个整体,包括护理安全、医疗安全、环境安全等,需要协调它们之间的关系,不能只关注于其中一个环节。

三、安全认识论的应用

从安全哲学的视角出发,安全观是人们对安全相关事项所持有的认识和看法,既是安全问题的认识表现,又是安全行为的具体体现,强调与人的价值观、人生观、世界观之间的关联关系。基于哲学对安全观的定义,我们可以将护理安全观定义为:在护理的整个过程中护士对患者安全相关问题所形成的统一的认识和看法,并形成最终指导护理行为的具有积极效应的安全认识体系。

由安全观的定义可知,安全观具有相对稳定性、动态调节性、整体系统性、复杂非线性四个基本特征。其中,安全观的相对稳定性可以解释为随着新护士接受的教育、经历等影响长期塑造而成,当护士的安全观比较成熟时,呈现一定时期内的相对稳定特性;动态调节性,即在复杂的工作环境,护士从中不断积累新的知识、经验、实践,原有的安全观念不断更新完善;整体系统性,是指每一名护士的安全观都与医院教育、科室培训中心价值观联系在一起,护士接受的安全教育实际是护士群体在患者安全问题上形成的统一的认识,是一个整体;护理安全价值观旨在规范临床护理操作,促进患者安全,而护士是有生命、思想活动的个体,世界上没有两片完全相同的树叶,每一个个体都是独一无二的,其思维、经历的不同决定了认知的复杂非线性,也决定了安全价值观的复杂非线性。护理管理者应根据安全观的特征属性开展安全文化建设,从而更好地塑造护士的安全价值观。

第二节　安全塑造论

企业为引导员工形成正确的安全认知和思维模式、输出安全行为、降低事故发生的概率,应探索安全观的塑造机制及塑造方法,从而更好地指导安全行为、减少人为失误,达到降低事故的目的。医院管理同样如此,安全观引导护士的具体行为,影响着护士对患者安全的认知、思维、态度和行为准则等。不良结局护理中断事件的发生绝大多数是由于人的不安全行为所致,而不完善、不健全的安全观会导致不安全行为。换言之,行为主体的安全观缺失、动摇都可能在护理中断事件发生时导致消极结局。例如,一位新护士因为接受的护理安全培训不够,安全意识不强,在发生给药护理中断事件时因为时间紧、任务重,没有遵循"三查七对"就给患者换了药,结果发现输错了液体,导致严重的护理不良事件发生,这起事故最根本的原因就是新护士安全管理意识不够牢固,也就是护理安全观不够牢固,应加强安全观的塑造培训。

一、安全塑造的概念

安全观的塑造应坚持"以人为本"的核心思想,以"安全系统观"为指导,通过针对性的方法和途径科学地进行塑造活动。在进行安全观的塑造前,我们需要明确安全观与其他体系间的关系。以安全观为核心,以安全行为或行为倾向为目的,与安全观相关联的安全概念主要有安全意识、安全态度、安全理念、安全素养、安全伦理及安全思想六种,结合护理工作的特点,其具体内涵及与安全观的关联见表2-1。

表2-1　与护理安全观相关联的安全概念

安全概念	与护理安全观的关系
安全意识	安全意识包括了护士在患者安全上的所有意识要素和观念,结合护士本身的思想形成护理安全观
安全态度	护理安全态度的对象是多方面的,不仅仅只针对患者,也包括对护理中断事件、护理管理制度等事物的安全观
安全理念	护理安全理念是通过理性思维得到的,是对护理安全观的一种再认识
安全素养	护士对患者安全的态度是护士职业素养的一项评价指标,职业素养高的护士有较强的安全观

续表

安全概念	与护理安全观的关系
安全伦理	护理安全伦理指导护士开展护理工作、规范护理行为
安全思想	护理安全观思想对护士的行为模式具有重大影响,人是思考的动物,护士依赖安全思考选择行为活动

二、安全塑造的特征

(一)安全观塑造的组成

安全观的塑造过程是一项系统工程,对于护理人员来讲是从护生到护理骨干都会进行的一个长期持续选择、认同和内化的过程。安全观的塑造过程受两个因素影响,即主体自主的安全意识强弱(自塑造)和受他人、组织、环境等的影响程度(他塑造),包括引导、认同、内化、输出和外化五个阶段。安全观的塑造模型见图 2-2。

1. **安全观的塑造首先从他塑造开始** 通过他人的引导,促使主体认识并认同安全事项,再通过刺激主体的自塑造过程,使得主体选择性地更新强化原有的安全观(安全动机、知识、态度等),形成系统化、理论化的安全理念,最终指导和规范主体输出安全行为,同时主体的安全行为可以作为检验安全观塑造过程的具体效果和影响程度。

2. **安全观的塑造过程强调自塑造和他塑造的结合** 人是安全生产活动的决定性因素,故自塑造是安全观的核心内容;而安全行为是安全观的外在表现,那么他塑造为安全行为的产生起到固化作用。同时,安全观支配安全行为,安全行为反馈并检验他塑造、自塑造因素是否完善,从而进一步强化他塑造、自塑造因素,进而影响安全观的塑造,最终形成不断完善的良性循环。

3. **安全观受安全动机、安全素养等因素影响** 主体应树立自主安全观念,不断提高安全意识,学习和积累安全知识和技能,逐步建立安全观,并不断创新出安全思想体系。

4. **安全观的形成受主体情感影响** 主体对安全观的情感体验及由此产生的安全需要是实现安全观教育的关键,即要使外塑造因素具有引导作用,安全观的他塑造过程和自塑造过程间还需有认同感,因此,不仅要重视知识层面的教育,更应加强情感层面的认同,鼓励主体参与其中。当主体具备了认同感之后,可利用强化机制不断进行内化。

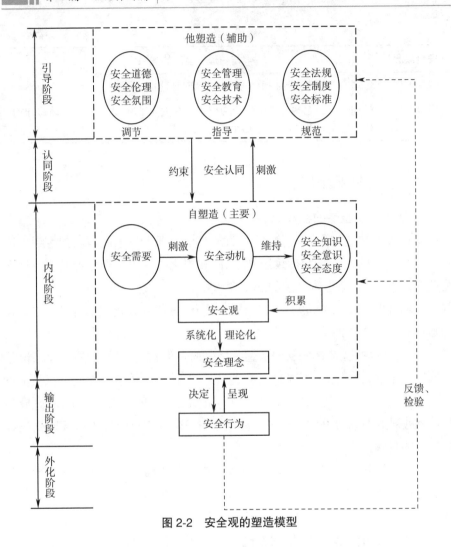

图 2-2 安全观的塑造模型

5. 人是行为的主体 人的不安全行为是导致事故发生的直接原因,安全观塑造的最终作用结果是实现安全行为输出。

(二)安全观塑造的原则

1. 坚持以人为本 人既是安全的动力也是安全的主体,是安全管理中的最基本要素,将人本安全管理放在核心位置,重视人的需要,充分体现安全观以安全生命观和安全价值观为首要原则,使塑造主体产生认同感。

2. 坚持安全系统方法论 安全观的塑造并不能一蹴而就,它随社会发展不断更新与完善,应实事求是、结合安全目的和需要有效进行安全观的塑造活动。

3. **主导性和多样性相结合**　安全观的塑造过程应充分发挥主体的主观能动性,以内塑造为主,他塑造为辅。不仅要将安全观植入塑造主体心中,更要通过多样化的他塑造途径引导主体形成大安全观。

4. **教育和自我教育相结合**　安全观的塑造强调塑造主体的自塑造和塑造环境的他塑造相结合。自塑造主要以自我学习、自我教育、自我反省为主,同时他塑造应充分发挥主动引导、主动教育、主动管理及主动反馈的功能。

三、安全塑造论的应用

基于安全观的内涵、塑造机制及塑造原则,在进行具体安全观塑造活动时,以安全观塑造主体为对象实施"三步走"——内化、外化及互化。塑造安全观的第一步内化过程即主体通过学习和积累安全知识和技能实现初步塑造,这一过程充分发挥了主体的主导作用;塑造安全观的第二步外化过程即通过参与多样化的安全实践活动将安全观进一步强化;最后通过主体和外界环境进行相互交流,获得全方位、多层次、内涵丰富的安全观,并将行为表现反馈以检验他塑造因素是否合理,属于安全观塑造的互化过程。安全观的塑造强调主体的主观能动性,通过以人为核心的管理措施,充分发挥个体的思想活力,以促进主体安全观的塑造。对新入职护士进行安全观的塑造时,管理者通过合适的引导积极调动护士的能动性,鼓励护士通过自我学习、自我教育、自我反省等方式积累专业知识和技能以达到内化的阶段;在护士初步掌握知识后,通过环境、同事等他塑造因素发挥引导和反馈的作用,并在积累实际的临床护理工作经验后,在需求理论或强制理论的指导下巩固和强化安全观,在这一阶段多运用沟通理论,与他人相互交流以获得全方位的安全观;最后,通过社会学习理论如氛围感染法、情景模拟法等,不断与外界环境进行信息交换以获得多层次的安全观。

第三节　安全认同论

认同问题如宗教认同、社会认同、文化认同、制度认同等是一直备受学术界关注的话题。实践证明某一个体或群体对另一个体或群体的"效仿""支持""服从"等均源自这一个体或群体对另一个体或群体的认同。换言之,个体对组织的认同感越强,他越有可能坚持组织的观点和采取对组织有利的行动。安全认同会使个体在观念与行为等方面产生理性的安全责任感,以及非理性的安全归属感,其最终的作用结果是理性的个体在这种心理基础上表现出的对保障安全相关活动的尽心尽力的行为结果。

近年来医疗事故频繁发生,除管理因素、工作环境因素外,护士安全态度的缺失也是导致事故发生的主要原因之一,而安全认同是影响安全态度的关键因素。在临床护理工作中,护理人员若认同患者安全的重要性,会激发并表现出对待患者安全问题的积极意愿、责任和态度,并因此主动采取为保障患者安全的相关行为。因此,在进行护士的安全教育时应强调护士对患者安全的认同感,以更好地让护士树立正确的安全理念,全面提高护士的安全素质。

一、安全认同的概念

安全认同是指理性的个体对安全价值及保障条件或要素等认可的态度与行为,具体而言,安全认同是指理性人对安全价值(安全的重要性与必要性)及保障条件或要素(规章制度、教育培训)等的理解、信任与赞同,并愿意为保障安全努力的态度与行为过程。安全认同的最终目的是实现个体或群体的安全自觉性(自律性与主动性)。安全认同分为个体安全认同与群体安全认同。

1. **个体安全认同**　组织由若干群体构成,每个群体又由若干个体成员构成,一种文化的个体认同,是群体认同乃至组织认同的基础。个体安全认同从安全认知出发到安全努力为一个完整的过程,即"安全认知→安全信任→安全意愿→安全妥协→安全支持→安全努力",整个过程所涉及的六个环节的具体内涵解释见表 2-2。

表 2-2　个体安全认同六个环节的相关概念

环节名称	概念
安全认知	安全认知是个体对安全本身(内涵和价值),以及相关的事物等的了解与认识,即知识与技能的学习
安全信任	安全信任是指个体对安全及其保障条件或要素等的重要性与必要性产生信任感,即从心理层面,个体相信并承认"安全具有重大意义"以及"患者安全不可或缺"
安全意愿	安全意愿是指个体想要实现患者安全目标的愿望,即个体表现出的对患者安全的热爱与重视
安全妥协	安全妥协是指个体在安全意愿刺激下,以安全为基本前提与原则,对护理安全规章制度等安全管理措施逐渐产生妥协,开始说服自己并规约自己的不安全认识或行为,以避免事故发生

续表

环节名称	概念
安全支持	安全支持是指个体在态度上开始由衷地赞同和支持各项安全工作,并在行为上也开始做出支持和服从各项安全管理工作的具体表现
安全努力	安全努力是指个体会主动为保障个人、他人与组织等的安全而贡献自己的努力,如主动进行安全学习、主动教育他人注意安全等

个体的安全认同过程实质上是一个由"心理安全认同"到"行为安全认同"的循序渐进的过程。个体的安全认同在个体的安全认知度、安全信任度、安全意愿度、安全妥协度、安全支持度与安全努力度不断提升,即六环节在多次循环的过程中逐渐提高。

2. 群体安全认同 组织由群体整合而来,个体安全认同则是群体安全认同的基础,但群体安全认同并非只是个体安全认同的简单叠加。群体安全认同有其独特的机制与模式,主要包括群体安全认同精英出现、安全认同骨干群体形成、大多数成员安全认同和全体成员安全认同四个先后阶段。群体进而整合为组织,但组织层级的安全认同过程不同于群体认同过程。一般而言,组织可分为高层、中层、基层三个不同层次。组织层级安全认同过程通常是从高层向基层"自上而下"递进式展开。

二、安全认同的特征

1. 安全认同的群体性 一般而言,安全认同是一种集体性态度与行为,即安全认同是绝大多数群体成员对安全价值及保障条件或要素等在心理上产生一致的看法和感情,并在行为上产生规范性和一致性。因此安全认同具有群体性。

2. 安全认同的动态性 安全认同是随着时间的推移而进行动态发展与变化。理论上讲,随着人们对安全(包括健康)需求的不断提升,以及风险社会这一时代与社会背景的来临与驱动,促使人们的安全认同度总体呈不断增强趋势。

3. 安全认同的可塑性 安全认同的动态性可从侧面说明安全认同具有可塑性,还可根据实际需要对人们的安全认同进行有针对性的塑造与培育。另一方面,安全认同的可塑性也表明研究安全认同现象的重要目的,即塑造与提高人们的安全认同度。

4. 安全认同的统一性 安全认同是态度与行为的统一,即人们在心理与行为上同时认可并支持安全价值及保障条件或要素等;安全认同是客观社会存在与个体意识共同作用产生的,既是个体意识作用的结果,同时也依赖客观社会存在的一些条件。

三、安全认同论的应用

调查发现,部分护士对护理安全存在着不同程度的错误认识。错误的认识必定会导致错误的行为,而错误的行为可能引发护理纠纷和差错。针对类似情况,护理管理者不仅应加强薄弱环节的管理(特别是新入职护士的培训),提高其护理安全意识,还应加强护士安全认同的培养,通过有计划地开展业务培训,分层次多形式地学习法律法规及各项安全管理制度,从提高护士的安全认知出发,逐步提高护士的安全认同感,从护士的"心理安全认同"到"行为安全认同"层层递进式地引导并增强护士的安全责任感,最终达到提高护士安全行为的目的。

第四节 安全思维论

一、安全思维的概念

思维最初是人脑借助于语言对事物的概括和间接的反应过程,按照信息论的观点,思维是对新输入信息与脑内储存知识经验进行一系列复杂的心智操作过程。思维以感知为基础又超越感知的界限。通常意义上的思维,涉及所有的认知或智力活动。它探索与发现事物的内部本质联系和规律性,是认识过程的高级阶段。

安全思维是一种较高的理性思维活动,研究安全思维就是从理性的高度揭示安全管理的本质规律、基本问题及其安全管理对象之间的相互关系。从安全管理理论的角度来看,安全思维是对安全管理理论和安全管理方法的高度概括和哲学思考,是安全管理理论的升华;相对应的,安全思维又促进安全理论的发展和安全方法的应用,通过科学的安全思维有效地克服安全管理中存在的各种缺陷,进而提高安全管理的层次。在护理管理中,应科学地运用安全思维看待管理工作,确保患者安全管理措施和方法具有严谨的逻辑结构和明确的目的。

二、安全思维的特征

1. 安全思维的系统性 安全思维的系统性主要体现为安全是一个系统工程,需要考虑人、机、料、法、环等多种因素。护理安全不只依靠护理管理者,更依靠每一名护理人员的齐心守护,保障患者安全是每一名护士的责任。此外,护理安全需要向其他部门借力,如医生团体、后勤部门、药物管理部门等,护理人员在保障患者的安全上也需要向医院的其他系统借力,并需要他们的协同,共同守护患者的生命安全。

2. 安全思维的扩展性 扩展性体现为我们做任何事都要和安全问题一同考虑;安全贯穿于每一件事和物,无论是进行侵入性护理操作还是非侵入性护理操作,护理人员都需要"+安全"思维,思考护理行为是否会影响到患者和自身安全。

3. 安全思维的探索性 在护理工作中,护士应时刻保持探究精神,坚持"发生护理不良事件证明护理管理存在问题"的理念。护士应时刻寻找安全问题、探究对应的解决方法,不论是在发生不良事件前、发生中还是发生后,都要寻找其产生的原因,并通过思考,发现不安全问题并及时采取有效措施加以防范,达到预防为主的目的。

4. 安全思维的经验性 经验性是指安全管理要从正向的安全现象中学习安全经验,如学习先进医院的护理安全管理模式;一个系统能够长期安全运行,其中是有很多安全规律和原因的。通过探索系统的安全规律和原因,有利于主动开展安全工作,保证系统安全,同时起到促进安全和提升安全感等作用。

5. 安全思维的逆向性 安全"逆思维"是一种安全工作方式。"安全"的反义词是"危险"或"不安全",安全"逆思维"可以引导护士主动寻找护理中断管理系统的薄弱环节或可能发生不良事件的危险因素等,也能通过该思维积极地借鉴不良结局护理中断事件的经验教训,这样更加有利于找到护理安全工作的重点和切入点等。

6. 安全思维的忧患性 安全思维的忧患性体现在要拥有预防为主、有备无患的策略。护理安全管理系统是随着社会、经验、时间不断更新完善的。护理工作者在护理工作中应具备居安思危的观念,不要因为不良事件未曾发生而降低警惕,应该将安全工作持之以恒地运行下去,不应松懈和丧失警惕。

7. 安全思维的维稳性 维稳性是尽量使系统保持稳定。事故灾难是在变化中发生的,事故灾难发生过程都是变的表现,不变就会减少事故的发生。护理工作同样如此,做好护理规划,保证整个科室的护理工作井然有序地进行,在工作中要尽量保持人员、环境、管理等因素的稳定,当发生变化时,特别注意患者安全问题并采取有效预防措施,避免不良事件发生。

8. **安全思维的简化性** 简化性是要把复杂问题简单化,即所谓物以类聚、人以群分。例如在实际工作中危险品分类堆放,污染物和垃圾分类处理,安全教育培训人员分工种、分层次、分内容开展等。护理管理者开展安全知识培训时,按照不同主题设计讲课内容;不同的护理操作设置的操作规范也不同,这些均是安全简化思维的表现。

9. **安全思维的媒体性** 该思维主要体现为依靠现代最有影响力的传播工具传播安全知识。现代多媒体技术发展迅速、形式多样。开展患者安全教育培训、安全宣传、安全促进、弘扬安全文化时,可通过多媒体工具把枯燥的安全教育用丰富多彩的表达形式展现出来,寓教于乐,提高护士学习的积极性。

10. **安全思维的感官性** 安全思维的感官性要发挥人类最主要的感知器官的功能。视觉感知的内容最为直观和有效。因此,各种安全提示、警告、警戒以及安全教育内容等都要尽量做到可视化。科室展示栏上张贴的各种患者注意事项以及护理操作注意事项等均是安全"可视化思维"的运用。

11. **安全思维的认知性** 认知性主要体现为安全需要发挥人类聪明才智和创造能力。人的认知是感知的升华,当一个人懂得一个系统的工作原理,知道导致事故发生的原因和事故的演化过程之后,能更好地预防控制事故发生,就会达到"知其所以然"的效果,从而具有基于风险采取正确行为的能力,即所谓"知其然且知其所以然"。护理管理者通过护理中断事件发生发展、影响因素等相关知识、技能的培训,加强护士对中断事件的认识,并提高护士对中断事件的应对能力,促使护士对护理中断达到"知其所以然"的程度。

12. **安全思维的情感性** 情感性主要体现为应注重情感安全文化建设。文化是因人的需要创造的,基于人的情感性安全需要可建设富有特色与功效的情感安全文化。只有将情感融入安全文化宣教与建设,不断提高人的安全意愿和素质,营造安全氛围,才能使安全工作落到实处。

13. **安全思维的细节性** 细节性强调安全管理必须注重细节,忽视细节就会出现隐患或发生事故。大事故的发生,均来源于人们对于习惯的行为不够细致或缺乏耐心,认为无关紧要,然而,事故往往都是一瞬间发生,由一个小细节引起。临床护理工作繁杂,工作内容大多数较为琐碎,却都与患者安全紧密联系,不可忽视。只有做好了所有的细节工作,尽可能排除可能造成护理不良事件的因素,才能有效提高整体护理质量。

14. 安全思维的短板性　安全事故多发生于薄弱环节,进行安全管理时需抓住薄弱环节使安全工作更加高效和经济。护理管理体系是一个庞大的系统,存在优势和弱点。护理管理者应着重关注护理工作中的薄弱环节,针对性地开展管理和预防工作,变弱为强,杜绝或减少护理不良事件在薄弱环节发生的可能性。

15. 安全思维的屏障性　所谓"安全屏障",是指对环境、秩序、安全等有害要素构成阻碍、缓冲或防护作用的事物总称,例如各种基本安全防护设备与各种安全管理策略。实施安全防护措施及策略对危险有害因素构成隔离、阻碍、缓冲或防护作用,以保障安全或降低伤害程度。

16. 安全思维的法制性　法律法规是安全管理的利器和重要支撑。法制思维就是规则意识、程序意识和责任意识,事故往往是人因所致,而法制意识淡薄是最重要的人因之一。安全管理应运用法治思维加强安全法制意识建设,并运用好安全法制管理策略。

17. 安全思维的人因性　绝大多数事故都是人因事故,人因管理是安全管理的首要任务。在实际安全管理中,我们应通过制度设计、文化建设、教育培训与人因设计等手段加强护理行为安全管理工作。

18. 安全思维的长期性　安全管理工作是一项持续性工作,只有起点,没有终点,需长期坚持和不断完善。普通安全管理者在进行安全决策时一般偏向短期思维,只顾迅速解决眼前的安全问题,较少用长远的眼光去看待安全管理问题。例如,目前诸多企业的安全文化建设都是追求"短平快",忽略了安全文化的"长期累积性";缺乏长远考虑的安全管理制度设计,既容易造成不理想、不连续的安全管理工作的效果,也容易导致安全资源的浪费。

19. 安全思维的循证性　安全管理实践的本质是一个"循证"过程。循证安全管理方法,即提出安全管理问题、收集证据、分析证据、评价证据、找出最佳证据、运用最佳证据进行安全决策,是目前使用最佳证据进行有效的安全决策的一种方法。在护理安全管理中引入循证思维,针对发生的护理不良事件或潜在的不安全因素,在循证客观、科学依据的基础上,寻求护理安全改进的最佳管理方法,最大可能地改善护理安全管理中的缺陷,使护理安全管理更加科学化、专业化。

20. 安全思维的前瞻性　安全思维的前瞻性体现为在正确的时间提出正

确的问题。护士运用前瞻性思维可以主动识别不安全因素,从而从预防着手,建立一套完善的安全管理体系,有效应对各种风险,杜绝不良护理事件的发生。在前瞻性思维的引导下,护士行为目的性更强,也更加规范合理,能够做出更科学的决策和调整,从而确保安全管理质量。

三、安全思维论的应用

正确的思维方式和方法,是安全管理者制定安全措施、实施安全管理时思路清晰、决策果断的基本保证,安全管理者只有掌握科学的哲学思维和方法,才能提高安全管理的思维和理论素养。而安全思维具有不同的特征,甚至有些特征之间存在矛盾,这就需要管理者在具体应用中根据实际需要解决安全问题,对比选择符合环境的安全思维进行管理。例如,在发生一起不良结局护理中断事件后,不能"大事化小,小事化了",管理者应运用系统性的安全思维分析该事故的发生除人的因素外还受哪些因素的影响,找出事件发生所显示出的管理系统的薄弱之处加以改善;此外,还应该根据探索性思维和循证性思维的特点,寻找事件中存在的安全隐患,运用循证客观的方法改善管理中存在的不足,从而提高护理管理的科学性,减少不良事件的发生。

第三章

基于心理学的理论探讨

【导读】作为护理中断事件的当事人,在导致消极型结局的各种原因中,护士的不安全行为占主要组成部分。行为由人的心理所支配,同时反作用于心理,不良心理和不安全行为严重影响安全生产效率。了解护士的心理行为特点,探索护士的安全心理规律,有助于减少护士的不安全因素,降低消极型护理中断事件发生率。

本章将介绍影响护理中断事件的心理学因素,如感知、记忆、智力、性格、应激和激励。

第一节 感 知

一、感知的概念、特征

感觉是大脑对直接作用于感觉器官(包括视觉、听觉、嗅觉、味觉、触觉)的客观事物的个别属性反映,而知觉则是大脑对感觉到的客观事物的整体反应。由于客观事物的个别属性和其整体是密切相连的,感觉是知觉的基础,知觉是感觉的升华,因而通常把感觉和知觉合称为感知。感觉的产生决定于客观刺激的程度,而知觉在很大程度上依赖于人的知识、经验等。人的心理和外界环境总是处于不断地变化中,因此,感知具有可动态转化性。

二、感知的效应

当人的感觉系统没有探测到信息,或者探测信息无误但对感官接受的信息进行识别过程中出现认知偏差,即出现感知失误,这会直接造成不利影响。例如,在航天行业中,当出现异常现象时飞行员"没看见""没听见""没感觉到",即为感觉失误。当机载气象雷达出现红色的回波,飞行员通过眼睛获取感官信息,但知觉功能进行解析时将积雨云判断为一般降水区,即为知觉失误。此外,人对事物感知产生的影响效应包括积极性和消极性,对事物产生什么样的感知,就有什么样的心态,从而产生什么样的思维和行为。积极感知会提高人对事物的兴趣,促进对事物的了解和投入。此外,它还能产生行为选择的"增值效应",每一个获得积极感知的人都是潜在的"增殖的母版",在其推动作用下,将会有更多的人步入相应的行为选择中,导致更多积极行为发生。而消极感知则会产生"蔓延效应"和"连锁效应",导致人们疏远或者避免某事物,降低对该事物的兴趣,影响学习与投入,甚至对其他事物也形成消极感知。此外,消极感知还能产生"情绪感染性效应",人们可通过话语载体将感知传递给他人,通过分享和传播,越来越多的人产生消极感知,这种负面情绪会传播到更广泛的人群中。

三、感知与护理中断事件

护士在执行护理操作时,由于感知出现错误引发护理不良事件的情况时有发生,例如,看错药品剂量而导致用药错误,看到患者局部皮肤的变化但未觉察到压力性损伤的潜在可能性等。当护士身心状态不佳时,不良感知更易发生。因此,良好的身心状态是杜绝生理性不良感知的基本条件。

在临床护理工作中,来源于患者及家属、护士自身及同事、医生、保健人员及其他职能部门人员等的中断事件,使护士出现或积极或消极的感知。护士对中断的消极感知给护理工作和患者安全带来负面影响,而积极感知则促进积极型护理中断事件的发生。由此可见,护士对护理中断事件感知的方式影响了护患双方的利益。影响护士感知转化的因素包括护士的体质、外部影响因素和当前事务属性(图 3-1)。

除性格以外,护士的心理状态、能力水平也会影响对中断事件的感知。护士对中断产生的消极感知会导致不良情绪的发生(如沮丧、愤怒等),进而影响心理状态,产生"蔓延效应"和"连锁效应"。在能力上,具有长期工作经验和较高知识水平的护士,在完成某些任务时不需要投入较多的精力和思考,那么在被中断时感到不安的概率更小,或有过此类中断处理经验,能够快速采取措施并回到当前事务上,而资历尚浅的护士可能在工作中缺乏自信和灵活性,当被其他事务或人中断后,容易产生紧张不安情绪,从而引发护理中断事件。

外部影响因素包含工作负荷、中断频率与中断相关性。在工作任务较繁

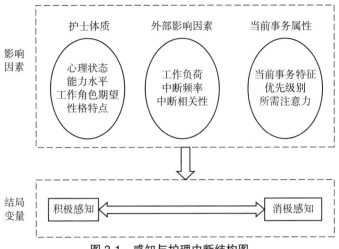

图3-1 感知与护理中断结构图

重的科室(急诊科、ICU等),护士常需加班或值晚夜班,长时间工作或睡眠不足易导致人的生理、心理呈现疲劳状态,机体处于低活动水平,容易导致消极感知。在执行任务的过程中,若频繁地受到中断或中断与当前事务无关时,护士会感到沮丧,并对中断产生消极感知。

当前事务的属性包含事务特征、优先级别和需要的注意力。在重症监护室,护理工作高度复杂,需使用各种设备、高危药品,当前事务主要类型为决策型,往往需要高度专注和精神集中。因此,当护理中断事件发生时,护士常出现消极感知,从而使护理不良事件发生率升高。当中断事件的优先级别高于当前事务时,护士对中断产生积极感知。

第二节 记　忆

一、记忆的概念、特征

记忆是大脑对经历过事物的反应,是过去感知过的事物在大脑中留下的痕迹,它包括三个环节:识记、保持、重现。根据信息存储时间的长短,记忆分为瞬时记忆、短时记忆和长时记忆(或称为永久记忆)。瞬时记忆的容量大,保留时间短,通常为0.25~1s,如果对瞬时记忆的信息加以注意,可将信息转入短时记忆,否则信息会消失。短时记忆的容量有限,一般为5~9个项目,如果超过短时记忆的容量,或受到其他活动干扰,而发生遗忘。短时记忆中的信息是当前正在加工的信息,经过被复述可转化成为长时记忆。长时记忆的容量在信息的种类或数量上都是无限的,当人们需要借助已有的知识和经验时,其存储的信息会被提取到短时记忆中,被人们意识到。根据艾宾浩斯遗忘曲线,长时记忆遗忘速度随时间的消逝先快后慢。

二、记忆的效应

记忆的效应可分为正确记忆和记忆障碍产生的效应。记忆在人的认知过程和一般活动中具有重要意义,是高级心理活动发展的基础。由于人类有记忆功能,才能不断地积累和丰富经验,指导人们正确地行为,改造周围环境,提高人在实践中的主观创造能动性。但是,当记忆过程发生错误或故障时,可产生不同的记忆效应。参考法国丹尼尔·夏科特的《记忆的七宗罪》,记忆障碍包括以下七种:①健忘,指忘记了应该记住的事实、事件或想法;②分心,指注意力不集中而出现的记忆模糊;③空白,指回忆某些信息时出现的记忆阻滞现象;④错认,指回忆时歪曲了事实;⑤暗示,指错误地将外部信息与个人记忆联系起来;⑥偏颇,指回忆受到了当前学问和信仰的影响;⑦纠缠,指想忘记的事情却不时地出现。记忆障碍可明显地影响人们的行为,使操作错误率增加,在安全生产中,易导致事故发生。如在某工厂中,一名工人因遗忘明火"十不烧"的规定,在喷涂聚氨酯泡沫塑料后不久,连续进行三次明火操作,最终导致1人重伤、3人窒息的悲惨结局。

三、记忆与护理中断事件

护理中断事件引发不良医疗结局中的一个重要因素是,中断事件影响人类的长时记忆(图 3-2)。在日常护理工作中,护士在执行一项工作任务或将要进行某项事务时,常由于自身因素或环境中突然出现的事情而被打断。此时,大脑产生前瞻记忆,即建立一个特定的记忆来继续被中断的任务,且环境中与当前事务相关的线索会增加目标激活。如果中断引起护士离开执行主要任务的环境,则忘记主要任务的可能性会增加。一项关于多任务处理的研究发现,40% 的情况下,当中断结束后,人们会转向一个新的方向,而忘记他们在被打断之前的任务。如果护士获得相关线索的提示而回到当前事务中,也需要一定的"恢复时间",在此期间,需召集先前暂停的事务细节来进行积极地考虑,由于护士的长时记忆受到影响,可能会发生记忆障碍,增加错误发生率,影响工作效率,降低工作质量。比如,护士在中断事件结束后,忘记已经给患者用药而重复用药,导致患者用药剂量过大,引发用药护理不良事件。认知资源理论认为,人的注意资源是有限的,对于中断事件的识别需要占用注意资源,当中断事件或工作任务越复杂、中断事件与主要任务越相似或发生在任务执行过程中时,占用的注意资源就越多,新的刺激将得不到加工,从而增加错误的可能性,引发不良结局。比如,护士在配药时,另一名护士请求帮忙核对配好的药物,可能导致护士自己配的药物剂量不准确,因为护士正在执行配药任务,而另一名护士所产生的中断任务同样为配药事件,易导致护士在执行中断任务后把相应的认知、记忆带到当前事务中来,从而导致药物剂量错误。

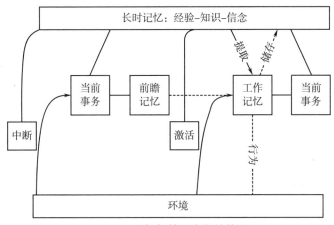

图 3-2　记忆与护理中断结构图

第三节　智　力

一、智力的概念、特征

智力是指人认识、理解客观事物并运用知识、经验等解决问题的能力,包括观察、记忆、思维、想象、注意、操作等。其中观察能力是智力结构的眼睛,记忆能力是智力结构的储存器,思维能力是智力结构的中枢,操作能力是智力结构转化为物质力量的转换器。影响智力的因素与先天遗传有关,少数与后天学习有关。智力具有多元化、多样性。多元智力理论认为,智力不仅包括认知因素,如记忆力、思维能力、操作能力等,也包括非认知因素,如社会智力、情绪智力、文化智力等。

二、智力的效应

研究表明,人的智力显著影响工作绩效。高智力的员工工作绩效相对稳定,水平相对较高。而智力较低的员工工作绩效水平低,容易发生安全事故。近年来,学者们密切关注到情绪智力与安全绩效之间的关系。情绪智力是指个人能够科学合理地识别与评价自己与他人情绪,并进行自我激励、鞭策情绪调节与有效管理人际关系的能力。高情绪智力的员工,善于控制自己的情绪并进行自我激励,善于与他人交往,擅长维持团队合作与信任,相对于低情绪智力的员工,他们更少地将不愉快的情绪带入工作中,在遭遇挫折时,有更强的心理承受能力,从而创造更好的绩效。高情绪智力的管理者善于觉察并理解员工的情绪,能与员工进行较好的工作沟通,以解决员工工作中的问题。同时,员工会更加努力地工作来回报管理者对他们的信任、理解和帮助,以获取管理者的资源和偏爱,这是一个强化的过程,并朝着积极的方向循环发展。

三、智力与护理中断事件

国外研究表明,护士学历的高低影响护理中断事件的应对能力,学历较低的护士应对护理中断事件时失误较多,而提高管理中断事件所需能力的前提是提高护士的专业化水平,国外高学历护士对护理中断事件把控能力明显高于低学历的护士。护理中断事件的处理能力反映了护士的智力水平(图3-3)。在认知因素上,高智力的护士能预先感知到中断信号,根据护理安全防范措施提前规避风险,主动消除中断事件带来的安全隐患;在工作中突然被打断时,高智力护士能合理分配和转移注意力,根据中断任务和当前事务的优先级别,决定是否对中断立即做出回应,并恢复到当前事务中继续完成工作,保证护理工作程序的完整性。而低智力的护士易被中断干扰,常导致中断任务或当前事务的错误率增加,产生不良结局。在非认知因素上,相对于低智力的护士来说,高智力的护士能有效管理好自己的情绪,不把情绪带入工作中来,减少自身中断的发生;能处理好与同事及他人的人际关系,减少与工作无关的中断发生;善于帮助他人,促进积极型护理中断事件结局;即使在工作中发生了消极型护理中断事件,也能以强大的心理承受能力接受后果,并对事件进行分析与总结,将其转化为后续工作经验,杜绝此类事件的再次发生。此外,高智力的护士能根据同事当时的工作状态和生理、心理情况,选择适当的时机发出中断,避免消极型护理中断事件发生。如高智力护士需要同事来帮忙给患者进行轴线翻身时,看到同一病房的同事正在给患者更换 PICC 膜,则会等同事结束或另请其他同事来帮忙。相反,低智力的护士不能有效判断同事的工作状态和生理、心理情况,任意打断同事的护理工作,影响工作质量。同时,对于已发生的消极型护理中断事件,不能以良好的心态待之,甚至造成心理障碍,影响职业生涯。

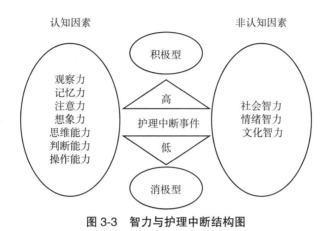

图 3-3　智力与护理中断结构图

第四节　性　格

一、性格的概念、特征

性格是人对客观事物稳定的态度和社会行为方式中所表现出来的心理特征的总和,是人与人之间相互区别的主要方面。每个人不止有一种性格特征,但只有一种主要特征,同时这种特征具有稳定性,受外界影响小,不同的人有不同的性格特征,性格最终影响和支配人的各类行为。就其表现形式而言,性格包括冷静型、活泼型、急躁型、轻浮型和迟钝型 5 种。性格是十分复杂的心理现象,具有各种不同的特征,包括静态特征(理智特征、意志特征、情绪特征、态度特征)和动态特征(相互影响性、相对完整性、可塑性)。

二、性格的效应

人的性格与安全生产有着密切的关系,不同性格特征的人有着不同的心理行为,对待工作存在较大差异,从而产生不同的结局。研究表明,具有谨慎、耐心、稳重、独立等性格特点的人,在工作中尽职尽责、勤劳本分、态度端正,在发生事故时,能理智地面对与处理,尽量将不利影响降到最小,对安全生产工作起着极大的帮助和促进作用。而事故倾向者在工作中,不安本分、工作态度差、意志不坚定,发生事故时,常不知所措或鲁莽行事,导致安全生产事故的发生。研究者们将事故倾向者的性格类型归纳为以下 8 种:①攻击型,妄自尊大,不接纳别人意见,喜欢冒险、挑衅;②孤僻型,孤僻、固执、心胸狭隘;③冲动型,情绪起伏波动大,易冲动;④抑郁型,心境抑郁、工作提不起兴趣;⑤马虎型,马虎、敷衍、粗心;⑥迟钝型,在工作中反应迟缓,无所用心;⑦轻率型,在发生异常情况时,常不知所措或鲁莽行事,错失消除事故良机;⑧胆怯型,遇事退缩,不辨是非。不同行业的工作特点不同,但是对于安全行为所要求的职员性格却大致相同,例如在建筑事业中,冷静型性格的建筑工人是最优的,他们具备冷静的头脑、反应灵活,从而很快学会操作流程、善于处理各种突发状况,如果出现不安全的施工行为,在经过提醒后,他们能最快改正。顺从型性格的建筑工人虽缺乏独立思考,却能服从命令、严格按照规范、踏实本分地做好本职工作,且由于善于隐忍,他们的情绪稳定性较高,不易受各种状况影响,但在突发状况面前他们的应急处理能力较差,在初期的培训中,学习能力也较差。而反抗型性格的建筑工人往往属于事故倾向者,一般有抽烟喝酒的癖好,且不喜欢服从管理,情绪受外界影响大,出现不安全施工行为时,在其他人提醒下改正周期较长。

三、性格与护理中断事件

在中断感知上,具备某些性格类型如冷静型、活泼型的护士,对外来的中断很容易接受,进而产生积极感知,转化为积极因素促进工作。与之相反性格类型的护士,则易把积极感知转化为消极感知,加重工作负担,降低其工作效率。在中断应对上,不同性格类型护士的处理方式不同,存在一定的利弊,造成的结局也不同。如活泼型的护士在工作中乐于帮助他人,容易接收他人的中断,但中断结束后,可能会忘记返回到当前事务,即使恢复到当前事务,也可能遗漏或重复某些步骤,增加犯错误的可能性,进而造成不良结局;冷静型的护士在处理中断时,先冷静地分析中断任务与当前事务之间的优先级别,决定是否立即处理中断事件,从而优化中断结局;急躁、轻浮型的护士,容易把情绪带到工作中来,在处理中断时易情绪化,常鲁莽行事或不知所措,冒着犯错误的风险,做出违规违章等不安全行为,对患者造成潜在的安全隐患;迟钝型的护士在发生中断时,反应较迟钝,不能及时有效地处理中断任务与当前事务,错失最佳消除事故良机,导致安全事故发生。由于护士的个性性格和心理特征是多种多样的,其行为特征和思维方式也是多种多样的。因此要做好护士安全工作,根据每位护士的个性匹配所对应的合适岗位或进行相应的调控是减少护理不良事件的潜在切入点,针对每个人的实际情况,进行有所侧重和持续不断的引导,自觉、全面地认识自我、调控自我、改造自我、超越自我,进而适应护理工作,有效应对和解决护理中断事件,保障安全护理。

第五节 应 激

一、应激的概念、特征

应激是由危险或出乎意料的外界情况变化所引起的一种情绪状态,是决策心理活动中可能产生的一种心理因素。它是人的一种非特异性反应,这时个体感觉到处理外界事件的任务需求与自身能力间存在不平衡,自己无力去应对,因而调动全身能量来应对这种状况。引起应激现象的因素较多,主要包括作业时的环境因素、工作因素、组织因素和个人因素四方面。应激具有较大的个体差异性,应视具体情境而定。总的说来,它和个人的知识经验、意志品质、预先心理准备状态、平时的训练和经验等有密切关系。

二、应激的效应

在应激状态下,人的身心会发生一系列的变化。这种变化是应激引起的效应,也称为"紧张",表现在以下四个方面:①生理变化,例如心率、氧耗、氧债、皮肤电反应、脑电波、心电波、肌肉紧张度、血压、血液的化学成分、血糖和呼吸频率等方面都可能发生明显的变化;②心理和态度的变化,表现为无聊、工作不满意、攻击行为、感情冷漠、神经紧张、心理紊乱以及疲劳感等现象;③工作绩效的变化,例如主操作、辅助操作的工作质量和数量下降、反应时间增长、行动迟缓、缺乏注意、缺工率和离职率增加;④行为策略和方式的变化,处于应激状态下的人往往会出现某些策略或方式上的变化,从而有意或无意地摆脱"超负荷"情境。总的说来,应激可能产生的效应包括两种,一种是增力性效应,即急中生智,头脑冷静清醒,动作准确,能及时摆脱困境;另一种是减力性效应,即手足无措,丧失正确的判断力、决策力,以及出现焦虑、抑郁等心理障碍。

三、应激与护理中断事件

在护理行业中,护士不仅承受着繁重的工作负荷,更肩负维护患者生命的重要职责;同时,在护理工作中突发事件较常见,工作节奏不易把控,且需轮班作业,护士是处于高应激状态的职业群体之一。工作应激是影响护士身心健康的主要因素,工作倦怠、职业应激综合征等均是工作应激的严重后果。适度应激会产生正向的认知反应(警觉性增高、注意力高度集中、观察更加细致、记忆效果更佳),可以使护士以良好的生理、心理状态有效应对中断事件,导致增力性效应,优化护理中断事件结局。例如,当护士在工作过程中存在一定的压力时,她会更加集中于做某一件事情,在这种情况下,不容易出现自身中断,且在应对其他人引发的护理中断事件时,会使大脑内对该事件的前瞻记忆保留时间延长,从而回到当前事务中来。然而,过度应激会使注意力下降、记忆减退、思维混乱等,发生中断事件时,护士出现认知困难,还会产生消极情绪反应如焦虑、恐惧等,进一步加重护士的不良生理、心理状态,导致减力性效应,增加消极型护理中断事件的发生率。此外,护士长期从事重复的护理操作,会出现思想松懈、动作节奏减慢等疲倦、厌倦心理,造成护士负向应激状态,干扰对信息的感知、记忆、思维等,降低护士的操作准确性,从而产生不良结局。除此之外,持续的应激会导致护士出现焦虑、抑郁等心理障碍,若护士继续工作时,尤其容易被来自自身的护理中断事件所影响,从而产生护理不良事件。此外,她们还会影响到同事的护理工作,导致护理中断事件的发生。

第六节 激 励

一、激励的概念、特征

激励是指持续激发人的动机,使人有一股内在的动机,朝向所期望的目标前进的心理活动过程。动机是人类的一种精神状态,是引起个体行为、维持该行为并将此行为导向某一目标的念头,是产生行为的直接原因。它对人的行动起激发、推动、加强的作用。在安全工作中,激励是指激发人们的正确动机,以调动人的积极性,搞好安全生产。激励的基本特征包括:①激励应有具体的对象;②激励是人的动机激发循环;③激励的效果可由人的行为和工作绩效予以判断。

二、激励的效应

科学的激励手段可以使人产生积极效应,包括:①提高工作绩效;②激发人的潜能;③激发人的工作热情与兴趣;④调动和提高人工作的自觉性、主动性与创造性。研究表明,按时计酬,职工的能力仅发挥20%~30%,若职工受到充分的激励时,其能力的发挥可高达80%~90%,即相当于激励前的3~4倍。通过激励可进一步激发职工的主观能动性和创造性。国内外许多企业通过设置合理化建议奖和技术革新奖,从而获得明显效益。此外,激励作为一种重要手段对增强员工内部的结合力和凝聚力也是极其重要的。它不仅可避免人才流失,而且可吸引有利于企业发展的人才,促进企业发展。但是,不恰当的激励也会产生负面效应。如由于奖励的模糊造成导向的偏差,以致偏离企业追求的目标。激励机制中奖励的背面,就是惩罚或是不奖励,所以激励机制最大的负面效应就是"致弱作用",对于长期得不到奖励的员工,他们工作的积极性可能受到抑制和削弱,这些都对激励机制的实施不利。

三、激励与护理中断事件

任何行为的产生都是由动机驱使,动机均由需要而产生。未得到满足的需要是产生激励的起点,进而导致某种行为。行为的结果,可能使需要得到满足,之后再发生对新需要的追求;结果也可能是遭受挫折,追求的需求未得到满足,由此而产生消极或积极的行为。根据马斯洛需要层次理论,安全需要是人的第二需要层次,护士承担着救死扶伤的重要职责,决定了护士自我要求实施安全护理操作的动机,从而产生安全行为(图3-4)。研究表明,约90%的护理中断事件结局为消极型,护理中断事件的发生与护理不良事件紧密关联。同时,护理中断事件延长了护理工作时间,降低了护士的工作质量、个人自我效能感以及职业认同感。因此,做好护士关于护理中断事件的激励措施对护理安全管理十分重要。运用期望理论,将护理中断结局纳入绩效管理,当消极型护理中断事件发生率符合要求,个人达到一定工作绩效后,即可获得相应的奖赏。同时,护理管理者进行考核时应遵循公平公正的原则,设置的奖赏应有利于实现个人目标,激发护士新的需要产生,如此反复。为了避免激励机制引发的"致弱作用",应制定相应的鼓励措施,体现团队合作的精神,将以人为本作为指导思想,真正利用好激励机制带来的正面效应。

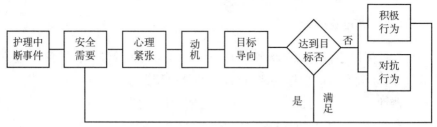

图 3-4　激励与护理中断结构图

此外,一个人的行为均由其全部动机结构中最有力的动机所决定,这种动机就是优势动机。虽然优势动机能够在一定程度上激励护士的正向行为,但是不当的优势动机也易产生消极行为。部分护士可能存在以下优势动机:①临时思想、侥幸心理,有这种心理的人,并不是不懂安全操作规程,缺乏安全知识,也不是技术水平低,而大多数是"明知故犯"。部分护士在执行护理操作过程中时,当应对其他护士引发的护理中断事件时,急于完成当前事务,进行违规操作,抱有侥幸心理,认为极小的违规操作不会引发患者安全事故,如护士为图快速而未对输液袋瓶口进行消毒直接输入患者体内。②惰性心理,很多人在工作中总想省点力或时间,为了贪图安逸,而忽视安全的重要性。在实际工作中,经常会看到嫌麻烦、图省事而进行违章作业,造成事故的情况。例如,值夜班的护士不为需要监测生命体征的患者定时监测生命体征,而是第二天清晨为患者测量一次生命体征,篡改数据并记录患者夜晚在各个时间点的生命体征。③从众心理,是指个人受到外界人群行为的影响,而在自己的知觉、判断、认识上表现出符合于公众舆论或多数人的行为方式。在安全事故中,人们看见别人进行违章作业,或是看见大家都那样做,也做出违章作业,在护理工作中也是如此,尤其对于护理实习生来说,她们看到带教老师进行部分违规操作,也会进行效仿,往往未意识到潜在的伤害。因此,护理管理者应该帮助护士意识到自己的不安全心理及其产生的不安全行为,可应用斯金纳的强化理论,在观察医护人员的不安全行为之后,帮助他们认识到自己的行为,规避不安全心理,对于规范行为予以表扬或奖励,对于违规行为予以处罚或不奖励,降低无效中断的发生。

第四章

基于管理学的理论探讨

【导读】管理学是以科学方法应用为基础的各种管理决策理论和方法的统称。基于管理学对护理中断事件管理进行理论分析，有助于从管理学的角度更深层次地分析护理中断事件的发生与发展情况。

本章介绍了海因里希因果连锁理论、博德事故因果连锁理论、人因事故模型理论、轨迹交叉理论、能量转移理论等事故致因理论以及破窗法则、木桶法则等安全法则与护理中断事件管理的联系。

第一节　事故致因理论

事故致因理论是描述事故成因、经过和后果的理论，它研究人、物、环境、管理等基本因素在事故形成过程中如何作用，从因果关系上阐明引起伤亡事故的本质原因，说明事故的发生、发展和后果。我们通过理解事故致因理论的理念，结合临床护理特点，从因果关系上认识护理中断事件的本质、指导中断事件的调查分析、预防以及中断事件的处理。事故致因理论有十多种代表性的理论，结合护理安全的特点，本章对海因里希因果连锁理论、博德事故因果连锁理论、人因事故模型理论、轨迹交叉理论、能量转移理论进行简单阐述。

一、海因里希因果连锁理论

（一）海因里希因果连锁理论的基本观点

海因里希因果连锁理论又称海因里希模型或多米诺骨牌理论。1936 年海因里希（H. W. Heinrich）出版了《工业事故预防》一书，在该书中阐述了工业事故发生的因果连锁论。该理论的核心思想是伤亡事故的发生不是一个孤立的事件，而是一系列具有因果关系的事件相继发生的结果，也就是说伤害与各原因相互之间具有连锁关系，即人员伤亡的发生是事故的结果；事故的发生原因是人的不安全行为或物的不安全状态;人的不安全行为或物的不安全状态是由于人的缺点造成的;人的缺点是由于不良环境诱发或是由先天的遗传因素造成的。

(二)海因里希因果连锁理论的影响因素

海因里希的事故因果连锁过程包括五个因素:

1. **遗传及社会环境** 遗传因素及社会环境影响人的性格,是形成人的缺点的原因。遗传因素可能导致个体形成固执、冲动、鲁莽等不良性格;社会环境可能影响个体的安全素质教育,助长不良性格发展。

2. **人的缺点** 人的缺点是使人产生不安全行为或造成机械、物质不安全状态的原因,包括鲁莽、固执、过激、轻率等性格上的先天缺点以及缺乏安全生产知识和技术等后天的缺点。

3. **人的不安全行为或物的不安全状态** 所谓人的不安全行为或物的不安全状态是指那些曾经引起过事故并能再次引起事故的人的行为或机械、物质的状态,它们是造成事故的直接原因。

4. **事故** 事故是由于物体、物质、人或放射线的作用或反作用,使人员受到伤害或可能受到伤害的、出乎意料的,失去控制的事件。

5. **伤害** 由于事故直接造成的财产损害或人身伤害。

海因里希用多米诺骨牌来描述这种事故因果连锁关系,因此该理论又被称为多米诺骨牌理论。A1 代表遗传及社会环境,A2 代表人的缺点,A3 代表不安全行为或不安全状态,A4 代表事故,A5 代表伤害。在多米诺骨牌中,一颗骨牌被碰倒,将发生一连串的连锁反应,直到最后一颗骨牌被碰倒。如果移去其中的一颗骨牌,则连锁被破坏,事故过程将被中止(图 4-1)。海因里希认为,安全工作的重心应放在预防人的不安全行为以及消除物质的不安全状态上,中断事故连锁的进程从而避免事故的发生。

(三)海因里希因果连锁理论与护理中断事件

在临床工作中,护士可能出现给药延迟、因知识和技能不熟练进行非专业的护理操作等不安全行为,而医疗设备也可能因各种原因而出现报警、监护功能故障或设备过于敏感所致的误报警等不安全状态。在发生中断事件时,这些不安全行为和状态很可能导致护理中断事件走向消极型结局即发生不良事件。下面我们来看一个案例:

某妇幼保健院,A 护士像往常一样上班,十二点该下班了,接班护士还没有来,正好有一宝宝洗澡,A 准备用物,接班护士来了,这时 A 护士接了个电话,

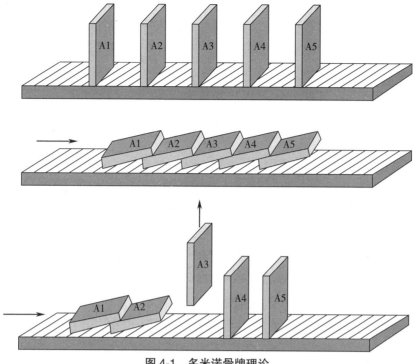

图 4-1　多米诺骨牌理论

接班护士接管 A 护士手里的活为宝宝开始洗浴,A 护士接完电话后搭手帮忙,发现水有点热,便问接班护士是否试水温?接班护士回答,以为 A 护士试好了,就没有试水温。她们立即将宝宝抱出,发现宝宝全身皮肤发红,哭闹不止,虽然宝宝没有明显烫伤,只是皮肤微红,但家属不愿意妥协,并要求赔偿。

案例中 A 护士在为宝宝准备洗澡用品过程发生了中断事件并导致消极型结局。两名护士都存在不安全行为:A 护士没有做好交接工作就直接接电话导致接班护士误以为准备工作已完成;而接班护士没有再次检查洗澡用物和水温是否妥当就直接为宝宝沐浴,最终导致宝宝皮肤发红的护理不良事件发生。如果两名护士中的其中一位未发生不安全行为(A 护士做好了交接工作或者接班护士及时检查了水温),那么这起中断事件很可能不会走向消极型结局。这就是多米诺骨牌中人的不安全行为和物的不安全状态导致事故伤害的典型表现。

按照海因里希的观点,开展护理安全工作、预防不良结局护理中断事件的重心在于防止护士的不安全行为(护理操作中断、给药延迟等可能带来消极结局的护理中断事件)以及消除医疗设备、环境的不安全状态(医疗设备故障、嘈杂的环境等),这就需要医院制定相关的护理安全管理制度以规范护理人员的行为;制定完善的护理操作规程作为护理人员进行护理操作的行为指南,同时护理人员应提高自身对护理中断事件的应对能力,即使中断任务突然出现,也能够及时地应对,从而减少护理中断引起的护理不良事件。此外,针对设备的误报警、无效报警引起的护理中断事件,一方面可以通过生产商完善仪器报警体系,平衡其灵敏度与特异性来达到降低误报警率,另一方面可以开展医疗仪器报警管理培训,提高护理人员报警管理能力,从而减少医疗设备的不安全状态,进而减少护理中断事件的发生发展。

二、博德事故因果连锁理论

(一)博德事故因果连锁理论的基本观点

博德(Frank Bird)在海因里希事故因果连锁理论的基础上,提出了反映现代安全观点的事故因果连锁理论。在博德事故因果连锁理论里,A1 代表管理;A2 代表起源,包括工作方面原因和个人原因;A3 代表征兆,包括人的不安全行为和物的不安全状态;A4 代表接触;A5 代表结果。博德认为尽管人的不安全行为和物的不安全状态是导致事故的重要原因,但仅仅是直接原因,他认为最根本的原因在于管理失误(图 4-2)。

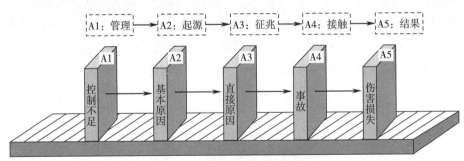

图 4-2 博德事故因果连锁理论

(二)博德事故因果连锁理论的影响因素

博德的事故因果连锁理论也有五个影响因素,但每个影响因素的涵义与海因里希的有所不同:

1. **控制不足** 安全管理方面的控制不足,是事故导致伤害的最根本的原因。安全管理者应懂得管理的基本理论和原则。控制损失包括对不安全行为和不安全状态的控制,这是安全管理工作的核心。

2. **基本原因** 为了从根本上预防事故,必须查明事故的基本原因,并针对查明的基本原因采取对策。基本原因包括个人原因和工作方面的原因。其中个人原因有身体、精神方面的问题,缺乏知识、技能方面的问题和动机不正确等;工作方面的原因有操作不规范,周围状况异常等环境因素。不能从表面看待问题,只有找到问题背后的原因,才能有效地预防事故的发生。

3. **直接原因** 事故的直接原因是人的不安全行为和物的不安全状态。直接原因是基本原因和管理缺陷所致事故的表面现象。如果只抓住作为表面现象的直接原因而不追究背后隐藏的深层原因,那么事故将永远无法杜绝。

4. **事故** 防止事故就是防止接触,认为事故是人的身体或设备与超过其阈值的能量接触或人体与妨碍正常生理活动的物质接触所致。通过采取隔离、屏蔽、防护、吸收等措施来防止能量释放,通过训练、提高工人识别危险的能力等来防止这种接触。

5. **伤害损失** 是指事故造成的结果,包括财产损坏和人员伤害。人员伤害包括工伤、职业病以及对人员心理方面、神经方面或全身性造成的不利影响。

(三)博德事故因果连锁理论与护理中断事件

博德认为,事故发生的最根本原因是管理失误。该理论认为,如果只处理行为人(如犯错的护士)和致因物(如不安全状态的环境和设备),那么就仅仅是抓住了消极型中断事件的表面原因,而没有追究事件发生的根本原因即护理管理上的不足,此类事件很可能再次发生。主要原因是护理管理不到位,发生护士风险安全意识不足、各项制度执行力度欠缺等不安全行为以及因为设备管理不到位所致的器材故障、报警功能缺乏等不安全状态,再次重演不良事件结局的情景。因此,在护理安全管理中,发生不良结局护理中断事件后不能只考虑护士的不安全行为和当时环境的不安全状态这些表层原因,更应该思考这起事件中是否存在护理管理上的漏洞,找出护理管理中的漏洞并对此采取相应的措施才能有效避免类似事件再次发生。

三、人因事故模型理论

(一)人因事故模型理论的基本观点

人因事故模型理论是主要从人的因素研究事故致因的理论。在导致事故的各种因素中,人的因素具有重要的作用。该理论认为,尽管事故是由于人的不安全行为和物的不安全状态共同造成的,但起主导作用的主要是人的因素。

因为物是人创造的,环境是人可以改变的,整个人、物、环境系统都是由人管理的。瑟利(J. Surry)在1969年根据人的认知过程提出一个分析事故致因的模型。该模型把人、物和环境作为一个系统,认为事故的发生是因为人在信息处理过程中出现失误从而导致人的行为失误引起的,这一模型被称为瑟利事故模型。

(二) 人因事故理论的影响因素

瑟利把事故的发生过程分为危险出现和危险释放两个阶段,这两个阶段各自包括一组类似人处理信息的过程,即感觉、认识和行为响应。在危险出现阶段,如果人处理信息的每个环节都正确,危险就能被消除或得到控制;反之,只要任何一个环节出现问题,就会使操作者直接面临危险。在危险释放阶段,如果人的信息处理过程的各个环节都是正确的,则虽然面临着已经显现出来的危险,但仍然可以避免危险释放出来,不会带来伤害或损害;反之,只要任何一个环节出错,危险就会转化为伤害或损害(图4-3)。

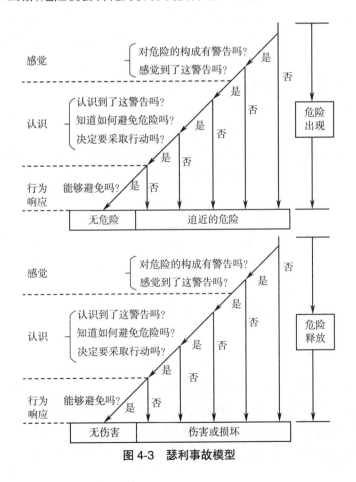

图 4-3　瑟利事故模型

(三)瑟利人因事故理论与护理中断事件

以给药过程发生护理中断引发给药错误护理不良事件为例,护士在给 A 患者用药过程中因 B 患者呼叫而暂时停止给药,在处理完 B 患者的需求后回来继续给 A 患者用药,在这一中断事件中护士因为被干扰当前行为流程,其工作思维过程被打断,注意力也被分散,且中断事件常引起护士消极情绪,以上种种效应叠加易导致给药错误事件发生。

运用瑟利人因事故理论可以把该护理中断过程分为危险出现(中断事件发生时)和危险释放(中断事件后继续工作)两个阶段。前一阶段里,护士如果在给药过程被中断,能正确、及时地认识并理解发生了护理中断事件,并做出正确决策和采取行动(调整好心态,按照被打断前的计划和步骤继续给药),就能化险为夷,避免因中断事件而导致思维被打断,减少受消极情绪影响所致的给药错误风险;而如果护士在前一阶段未意识到中断事件对自身工作状态、工作流程的干扰,在思维、注意力以及工作情绪未加调整的状态下继续工作,就可能面临给药错误的风险,在这一过程如果护士能警惕给药差错风险,认真做好三查七对及无菌操作原则,那么即便是自身工作状态未调整好,按照规章制度进行接下来的给药操作也能减少给药不良事件发生。

四、轨迹交叉理论

(一)轨迹交叉理论的基本观点

轨迹交叉理论将事故的发生发展过程描述为:基本原因、间接原因、直接原因、事故、伤害。从事故发展运动的角度,这样的过程被形容为事故致因因素导致事故的运动轨迹,具体包括人的因素运动轨迹和物的因素运动轨迹。当人的不安全行为和物的不安全状态在各自发展的过程中(轨迹),在一定时间、空间发生了接触(交叉),能量发生意外转移,伤害事件就会发生(图4-4)。而人的不安全行为和物的不安全状态之所以产生和发展,是因为多种因素综合作用所致。多数情况下,在直接原因的背后,往往存在着企业经营者、监督管理者在安全管理上的缺陷,这是造成事故的本质原因。

(二)轨迹交叉理论的影响因素

1. 管理因素 安全管理是预防事故的重要环节,管理者必须认识到只要工作过程没有实现本质安全化,存在管理缺陷就可能发生事故及伤害。只有通过安全管理工作的不断完善,才能防止事故发生。

2. 人的不安全行为 主要包括安全意识的缺乏、存在侥幸心理,安全知

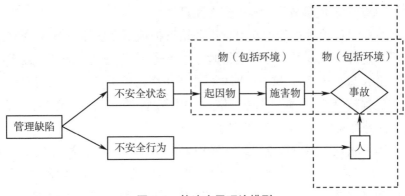

图 4-4　轨迹交叉理论模型

识或技能不足,行为动机不正确,身心不适等。

3. 物的不安全状态　主要包括安全操作规程不健全,设备设计、制造的缺陷,设备材料不合适以及有害作业环境因素。

根据轨迹交叉理论,预防事故可以从防止人、物运动轨迹的交叉,控制人的不安全行为和控制物的不安全状态三个方面来考虑。

(三)轨迹交叉理论与护理中断事件

轨迹交叉理论中,人与物两种因素互为因果,有时物的不安全状态能导致人的不安全行为,而人的不安全行为也可能使物处于不安全状态。在护理工作中,设备的警报声、提示音等嘈杂环境(不安全状态)会引起护士注意力分散,导致护士的操作中断(不安全行为)增加;由于医疗设备的维护、检修不够或人为损坏医疗设备(不安全行为),又会使医疗设备缺少监护、警报等安全功能(不安全状态)。就护理中断事件而言,由于医院管理上的欠缺,如上级领导对护理安全工作不够重视,医院安全规章制度不够健全,护士特别是新入职护士缺乏必要的护理安全教育和培训等,护士就有可能产生不安全行为(给药延迟、知识和技能欠缺、非专业的护理行为等人为过失);或者对医疗设备缺乏维护、检修等不符合医疗安全要求等,以致形成不安全状态,进而孕育了不良事件的起因物,产生施害物。当采取不安全行为的行为人与因不安全状态而产生的施害物发生时间、空间的运动轨迹交叉时,就必然会发生护理不良事件。因此,护理管理者应做好护士不安全行为与物的不安全状态的管理。控制护士的不安全行为的目的是切断轨迹交叉中人的行为的事件链形成,可以通过培训、教育等方式提高护士专业技能以及应对中断事件的心理素质;为护士创造良好的行为环境和工作环境,缓解护士的工作压力等。控制物的不安全状态的目的是切断轨迹交叉中物的不安全状态的事件链形成。可以通过设计防人为干扰的工作衣和警示牌以减少环境喧闹;通过定期专人检查、维修医疗设备等方法减少物的不安全状态,以减少护理中断事件的发生。

五、能量转移理论

(一)能量转移理论基本观点

能量在生产过程中是不可缺少的,人类利用能量做功以实现生产目的。而人类为了利用能量做功,必须控制能量。在正常生产过程中,能量受到各种约束的限制,按照人们的意志流动、转换和做功。如果由于某种原因使能量失去了控制,超越了人们设置的约束或限制而意外地逸出或释放,则发生了事故,这种对事故发生机制的解释被称作能量意外释放论。能量意外释放论与其他事故致因理论相比,具有两个主要特点:一是把各种能量对人体的伤害归结为伤亡事故的直接原因,从而确立了以对能量源及能量传送途径加以控制作为防止或减少伤害发生的手段这一原则;二是依照该理论建立的对伤亡事故的统计分类,是一种可以全面概括、阐明伤亡事故类型和性质的统计分类方法(图4-5)。

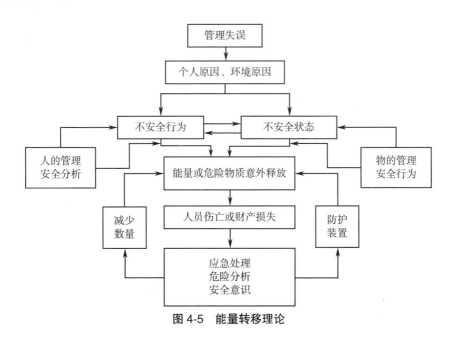

图 4-5　能量转移理论

（二）能量转移理论的影响因素

1. **事故** 事故是能量或危险物质的意外释放,是伤害的直接原因。为防止事故的发生,可以通过技术改进来防止能量意外释放,通过教育训练提高职工识别危险的能力,佩戴个体防护用品来避免伤害等。

2. **不安全行为和不安全状态** 人的不安全行为和物的不安全状态是导致能量意外释放的直接原因,它们是管理缺欠、控制不力、知识缺乏、对存在的危险估计错误,或其他个人因素等基本原因的征兆。

3. **基本原因** 基本原因包括三个方面内容:①管理者的安全政策及决策,它涉及信息利用、生产及安全目标、责任及职权范围,职员的配置、选择、教育训练、安排、指导,监督及器材的采购、维修以及正常时和异常时的操作规程、设备的维修保养等;②个人因素,如个体知识、能力训练、身体及精神状态及反应时间等;③环境因素,如工作环境中高危物品的使用、摆放等。

（三）能量转移理论与护理中断事件

能量能否产生伤害,造成人员伤亡事故取决于人接触能量的大小、接触时间和频率、力的集中程度、屏障设置的早晚。设置的越早,效果越好。防护能量逆流于人体的方法同样在护理工作中可以得到应用。

1. **限制能量** 在生产工艺中通常采用低能量的设备,以预防能量意外释放时发生严重的伤害事故。例如,工人操作旋转运动的设备时,会通过限制相关设备的运转速度来预防转速过快造成的机械伤害。在护理工作中,科室通过限制收治患者数量、限制责任护士负责患者数量,以达到合适的床护比,保证护理安全和质量,这种做法也是限制能量意外释放的办法。

2. **用较安全的能源取代危险性大的能源** 在工作中,有时会使用危险性较高的能源,如果有功能相同又更加安全的能源,可以考虑采用更安全的能源替代。例如,过去医院的病房常使用氧气罐作为患者氧气的供给,随着医疗设备的发展,现在的医院多使用中心供氧系统,在满足患者氧气供给需求的同时,减少了设备本身的危险系数。

3. **防止能量蓄积** 当能量大量蓄积时会有能量突然爆发的危险,因此要及时释放多余的能量,以避免大量蓄积的能量突然释放所造成的事故伤害。例如,长期卧床的患者需要定时翻身,来减轻局部组织的受压,从而避免压疮的发生。这就是通过防止能量蓄积来预防意外能量释放的方法。此外,密切观察引流管的密闭性及通畅性、及时更换锐器盒、控制掰安瓿的力度等都是防止能量蓄积的实践应用。

4. 延缓能量释放　通过减缓能量释放的速度,来降低单位时间内能量释放的总量,从而减轻能量释放所带来的事故。例如,与成人相比,老年人的药物代谢能力较弱,所以,在为老年患者进行药物治疗时需要根据年龄、病情、药物性质等情况适当减少剂量,减缓滴速,以保证老年人的用药安全。

5. 设置屏障　屏障设施是用于预防人体与能量直接接触的物理实体,也就是狭义的屏蔽。屏障可以直接设置在能量的来源上,如安全型采血针头等各种穿刺设备外的防护套;也可以设置在人体与能源之间,如口罩、护目镜以及隔离衣等医护人员常用的隔离物资。

6. 信息形式的屏蔽　通过宣传册、视频、告示牌等不同形式的警告措施,阻止或减少人员的不安全行为,以避免人员直接接触能量,造成事故。根据可能发生的意外释放的能量大小,采取单个或多重信息屏蔽措施,起到一定的警示作用。例如,感染科的医护人员及患者发生感染的可能性更大,感染科的院内感染管理相比其他科室更加复杂多样,通过开展院感培训讲座或业务学习、设立警示牌、提示语等多形式的院感防控措施,有利于防患于未然。

人的不安全行为和物的不安全状态,如护士分心、仪器报警等均是导致能量意外释放的直接原因,护理管理者应做好护士不安全行为与物的不安全状态的管理,减少护理中断事件的发生。

第二节　安全法则

一、破窗法则

(一)破窗法则的含义

美国心理学家菲利普·津巴多曾做过一项实验,他找来两辆一模一样的汽车,把其中的一辆停在加州帕洛阿尔托的中产阶级社区,而另一辆停在相对杂乱的纽约布朗克斯区。停在布朗克斯的那辆,他把车牌摘掉,把顶棚打开,结果当天就被偷走了。而放在帕洛阿尔托的那辆,一个星期也无人理睬。后来,他用锤子把那辆车的玻璃敲了个大洞。结果仅过了几个小时,它就不见了。以这项实验为基础,政治学家威尔逊和犯罪学家凯琳提出了"破窗效应"理论,即环境中的不良现象如果不及时加以整治,会诱使人们产生模仿心理,加剧事情的严重程度,从而导致人的公共行为失序乃至违法犯罪。以一幢有少许破窗的建筑为例,如果有人打坏了一幢建筑物的窗户玻璃,而这扇窗户又得不到及时的维修,别人就可能受到某些示范性的纵容去打破更多的窗户。久而久之,这些破窗户就给人造成一种无序的感觉,结果在这些公众麻木不仁的氛围中,犯罪就会滋生、猖獗。如果警察或者社区管理者能够及时且积极管理这些无序的外部环境,切断环境与犯罪之间的导索,则能有效地防止犯罪的发生。

(二)破窗法则的启示

根据破窗法则的实验分析可以得知,任何一种不良现象的存在都在传递着一种信息,这种信息会导致不良现象的无限扩展;如果对这种行为不闻不问、熟视无睹或纠正不力,就会诱使更多的人参与其中,致使不良现象的扩大。例如城市中的一面墙出现一些涂鸦没有及时清洗掉,很快,这座城市所有的墙上将布满乱七八糟的东西。人们通常会不好意思在一片干净的地面丢垃圾,而当地上出现垃圾之后,人们丢弃垃圾时就不再怀有羞愧感。

(三)破窗法则与护理安全

在护理工作中,任何一个错误行为,即使只是小事,如果得不到及时、有效的规范,其错误行为可能将难以控制,不利于护士的临床工作;更深层次地讲,一个护士的错误行为没有得到纠正,周围的护士可能受到"破窗效应"的心理暗示,也会出现同样的错误,久而久之,不安全行为将会扩大。例如,科室内可能存在以下"破窗"现象:护士制度执行力差、监管不严,如查对制度、交接班制度、分级护理制度等执行力差的现象;护理操作中违反操作流程,查对流于形式、凭印象进行;对患者评估不全面,遗漏有价值的护理资料,形成护理安全隐患等问题。因此,在护理安全管理中,我们必须警惕那些看起来比较小的不安全行为或不安全状态,一旦对这种行为或状态视而不见或者默认,就等于是纵容更多的人去违反护理安全规则,更容易导致中断事件的发生,给护理工作带来极大的安全隐患。要想解决护理不良事件的"破窗",可以通过以下措施进行:①定期组织安全知识培训与风险警示,强化护士责任意识与专业水平,培养团队精神、营造良好团队气氛,养成慎独思想,避免"破窗"出现;②建立科室专项研究小组,全员讨论和培训"破窗效应",完善风险评估制度、安全管理流程与应急预案。护士长加强巡视,定期召开护理安全会议,仔细分析安全隐患原因,及时做出相应处理,对问题改进效果持续跟踪反馈。

二、木桶法则

(一)木桶法则的含义

木桶法则又称为木桶效应、短板效应,由美国管理学家彼得提出,木桶法则的主要含义是:盛水的木桶是由许多块木板组成的,盛水量也是由这些木板共同决定的。若其中一块木板很短,则此木桶的盛水量就被短板所限制。这块短板就成了这个木桶盛水量的"限制因素"(又称"短板效应")。若要使此木桶盛水量增加,只有换掉短板或将短板加长。

(二)木桶法则的启示

把木桶法则运用到安全管理中,由此演绎出弱项管理的概念。所谓弱项管理,就是要认识到影响安全管理工作的主要内容或薄弱环节,然后集中精力加以改进。如果一味地注重自身的优势,而忽略了劣势,单位的整体效益就会受到影响,所谓"取长补短"就是这个道理。

(三)木桶法则与护理安全

护理工作者有长处和短处,在繁重的工作中遇到护理中断事件后更难应对它,因此要克服自己的短板,通过知识学习和积累、提高操作技能和沟通技能,把这块短板加长。同时,可以学习其他同事的长处,取长补短,最终促进整个护理团队短板的加长。例如,护士 A 操作技能不够熟练(短板)但查对制度落实到位,而护士 B 操作技能娴熟但查对制度实施不够(短板)。两名护士在给药过程遭遇中断事件时都可能因为各自的短板发生消极型结局。护士 A 可能因为中断事件而紧张,加上自身技术不够熟练导致穿刺失败等,影响患者舒适和自我效能感,护士 B 可能因为发生了中断事件加上查对制度落实不够,发生给药错误的不良事件,而如果两名护士正视各自的薄弱之处,并积极改进自身的劣势,那么不仅自身工作能力得到提高,护理中断事件带来的消极影响减少,提高了工作效率和患者满意度,科室的护理安全管理也得到进一步的巩固。

在护理管理中所遇到的所有问题,几乎都可以视为一个个"木桶",每件事、每个人就是一个"木桶",变问题为"木桶、木板"等,从不同角度、不同方面找出木桶里的最短板,抓住重点、优化流程、强化管理,最终完成护理管理的持续改善,为患者提供安全服务。

三、墨菲法则

(一)墨菲法则的含义

墨菲法则又称为墨菲定律、墨菲定理,主要内容是事情如果有变坏的可能,不管这种可能性有多小,它总会发生,即"有可能出错的事情,就会出错"。墨菲是美国爱德华兹空军基地的上尉工程师。1949 年,他和他的上司斯塔普少校,在一次火箭减速超重试验中,因仪器失灵发生了事故。在事故调查中,墨菲发现测量仪表被一个技术人员装反了。通过观察许多类似事件,由此,他得出的经验是如果做某项工作有多种方法,而其中有一种方法将导致事故,那么一定有人会按这种方法去做。

(二)墨菲法则的启示

墨菲法则的内容并不复杂,它的主要贡献在于揭示了人们在安全管理中不能忽视小概率事件的科学道理;以及安全管理必须发挥警示职能,坚持预防为主原则的重要性。根据墨菲法则,可以获得两点启示:

1. 不能忽视小概率危险事件 由于小概率事件在一次实验或活动中发生的可能性很小,因此就给人们一种错误的理解,即在一次活动中不会发生。与事实相反,正是这种错觉的产生,麻痹了人们的安全意识,加大了事故发生的可能性,其结果是事故可能频繁发生。墨菲法则从强调小概率事件的重要性的角度明确指出,虽然危险事件发生的概率很小,但在一次实验(或活动)中,仍可能发生。因此,不能忽视必须引起高度重视。

2. 安全管理过程必须警钟长鸣 安全管理的目标是杜绝事故的发生,而事故是一种不经常发生和不希望有的意外事件,这些意外事件发生的概率一般比较小,就是人们所称呼的小概率事件。由于这些小概率事件在大多数情况下不发生,所以,往往被人们忽视,产生侥幸心理和麻痹大意思想,这恰恰是事故发生的主观原因。墨菲法则告诫人们,安全意识时刻不能放松。要想保证安全,必须从我做起,采取积极的预防方法、手段和措施,消除人们不希望发生的意外的事件。

(三)墨菲法则与护理安全

墨菲法则的精髓在于有效预防各环节风险的发生,通过寻找风险原因,采取方法和实施手段是控制风险发生的关键。墨菲法则指导护理人员在护理工作中坚持以预防为主,同时强化护理人员安全意识,提高全员参加安全管理的自觉性,变被动管理为主动管理,确保患者安全与提高质量。在护理安全管理中,管理者必须采取积极预防的管理措施,各级督察人员要把安全隐患的检查放在重要位置,化被动为主动,将被动输液护理转变为主动输液护理,通过确保各环节质量,提高终末质量,将风险事件发生的可能性降到最低。例如,如果因为各类注射环境喧闹的原因发生护理中断事件,可以设置一个专门的注射场所,以减少周围噪音对核对的干扰;如果因为护士专业素质和能力不足,在发生护理中断事件时很可能导致不良结局,对于这种可能发生的情况,护理管理者应严格落实科室考核准入制度,严格把握考核指标,以促进护士专业能力的提高。

四、海恩法则

(一)海恩法则的含义

海恩法则是德国机润轮的发明者布斯·海恩提出的一个在航空界关于飞行安全的法则,海恩法则指出:每一起严重事故的背后,必然有29次轻微事故和300起未遂先兆以及1 000起事故隐患。虽然这一分析会随着飞行器的安全系数增加和飞行器的总量变化而发生变化,但它确实说明了飞行安全与事故隐患之间的必然联系。当然,这种联系不仅仅表现在飞行领域,在其他领域也同样发生着潜在的作用。

(二)海恩法则的启示

海恩法则强调两点:一是事故的发生是量的积累的结果;二是再好的技术、再完美的规章,在实际操作层面,也无法取代人自身的素质和责任心。海恩法则多被用于企业的生产管理,特别是安全管理中。许多企业在对安全事故的认识和态度上普遍存在一个"误区":只注重对事故本身进行总结,甚至会按照总结"有针对性"地开展安全检查,却忽视了对事故征兆和事故苗头进行排查;而那些未被发现的征兆与苗头,就成为下一次安全事故的隐患,长此以往,安全事故的发生就呈现出"连锁反应"。一些企业发生安全事故,甚至特重大安全事故接连发生,问题就出在对事故征兆和事故苗头的忽视上。海恩法则对企业来说是一种警示,它说明任何一起事故都是有原因和征兆的;它也说明安全生产是可控,安全事故是可避免的。按照海恩法则分析,当一起重大事故发生后,我们在处理事故本身的同时,还要及时对同类事故的征兆和苗头进行排查处理,以此防止类似问题的重复发生,及时解决可能导致重大事故再次发生的隐患,把问题解决在萌芽状态。

(三)海恩法则与护理安全

海恩法则对不良结局护理中断事件的分析有重大意义,它提醒我们不能只关注中断事件带来的不良结局这一事件本身,更要关注中断事件是怎样发生、发展和导致最终不良结局的,从这一个动态的过程找出不良结局发生的苗头和征兆。可以按照以下步骤进行:

1. 排查事故征兆和苗头,杜绝隐患事件发生　护理管理者可以定期去病房督查、巡视,以排查问题为起点,以患者安全为目的,从临床护理、医嘱执行情况、药品、设备、高发人群、高危时段、高危环节等进行排查,既增强护理人员对事故先兆的敏感性,又能发现不良事件潜在的征兆和苗头,将隐患事件消灭在萌芽状态,从而达到控制不良事件的目的。

2. 重视护理技能训练,提高护士素质 定期开展专科护理和基础护理知识、操作技能培训,各个病房针对本科室的专业特点,进行病房小讲座、专科理论及专科技术的训练,组织护理中断情景再现或角色扮演,以提高护士专科技能及应对护理中断能力。

3. 加强仪器、设备、设施管理 为防止仪器设备等故障造成的安全事故,医疗设备应设专人维护、定期检修,进行全面清理,及时组织维修,防止因仪器、设备、设施出现故障而影响患者救治的情况出现。

五、二八法则

(一)二八法则的含义

二八法则又称为二八定律、帕累托定律、不平衡原则等。这一法则是19世纪末20纪初的意大利经济学家和社会学家维弗雷·帕累托提出的。帕累托经过长期对群体的研究发现:在任何特定群体中,重要的因子通常只占少数,而不重要的因子则占多数,只要能控制具有重要性的少数因子即能控制全局。经过多年的演化,这个原理已变成当今管理学界所熟知的二八法则,即80%的价值来自20%的因子,其余20%的价值则来自剩余80%的因子。

(二)二八法则的启示

生活中普遍存在"二八法则",如商家80%的销售额来自20%的商品,80%的业务收入是由20%的客户创造。二八法则的核心思想就是要专注于重要的事情,把80%的资源花在能出关键效益的20%的方面,这20%的方面又能带动其余80%的发展。二八法则所提倡的指导思想,就是"有所为,有所不为"的经营方略,企业安全管理应用二八法则最具有实际意义的是小组组长制度,通过对组长的选拔、培养和使用,带动其余的员工进行安全工作。

(三)二八法则与护理安全

二八法则对护理管理者的启示就是要专注于重要的事情,必须用80%的黄金时间做重要的事情。根据二八法则,对护理安全管理可以采取差异性的干预处理,将"关键制度、关键人员、关键患者及关键时间"这20%的关键性内容进行重点管理,从而达到减少不良事件发生,提高护理人员护理质量及患者的满意率的目的,进而降低医疗纠纷的发生,为患者提供有效、安全、科学的护理管理方法,以保障其医疗服务的质量。将二八法则应用于护理安全管理时应注重以下几点:①关键制度的管理,如交接班制度、无菌操作制度、查对制度、输液输血制度等;②关键人员的管理,如护理人员的分级管理、人力资源的合理应用及搭配等;③关键患者的管理,如刚入院、疑难病例、危急重症、预后差、高龄等患者的关键管理;④关键时间的管理,如弹性排班及节假日等关键时间的管理。总之,在进行护理安全管理时运用80%的精力与时间去管理和解决20%的关键问题,才能使护士在工作中将制度规定作为常规来落实,才能减少差错、事故的发生。

六、青蛙法则

(一)青蛙法则的含义

青蛙法则源自19世纪末,美国康奈尔大学曾进行过一次著名的"青蛙试验":他们将一只青蛙放在煮沸的大锅里,青蛙触电般地立即蹿了出去。后来,人们又把它放在一个装满凉水的大锅里,任其自由游动。然后用小火慢慢加热,青蛙虽然可以感觉到外界温度的变化,却因惰性而没有立即往外跳,直到后来热度难忍而失去逃生能力而被煮熟。科学家经过分析认为,这只青蛙第一次之所以能"逃离险境",是因为它受到了沸水的剧烈刺激,于是便尽全力跳出大锅;第二次由于没有明显感觉到刺激,这只青蛙便失去了警惕,导致危机意识减弱,而当它察觉到危机已至时,已经没有能力从沸水逃出来了。

(二)青蛙法则的启示

事物的发展总有一个从量变到质变的过程。青蛙所处的凉水变温水、温水变热水的环境就是量变、渐进的过程。虽然最开始的水温对青蛙的伤害是轻微到可以忽略不计,但正是由于这渐进的、轻微的变化,青蛙放松了警惕,而当水温达到沸点(发生质的改变)时,青蛙即使想跳,也力不从心了。青蛙法则对安全管理最具有启示意义的就是危机意识的培养,不要司空见惯而心生麻痹,从而忽视安全问题。

(三)青蛙法则与护理安全

护理中断事件在护理工作中随时都可能出现,而大多数护理中断事件的结局是消极的。护理管理者应鼓励护士加强危机意识学习。牢记青蛙法则的启示:时时如履薄冰,事事如临深渊,保持高度的警惕性,及时发现护理安全隐患;多一点危机意识,时刻审视科室是否处于"温水"之中。韩非子的"千丈之堤,以蝼蚁之穴溃;百尺之室,以突隙之烟焚"讲的也是这个道理,不注意小事就容易酿成大祸。对科室来说,制定防止事故发生的措施是非常有必要的。护士长要经常对各种仪器设备进行检修和维护,把一切可能因为仪器问题引发的护理中断事件遏制于萌芽状态,这是一个领导者预见性的体现。

第五章

基于经济学的理论探讨

【导读】随着医学模式的转变,护理服务的供需关系发生了深刻的变化,护理服务需求日益增加,护理服务领域逐步扩大,而当前护理服务的生产力已远远不能满足人们日益增长的健康需求,导致了护理服务中供需不匹配的矛盾日益凸显。

本章将通过经济学中的需求分析、安全供给分析和安全需求与供给的弹性分析概念来介绍护理供求关系。

第一节 供求理论

随着社会经济的发展、生活和文化水平的不断提高,人民群众的健康需求和期望不断增加,这促使护理工作从生理、心理和社会的整体观念出发,以满足人民群众身心健康的护理需求为目标。这些变化使护理服务需求日益增加,护理服务领域逐步扩大,护理服务的生产力已不能满足日益增长的健康需求,导致护理服务中供需矛盾日益凸显。

一、护理安全供求分析

安全供求关系即安全供给和安全需求之间的相互关系,是指企业生产所必需的安全需求与企业和政府为保证安全生产所提供的安全投入之间的相互关系。一定的安全水平是以一定的安全投入为保证的,安全投入不仅包括资金、设备等物质资料的投入,还包括人员等劳动方面的消耗,判断安全需求与供给关系是确定安全投资决策的重要依据。在微观经济学中,供给是指厂商在某一时期、某种价格水平时,计划出售的产品与劳务的数量,供给是供给欲望和供给能力的统一,是决定价格的一个关键因素。护理供给是指医院护理服务提供者(即医院和护士)在一定时期内及一定价格或成本消耗水平上,愿意并且能够提供的护理服务的数量。需求是指在某一特定时间内,某种价格时消费者愿意并且能够支付的购买欲望。护理需求是指在一定的价格条件下,患者愿意并能够支付的护理服务需求欲望。随着人们对健康认识和态度的转变,护理服务需求从内容和形式上都发生了较大的变化,护理需求日益增加,而护理供给无法完全满足患者的护理需求。

(一) 护理需求影响因素

疾病情况、文化水平、经济水平、社会支持、时间及区域等因素不同,相应的护理需求也不同,患者及家属的护理需求更多取决于个人情况,具有个性化特点。例如普通内科患者的护理需求可能仅限于常规护理以及疾病、药物相关知识,而外科患者的护理需求除基本护理外,还存在康复相关需求。来自城市或农村等不同地区的患者可能由于文化水平和地域上的差异,在护理教育的需求方面存在一定差别。护理工作者应根据患者的具体情况和自身条件尽可能满足患者的护理需求,而这需要护理工作人员对患者进行全面系统的评估。

(二) 护理供给影响因素

护理服务的供给条件与一般商品一样,既要有供给愿望,又要有供给能力,两者缺一不可。例如,一名护士不仅要有为患者提供服务的愿望,而且要具备相关领域的护理知识,能及时观察病情、判断病情变化、有效实施抢救和促进患者康复。一个医院不仅要有一支合格的护理人员队伍和相关的护理设备,具备提供各领域医院护理服务的能力,而且要具备提供护理服务的愿望。如果护理服务的成本不能以收费、补贴等形式收回,医院会自动缩减对护理服务的投入,直接影响护理服务的供给总量。

当护理供给满足不了患者护理需求时,就会凸显护理服务供需不匹配的矛盾,这种情况会直接影响护理工作,给患者、护理人员带来安全隐患。以护理人员数量配置不足和质量不高的护理操作为例,一方面,患者因护士人力有限,护理需求得不到满足,而不断寻求护理人员的帮助,这可能影响其他护士开展护理工作,从而发生护理中断事件,更有甚者因护士安全观念不足,导致护理不良事件发生,造成给药错误等严重影响护患双方的消极结局。另一方面,若医院招聘的护士普遍资历较低,对护理理论、操作技能等不够熟练,不仅护理工作效率低下,发生差错的可能性增加,而且无法保证在遭遇患者询问等护理中断后继续保证护理工作的安全性。这将进一步降低护士工作效率,影响其职业满足感并造成心理负担,继而重复上述历程,形成恶性循环,给护理管理工作带来极大风险和隐患。

二、安全投入 - 产出分析

投入 - 产出分析是一种科学的研究经济体系(国民经济、地区经济、公司或企业经济、部门经济)中各个部分投入与产出相互关系的数量分析方法,反映经济的综合平衡和产业部门间的相互联系。综合平衡是经济良性运转的基础,投入 - 产出分析刻画了部门间的联系,它是用系统的而非孤立的观点分析各部门的生产关系,用具体的数据准确反映产业间的定量关系。同时,投入 - 产出分析也是一种特殊的经济计量模型,被广泛用于比较积累与消费间的比例关系以及预测各部门的投入量和产出量。在应用投入 - 产出理论时,须注意它的前提条件是在一定的时间和一定的范围之内,总的投入与总的产出相等。投入是指一定时期内生产过程中的各种消耗,包括物质形态、非物质形态、劳动力的消耗以及其他类型的消耗,其中物质形态包括原材料、燃料、机器设备等,非物质形态如通信、科技咨询等;产出是指各种生产和劳务活动在一定时期内所产生的成果,它可以表现为物质形态的产品,也可以表现为非物质形态,如为生产或非生产活动提供的服务等。临床工作的特殊性决定其特殊的生产关系,其投入包括资金、设备、材料及各种人力投入等,其中人力投入不仅指医务人员的工资,还包括以提高专业知识、专业技能、业务能力等为目的的投入;而产出则是医护人员提供的以促进患者临床结局为目标的工作。按照经济学的观点,医院对护理人员在设备、材料、人力方面的投入应转换为等价的医疗卫生服务及相关的产出。而按照传统的生产力经济学观点,投入 - 产出理论具体指的是,医院管理层往往将重心放在护理人员的投入与经济产出的平衡上,通过量化的护理工作衡量护士产出价值,并希望以更少的护理人员投入获得更多的护理产出成果(完成更多的护理工作),而往往忽略了非生产关系的产出(护理人员的知识、技能等软实力)。这种观念可能带来消极影响,一方面管理层对护理产出的内容仅局限于量化的护理工作,这可能促使医院倾向于选择更少的护理人员来完成等量的护理工作,带来护士人手紧缺、护患比不足以及因高负荷工作所致疲倦引起的低质量护理服务等问题,进而导致护理中断事件、护理不良事件的增加。这不仅使护患关系更加紧张,也会增大护士的心理压力,使其更难应对临床护理工作,临床护理质量难以得到保障,从而形成恶性循环,对医院的工作开展造成消极影响。事实上,高水平的护理人员不仅能更好地完成护理工作,也能更好地促进医疗团队关系,进一步维护护患关系的和谐,从而提高医院形象,这也是另一种形式的产出。因此,管理人员不仅应关注量化的临床护理工作,也应重视护理投入所带来的护士软实力产出。

安全生产就是在生产经营活动中,为了尽可能避免或减少造成生产过程中人员伤害、财产损失的事故而采取科学的管理和控制,通过一定的安全投资提供一个安全环境,保证生产过程中从业人员的人身安全、设备设施免受损失以及环境免受损害的相关活动。因为安全投资不可能无止境地投入,更不可能不惜代价地追求最高水平的安全性,所以如何通过有限的投资达到尽可能高的安全生产水准,以及在达到标准的安全水平条件下尽量节约安全投资,是现代社会背景下安全投资理论和决策面临的严峻挑战。护理工作亦是如此,提供高质量的护理服务是医院的初心与宗旨,而如何在有限的护理投入中产出优质的护理服务则是每一个护理管理者面临的巨大挑战。因为临床工作的特殊性,尽管护理人员除实际的护理工作外还可以产出其他形式的成果,但管理者更加注重护理工作的完成情况。这也造成了以下情况的出现:一方面,过度量化护士个人的工作量,例如规定一名护士护理 6 名患者,造成护士为完成当日护理任务不得不缩短每名患者实际的护理时间,与患者直接接触的时间进一步减少,护患之间得不到足够的沟通与交流,从而在进行临床工作时可能因沟通不足引发中断事件,增加护理不良事件的发生率;另一方面,过于重视临床护理工作量的完成,而忽略了护理服务的质量,这样发生的中断事件更有可能会带来消极的临床结局。因此,护理管理者在进行投入 - 产出分析时应结合临床实际与护理特点,客观看待护理人员的产出,不仅应重视护理工作量的完成情况,还应关注护理人员完成临床工作的质量及护理人员可承受的工作负荷,避免因护士工作强度过大导致的护理工作质量欠佳。管理者通过对护理人员一定的培训,对护理活动进行合理的监督、控制和调整,为临床护理人员提供一个舒心温暖的工作环境,可促使护理人员提供高质量的护理服务,尽量避免或减少不良事件的发生,以达到高效的护理安全管理。

第二节　成 本 理 论

一、成本效益分析

成本效益分析的概念首次由 19 世纪的法国经济学家朱乐斯·帕帕特提

出,之后被意大利经济学家帕累托重新界定,到 1940 年美国经济学家尼古拉斯·卡尔德和约翰·希克斯对前人的成果加以提炼,形成了"成本 - 效益"分析的理论基础,即卡尔德 - 希克斯准则。成本效益分析是一种通过比较项目的全部成本和效益来评估项目价值的方法,作为一种经济决策方法,被用于实体(如企业、国家)的计划决策中,以寻求在投资决策中以最小的成本获得最大效益的方案。成本效益分析也常用于评估需要量化社会效益的公共事业项目的价值。在该方法中,某一项目或决策的所有成本和收益都将被列出,并将其量化。

成本效益分析法的基本原理是针对某项支出目标,提出若干实现该目标的方案,运用一定的技术方法,计算出每种方案的成本和收益,并依据一定的原则进行比较,选择出最优的决策方案。从理论上来讲,该方法是通过较为直接的形式比较每种方案的价值,即简单地计算出每种方案的净收益(收益减去成本),并根据结果选择最优方案。最简单的决策规则是选择具有最大净收益的项目,但其他因素可能会影响决策者的选择。

医疗成本是指医疗机构为进行医疗服务活动而发生的物化劳动和活劳动价值的货币表现。物化劳动是指物质资料的消耗,活劳动是指脑力和体力劳动的消耗,货币价值是指产出的劳动成果用货币表示其价值。护理成本是指提供护理服务过程中所消耗的护理资源,即提供护理服务过程中物化劳动和活劳动的消耗部分,或者是在给患者提供诊疗、监护、防治、基础护理技术及服务的过程中的物化劳动和活劳动消耗。护理成本分类较多,可分为直接成本和间接成本,固定成本和可变成本等。本章以直接成本和间接成本为例进行讲解。

直接成本是指为某项医疗服务项目消耗的费用,可以根据凭证,直接计入该项医疗服务的成本,如人员工资、药品费、卫生材料费和低值消耗品等,都可以将实际发生额计入使用或消耗的单位。间接成本是指无法直接计入某项医疗服务成本中,需要经过分摊的成本,如各种管理费、水电费、共用设施的使用与维护的费用等,这部分费用往往合计在一起,需要经过分摊才能计入收益部门的成本。护理的直接成本包括人力成本(护士工资)、材料成本(图表用品、一次性用品)、护理设备成本(护理设备的更新、维修费用),其中护理人力成本是护理直接成本的重要组成之一;护理间接成本包括行政管理费用、教育研究费用等。

在护理成本效益分析中,项目的收益是使用统一的非货币单位来衡量的,例如患者平均住院日、再入院率以及医院感染发病率等。一个严格的决策规则是人们应该选择带来积极结果且成本最低的方案，以护理人力成本为例，护士人力配置的最佳方案不应仅考虑避免患者最大可能性死亡，更应该衡量医疗保健提供的边际收益和成本，以确定护士、技术和其他投入的最佳使用。边际成本是指每一单位新增生产的产品（或者购买的产品）带来的总成本的增量，边际收益指的是增加一单位产品的销售所增加的收益，利润最大化的一个必要条件就是边际收益等于边际成本，如果边际收益大于边际成本，将增加护理净收益。

医院管理层在比较护理成本与效益时常常只纳入护理服务项目收入的经济效益，而忽略了非货币项目收益，如缩短平均住院日、延长患者生命等带来的效益，尤其是患者的生命价值，是不能用金钱衡量的。合理的护理人力配置可以提供更高的护理服务质量，不仅促进患者安全，提高患者满意度，提高医院的声誉，为医院带来社会效益，更减少了因护理质量不高引起的患者临床结局不佳，降低了医疗资源浪费，减轻了患者经济负担。

二、安全成本效益的规律

安全投入与效益是具有统一关系的，虽然从表面上看安全投入会造成成本的增加和利润的减少，但从本质上讲安全投入也是一种特殊投资，也可以带来经济效益。不过安全投资带来的效益需要通过长期的生产过程才能体现出来，如为保障生产过程安全而投入的设施设备，虽然不能带来直接的经济效益，但其降低了生产过程中事故发生的可能性，保证了生产能够持续稳定的进行。相比于因安全隐患造成的经济损失，通过安全投入避免或减少了类似情况的发生，从而体现出安全生产的经济效益。

企业的经济效益与安全投入之间存在紧密的正相关性，同时我们也可以发现，安全投入必须经过一定数量的积累，才能显现出可观的经济效益。随着安全投入的增加，经济效益也在随之改变，在安全投入前期，经济效益增长缓慢，这是安全投入的积累阶段；安全投入达到一定程度时，效益开始大幅度增加，直至效益达到最大值；如果继续增加安全投入，经济效益则开始下降，因为此时安全投入为企业带来的安全系统已达到饱和，进一步增加的安全投入不但不能增加企业的经济效益，反而加重企业的成本负担。安全状态与安全投入的关系也具有一定规律。在安全投入前期，系统的安全状态变化较慢；当投入幅度进一步到达某一程度时，安全状态得到快速改善；而在这以后，安全投入的增加已不再显著影响安全状态,说明安全状态已达到最大值,再增加安全投入就显得不合理了。企业的安全投入值应维持在某个临界点,也被称为企业安全保障点。由于企业自身条件和所处的行业各不相同,安全保障点也需要根据具体情况进行调整,确定安全保障点是每一个企业规划安全生产投入的首要任务。护理工作同样如此,在一个科室收入患者前,应根据医院规模、科室设施等条件预测科室可承受的临床护理工作量,根据预测的接受人数进行一定的安全投入,如医疗设备设施的购入、护理人力资源的调整等,以确定护理安全管理的最佳投入点。安全投资与安全效益是不可分割的,医院不仅需要考虑经济效益,更需要把患者安全放在首位,因此一定的安全投入是必需的,如护士人数应达到专业规定的护患比甚至更高比例,护理人员知识、技能等能力应达到专业标准等。护理管理者在规划科室护理蓝图时,不仅要追求以最小的投入获得最大的科室效益,更要考虑在护理人力管理中的安全投入,确保护理质量和护理安全。

第三节 投 资 理 论

安全经济决策是指导安全活动的依据和基础,本节探讨如何应用安全经济的分析及评价理论来进行护理安全投资的决策。安全投资从长远的眼光看是值得的(潜在的、长远的效益),然而,安全的效益和价值并非只体现在经济上,还体现在生命、健康、社会责任等非经济效益。因此,与纯经济投资不一样的是,安全投资不必用达到一定的投资回收率来证明其投资是适当的。因为疾病的经济代价,除医疗费用外,还包括缺勤收入、生活和生命质量下降等各个方面。因此,在安全投入上,不能要求其净成本小于零。

一、安全投资决策分析

目前,多数公立医院实行自负盈亏政策,为加强经济管理进行成本核算,通过有效地利用人力、物力等资源,最大化地控制成本。但是,目前医院的核算重点往往是医疗方面的内容,重视医疗技术带来的经济效益,而忽视护理劳动、管理及其他护理成本管理带来的经济效益。一方面护理服务劳动产品的价格制定过低,仅考虑耗材成本而护理人力成本几乎忽略不计,这不仅严重打击了护理工作者的工作积极性,更影响社会对护理职业的认知。另一方面,对护理服务劳动产品的价格定位较低,导致医院管理层对护士群体为医院带来经济效益感官的误判,多数管理层认为护士群体创造的经济效益远远小于其人力成本,故在进行成本改革时往往从护士人力配置方面入手。事实上,护理群体带来的效益超出众人的想象,下面从三个方面讲解:

1. **医院层面** 许多研究已证实,合理的护理人力配置可减少医疗和用药差错,降低可预防事件(如压疮和跌倒)和感染(如医院相关性感染)的发生率,从而改善患者的安全。一项国外学者关于护患比的研究发现,护患比从1:6降低至1:7时,虽然节约了护理人力成本,但发生不良事件的概率增加,每1 000名患者中也会额外增加1.4人的死亡人数,而一条生命所带来的经济价值在136 000美元。从这个角度来看,这也是一种损失。从医院人员结构方面来看,护理团队在以患者为中心的医疗机构中起着协调作用。在日益关注经济效益的医疗机构中,护理作为一个人性化的团队在患者管理中发挥了人文关怀的作用,医院管理层在考虑护士经济效益时不应该忽略护理的核心概念,即以人为本,关怀、同理心、尊重、鼓励、对待患者一视同仁。与此同时,由于社会主义市场经济体制尚待完善,重市场、重经济的价值观对医院造成一定的冲击。一些医疗单位和医务工作者过分强调经济效益,甚至把经济效益放在首位,忽略了以患者利益为首位的医护道德观,出现了一些不当的医护行为,这些行为常常引发医护人员与患者家属的矛盾冲突,影响医院在社会公众的印象,不利于医院的发展。

2. **社会层面** 护理不仅可以改善患者医疗结局,还能产生一定的社会效益。来自美国的一项研究发现,怀孕期间接受护士家访的家庭相比于未接受过护士家访的家庭,接受护士家访的家庭发生以母亲作为虐待者实施家庭暴力的情况明显减少。而来自日本的另一项研究表明,护士家访可以改善产后抑郁症患者的消极心理健康状况,这些都说明了护理团队在产前产后妇女心理上的积极作用,并因此带来了社会效益。另外,随着老龄化的快速发展,老年慢性病患者逐年增多,老年慢性病的预防与自我管理迫在眉睫。近年来我国积极开展社区卫生服务,大力宣传疾病预防管理和健康促进,种种现象都表明了国家对慢性病预防和管理的重视,而在这一环节中,护理人员可作为健康知识宣教者发挥巨大的作用。护理人员通过普及健康知识及高血压、糖尿病等常见慢性疾病的预防、识别和控制,能够促进全民医疗知识的提高,帮助居民改善不良生活习惯,使慢性病患者更好地管理、控制疾病发生发展,从而节省医疗资源,避免或减少居民在常见疾病的支出。

3. **患者层面** 护患关系是在医疗护理实践中形成的护理人员与患者之

间互动的人际关系,护患关系的建立及稳定是保证和促进护患双方共同抵御疾病、提高患者积极健康结局的关键。遗憾的是,近年来护患冲突时有发生,护患矛盾已成为护理管理者高度重视的问题。造成护患矛盾的影响因素较为复杂,主要包括社会因素、患者自身因素以及护理因素。我们主要以护理因素来探讨护患矛盾。随着生活水平的提高,人们对健康的需求更加迫切。而当前护理服务的生产力无法满足人们日益增长的健康需求,普遍存在的护理人力不足及护患沟通不足等问题严重影响护患关系的和谐发展。通过提高护理人力配置,加强护理人员沟通技能的培训,增加护患沟通交流时间,可以减轻护士临床工作压力,减少护患纠纷,有利于建立良好、互相信任的护患关系,保持和谐、轻松的治疗环境,促进患者疾病的恢复。另外,患者住院期间常因各种原因造成焦虑、抑郁等心理问题,重大疾病、慢性疾病患者尤为普遍。通过对护理人力、能力方面的投入,加强护患双方的沟通,有利于及时发现和改善患者消极情绪,增强患者治疗疾病的信心,有利于提高患者治疗依从性,促进积极健康结局的发生。此外,护士配置水平的提高,有利于住院时间的缩短,降低医疗总费用。一些关于住院时间的研究发现,提高护士人力配置水平使重症监护患者平均住院时间缩短了24%,外科患者的平均住院时间减少了31%。也有其他研究发现,护患比高、加班时间少的医院将患者再次入院的概率降低了近50%。这些研究都证明了合理的护士人力配置可以缩短患者住院时间以及降低患者再入院率,有利于患者更快恢复,尽早返回劳动力市场,减轻患者的经济负担。

二、安全博弈分析

博弈论(game theory)又称对策论,是研究个人、团队或组织面对特定的环境条件,在一定的规则制约下,依靠所拥有的信息,同时或先后,一次或多次,从各自允许选择的策略进行选择并加以行动,并从中取得相应结果或支付过程的理论。博弈论研究的主要内容是博弈方的行为特征,即各决策主体的行为发生直接相互作用时的决策特征,以及何种情况下采取哪种策略会达到什么样的结果,即决策主体决策后的均衡问题。博弈有三种类型,即负和博弈、零和博弈以及正和博弈。一个完整的博弈应当包括以下几个要素:

1. **博弈的参与者**　指博弈中能独立决策,选择最大化效用并承担结果的参加者。博弈方可以是个人、团队、组织,乃至国家。在医院环境内,护患双方是博弈的参与者。他们具有不同的属性,包括认知、情感、需求、价值观等。尽管在过去相当长的时间里,护患双方的行为并不能完全由他们自己把握,更多的情形是患方服从于护方的要求。在那一时期,博弈的双方被定义为比较不平等的从属关系。患方对护方的依从、依赖及信任笼罩着整个治疗进程。随着社会经济的发展,生活和文化水平的提高,患者主动参与医疗过程的意愿愈加强烈,其主动加入治疗过程的频率增加,护患双方的博弈逐渐变得平等。某种意义上来讲,他们处于既合作又抗衡的关系,但他们拥有共同的目的,即彼此都接受医治的结果。

2. **策略**　又称战略,是指局中人在博弈中选择的一个办法,这个办法是参与人在博弈中做出的"优选战略"。通俗来说就是每个人都做出对自己和对方最有利的选择,最终达到最好的结果。在护患关系的博弈中,我们可以理解为护患双方都以理解、支持、宽容的态度相处,这样对彼此都有益处,即关系博弈中的主要"优选战略"。患者在住院期间接受治疗的过程,也是护患双方互相磨合、彼此了解、熟悉的过程。

3. **碰撞**　护患双方在博弈中的行为可以简单概括为"碰撞",倾诉、交流、沟通、服务等一切活动,都离不开碰撞。碰撞不仅能获取对方的信息,也能产生合作关系的默契。护方为了求得护理行为满意度会选择主动碰撞,而患方为了获取最佳的治疗效果,必然也会选择反复"碰撞"。"碰撞"的过程不是冰冷机械的,相反,应该是一种感性的理解和心理的接受过程。积极的"碰撞"可以帮助护患双方发现并分析已经存在的现象,通过"碰撞"获取的信息和能量能够增加疾病转归的胜率。

4. **成本与收益**　是指参加者选择策略并加以实施后的结果,是参与人从博弈中获得的效益水平高低的体现。护患关系是一种专业性的互动关系,其中心是护士通过执行护理程序,帮助患者解决病痛,治愈疾病。经济学把这种关系认定为成本和收益的关系,并指出没有任何的付出是不需要回报的,即护患双方都是为自身的收益而努力,患方为疾病康复努力,护方为完成护理任务努力。

三、生命与成本的博弈

在护理工作中,护患关系的博弈类型包括:①护患关系负和博弈,即患者群体日益增加的护理需求与护理供给不足之间的矛盾愈加凸显,患者的实际治疗效果达不到期望高度、护理服务质量未让患者满意,便不可避免发生矛盾和冲突,首当其冲的就是与患者接触时间最多的护理人员。博弈的最后是双方矛盾升级,护患关系紧张——护方谨慎应付,减少双方相处时间;患方处处挑错,影响护理过程,结果是双方受损,两败俱伤,双方的愿望都没有实现,并对双方造成不良影响;②护患关系零和博弈,即护患双方仅有一方的愿望得到了实现,且实现的途径损害了另一方的利益,这将导致双方对彼此失去信任,无法实现共同受益的目标。例如,患方提出护理人员无法满足的要求并滋生事端以逼迫护理人员完成所愿,或者护理人员在博弈过程损害了患方的利益,以上仅一方可以获益,另一方利益受损的情形将严重影响护患博弈结果,造成无法共赢的局面;③护患关系正和博弈,即博弈论强调用互惠策略促进行为人之间的合作,形成基于个体理性的集体理性结局,最终形成一条稳固的成功链,这便是护患关系最好的归宿了。双方彼此理解,建立一个相互信任的、开放式的良好护患关系,护士热心地为患者服务,患者给予积极的配合和支持,彼此之间没有防范,没有猜疑,即使有小小的矛盾,也能在宽容中得到解决,双方所表现出的任何行动和所有行为,都为同一个目的:即获得好的治疗效果。这种在交往中能互利互惠的情况,便是正和博弈。

无论是哪一种博弈类型,我们都可以发现这其中对患者生命与投入成本的博弈。一切的医疗诊治、护理活动的最终目标均是挽救患者生命、提高患者的生活质量等,投入成本涉及医疗、护理人力、物力、财力以及医护关怀等感情方面的投入,患者就医的过程就是生命与成本的一场博弈。诊治过程中,医务人员与患者及其家属应充分沟通,运用博弈论的知识,开展相互信任、和谐的医患、护患关系,引导医护人员与患者双方积极处理护理纠纷及投诉,尽量减少纠纷的发生,从而提高患者满意度以及医院的服务质量,使医院、患者的利益最大化,最终达到双赢的局面。

第三篇

调研评估篇

第六章

护理中断事件的调查方法

【导读】为了阐明护理中断事件与安全风险的相关性,需开展护理中断事件的调查研究,分析护理中断事件的常见类型和原因,并开展针对性干预研究,为临床中断事件管理提供指导。

护理中断事件的调查研究包括明确调查对象与过程,选用合适的调查工具,护理中断事件的一般状况测评,运用特殊的调查方法等。

第一节　调查对象与过程

一、中断事件的调查对象

中断事件(interruptions)是外界引发的、非期望的事件,这些事件会打断当前任务的连续性,需要个体给予立即的注意和及时的反应,因此中断可以看作是一种任务转换的过程。在中文表达中,"中断"作为一个动词,常含有中断的主体、客体、原因、发生过程及后果,中断对当前任务完成时间、效率产生负面影响,导致更多的错误,干扰人们的工作。

在医疗卫生领域,中断事件的调查性研究主要包括医患之间的中断事件和护理中断事件。Beckman 等首次进行了有关医患中断事件的研究,观察的74例医患交流中有69%被中断,这种中断导致医生无法获得患者的全部信息。Chisholm 在调查社区医院医生工作中发生的中断事件时,发现急诊医生平均每小时被打断9.7次,而初级卫生保健医生平均每小时被打断3.9次,并界定中断事件为"break-in-task",理解为"不仅导致医生分散注意力大于10s,还会影响其当前任务的变化"。我国专家做了有关医患对话中断事件的研究,认为干扰性中断会干扰交流的正常进行,具有消极的破坏性。

近年来,中断事件概念也逐渐被引入护理研究领域,虽然目前国内外学者对中断事件概念的构成要素和标准理解存在差异,但一些共性被广泛认可,即都强调"外来的、突然发生、打断或延缓当前事务、分散注意力"等特点。通过文献回顾,护理中断事件是指在规定的时间、角色和环境中,护理人员在为患者提供合乎伦理规范的护理服务过程中,所遇到的突然发生、打断或延缓当前事务、分散接收者注意力的外来行为。

调查对象亦称调查总体,需要进行调查的总体范围由许多性质相同的调查单位所组成。确定调查对象,要明确总体的界限,划清调查的范围,以防在调查工作中产生重复或遗漏,即划清调查总体的同质范围,这在进行参数估计时尤为重要。组成总体或是样本的观察单位可以是一个人、一个病例、一个家庭、一个集体单位,也可以是"人次"或采样点等。如某一地区的胃癌调查,总体的同质范围是该地某年全部常驻人口,观察单位是"人",观察对象只限于同属该地区和时间范围的常驻人口。

从调查对象范围的角度,可以分为普查和非全面调查,后者以抽样调查最为常见。①普查:亦称全面调查,是将组成总体的所有观察单位全部加以调查,由于普查工作量较大,费用较高,组织工作复杂以及工作人员较多,调查质量不易控制,调查内容有限。为了深入细致地了解中断事件,大多数研究者选择抽样调查的方法。②抽样调查:是一种非全面调查,它是从总体中抽取一定数量的观察单位组成样本,然后由样本推论总体,用样本指标来估计总体参数。与普查相比,抽样调查具有节省人力、物力和时间以及调查精度高等特点,是最常用的方法,在护理中断事件的流行病学调查中占有重要的地位。

二、护理中断事件的调查过程

在护理中断事件现况调查中所遇到的问题可能是复杂多样的,所以护理中断事件调查的实施要遵循科学的研究程序,对调查中的每个环节都要进行周密的设计和推敲,只有遵循科学研究共同的规范和程序,调查结果才能经得起检验。因为共同的程序提供了比较的准绳,所以只有在按照相同程序的前提下,调查的结果才能相互比较。

(一) 准备阶段

准备阶段主要包括明确调查目的、调查对象、调查类型和方法、估计样本量、确定研究变量和设计调查表。

1. 明确调查目的　确定调查目的是现况调查的第一步。根据研究所提出的问题,明确本次调查所要达到的目的,然后根据研究目的确定采用普查还是抽样调查。研究目的是整个护理中断事件调查的出发点,对护理中断事件调查的各个步骤都有决定性的影响。确定调查目的需要做许多准备工作,只有充分掌握背景资料,了解该问题现有的知识水平、国内外研究进展,才能明确该研究的科学性、创新性和可行性,才能估计其社会效益和经济效益。

2. 确定调查对象　选择调查对象首先要考虑研究目的。如果为了预防中断事件的发生,则可选择护理中断事件发生的高危科室;如果为了研究某些因素与护理中断事件的关联,则要选择暴露人群或职业人群;如果是为了描述护理中断事件的三间分布资料,则要选择能代表总体的人群;如果为了评价护理中断事件干预措施的效果,则要选择已实施了该措施的医疗群体或医疗单位。选择调查对象时,还要考虑实际在目标人群中开展调查的可行性,例如经费来源是否充足、是否便于调查等。

3. 确定调查类型和方法　调查类型的确定也应以调查目的为依据。例如,如果是希望了解护理中断事件的发生频率,则采用抽样调查。同时,还要考虑现有的人力、物力和财力,权衡利弊后再作决定。研究方法的确定也应从研究目的出发,结合所收集资料的特殊性,并考虑调查对象的特点和适应性。如果调查的对象集中且文化水平较高,则选用自填式问卷,效果较好,并能节省人力、物力和时间;如果所调查的人群电话普及率高,则可以考虑电话访问;如果调查对象极其分散,则信访调查比较合适;如果调查的要求较高,所调查的内容需经被调查者当面核实,或者调查内容中有现场观察的部分,则选择面访更合适。

4. 估计样本量　样本大小是在设计任何一项现况调查时都必须考虑的问题,样本太大或太小都不合适。决定现况调查样本大小的因素主要包括:①总体的护理中断事件的发生率 π,π 越小,所需要的样本量就越大;反之亦然。②对调查结果精确性高低的要求,精确性要求越高,则允许误差(d)越小,所需样本量越大;反之亦然。③显著性水平 α,α 越小,所需样本量越大;反之亦然。

对均数做抽样调查时的样本量公式:$n = u^2_{\alpha/2}\sigma^2/\delta^2$

其中 n 为样本量大小,α 为显著性水平,u 是指统计学上的 u 分布,σ^2 为总体方差,可根据预实验结果或以往资料做出估计,δ 为允许误差,即样本均数与总体均数之差。

对率做抽样调查时的样本量公式:$n = u^2_{\alpha/2}\pi(1-\pi)/\delta^2$

其中 n 为样本量大小,α 为显著性水平,u 是指统计学上的 u 分布,π 为总体率,若 π 有多个值可供参考,应取最接近 0.5 者,δ 为允许误差,即样本率与总体率之差,由调查设计者根据实际情况规定。

5. **确定研究变量和设计调查表** 护理中断事件调查的目的确定后,往往在实施的过程中需要将待研究的问题进一步具体化,即转化成一系列可测量的研究变量。现况调查的研究变量可分为人口学资料(包括调查对象的性别、年龄、民族、文化程度、职称、职务、工作年限、能级、所在科室、所在病区等)以及护理中断事件的相关因素(中断事件的来源、护士当前任务、中断任务、中断方式、中断事件发生位置、研究对象的应对策略等),对研究的任何变量,都应该有明确的定义。因为不同的人对统一变量的理解可能不同。如关于年龄的定义,有人理解为"虚岁",有人理解为"实岁",因此应根据研究目的和相关因素的作用来确定一个操作性定义。调查表的设计参见本章第二节。

(二)资料的收集阶段

1. **掌握有关的背景资料** 现况调查要收集的标识变量包括调查对象的性别、年龄、民族、文化程度、职称、职务、工作年限、能级、所在科室、所在病区等。

2. **变量测量** 即所研究的因素、研究对象所具有的特征、所发生的事件。研究因素必须有明确的定义和测量尺度,应尽量采用定量或半定量尺度和客观的指标,如采用调查表、计时器等手段来测量。

3. **对调查员的要求** 对调查员最基本的要求是实事求是的科学工作态度和高度的责任心。在进行现况调查时,应对调查员进行严格的培训和考核,并要求调查员采用统一的调查和检测标准,避免测量偏倚的产生。

(三)资料整理、分析及结果的解释阶段

1. **资料的整理** 现况调查结束后首先对原始资料逐项进行检查与核对,以提高原始资料的准确性、完整性,同时填补缺漏、删去重复、纠正错误,以免影响调查质量。接下来按照卫生统计有关技术规定及流行病学需要来整理原始资料,如组的划分、整理表的拟订,以便进一步分析计算。随着计算机的普及应用,一般现况调查的资料都需要应用计算机处理,因此还需要建立相应的数据库,将原始资料录入计算机。在输入计算机时尽可能采取专业人员双人录入数据,并应用某些软件中的数据录入核对功能(如 Epidata 软件的核对模块)。

2. **资料分析** 根据卫生统计学理论,资料分析须从统计描述和统计推断两方面入手。针对护理中断事件的统计描述,应描述资料的人口学特征、时间特征、地区特征、护理中断事件的发生频次等,分组并描述资料的特点。统计推断则是根据样本量的资料来推断总体的情况。应计算和比较护理中断事件的发生频次，并应用统计学方法检验不同组间的差异性。同时也可描述一个变量随另一个变量的变化而发生线性变化的关系，这适用于双变量正态分布资料或等级资料，如护理中断事件发生频次与护士心理负荷之间的相关关系、护理中断事件发生的频次与护士工作中发生临床差错的频次之间的相关关系。

3. 结果的解释　现况调查结果的解释应先说明样本的代表性、应答率等情况，然后估计调查中有无偏倚及其来源、大小、方向和调整方法，最后归纳护理中断事件的分布情况及其相关因素。要注意现况调查一般只能为进一步的分析性研究（如队列研究及病例对照研究等）提供病因线索，不能做因果联系分析。

护理中断事件现况调查的具体实施步骤见图6-1。

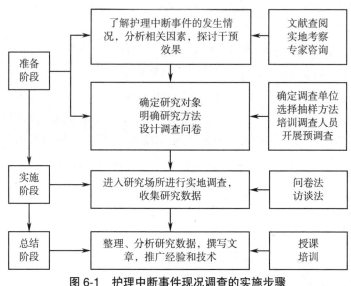

图 6-1　护理中断事件现况调查的实施步骤

第二节　调查工具

一、现有的护理中断事件调查工具

目前临床上的护理中断事件十分常见，但国内针对护理中断事件的研究尚处于初始阶段，其风险因素和评价方法尚缺乏相关研究，因此大多数针对护理中断事件的研究都是采用自制护理中断事件调查表的方式。例如金文芳等自行拟定《药物配置护理中断事件登记表》，用于记录中断事件；彭艳琼等设计《内分泌科给药执行护理中断事件调查表》；冯霞研究团队查阅国内外相关文献拟定备选条目，采用专家咨询法、预调查法等形成初步的护理中断事件的现状调查表。

不同的研究者设计调查表调查的科室不同，但调查表的条目基本一致，主要包括护士基本信息、中断时段、中断事件来源、护士当前事务、中断持续时间、中断类型及中断结局等。此外，王巧倩等对护士口服给药环节护理中断事件风险因素进行分析，构建了《护士口服给药环节护理中断事件风险评估》量表；该量表包括5个一级条目，15个二级条目，49个三级条目，量表的内容效度为S-CVI=0.79，经探索性因子分析，5个公因子的累积方差贡献率为79.85%，分别代表组织管理因素维度、护理人员因素维度、环境因素维度、患者及陪护因素维度、任务因素维度，问卷总的Cronbach'α系数为0.953、分半信度为0.782，说明具有良好的信效度。

通过运用初步编制的《护士口服给药环节护理中断事件风险评估量表》，形成《护士口服给药环节护理中断事件风险评估问卷》以分析临床护理人员对口服给药环节护理中断事件风险评估现状，并对影响因素进行分析。整体问卷共包含两部分，第一部分为护士的一般资料，第二部分为正式问卷，共43个问题。每个问题均有5个等级，分数从5~1分别代表完全符合、符合、不太符合、不符合、完全不符合，分数越高说明此项风险因素发生率越高。

二、护理中断事件调查表的编制过程

护理中断事件的研究变量是通过调查表来具体体现的。调查表是流行病学研究获得原始资料的主要工具之一。通过调查表收集到的信息质量可直接影响整个调查研究工作的质量。因此，拟定出质量优秀的护理中断事件调查表是保证中断事件流行病学调查结果真实可靠的基本条件。

（一）调查表的编制原则

1. 全面性 在整体相关概念的基础上，运用多种方式综合收集护士所经历的护理中断事件相关因素。

2. 客观性 条目筛选过程中，对护理中断事件的本质特征展开正确、客观的描述。

3. 科学性 选取条目应以事实为依据、有理论做支撑。例如以风险管理理论、中断管理理论为科学指导,保证其科学性。

4. 实用性 具有良好的可操作性,语言简洁明了,内容简练,易于应用。

(二)护理中断事件调查表的编制步骤

设计调查表一般按以下步骤进行。首先,根据研究目的将确定的调查内容归纳为一系列的变量,再将每个变量设置成各个指标,而各个指标需要根据调查对象的不同而使用不同的语言,再草拟出调查表上的项目,即问题和(或)答案,形成调查表初稿,之后通过预调查,对调查项目进行筛选、修改及完善,最后对调查表作出信度和效度评价。

1. 准备阶段 在准备阶段,需确定调查的主题范围和调查项目,将调查表涉及的内容列出提纲并分析这些内容的主次和必要性。在此阶段应充分征求各类相关专业人员的意见,使调查表内容尽可能地完备和切合实际需要。

2. 调查表的初步设计 在这一阶段,主要是确定调查表的结构,拟定编排问题。调查表一般包括说明信、题目、调查表主体内容和核查项目四个部分。此外,有的调查表通常还把填答调查表的方法、要求,回收调查表的目的、方式和时间等具体事项写进说明。说明信的文笔要简明、亲切、谦虚、诚恳。之后开始初步设计主体部分。根据要调查的内容,按照调查表设计的基本原则列出相应的护理中断事件调查条目,再对问题进行筛选和编排。对于每个问题,要注意考虑是否必要、是否全面与合理。有时,需要针对某些较特殊的问题做出特定指示,如"请按重要程度排列"、"若不是,请跳过 10~14 题,直接从 15 题开始答起"等。总之,调查表中任何一个有可能使回答者不清楚、不明白、难以理解的地方,都有可能成为被调查者填写问卷的障碍所在。最后是调查表的质量控制项目,如调查员姓名、调查日期等内容。

3. 预实验及修改 初步设计出来的护理中断事件调查表需在小范围内多次试用和修改,即事先评估设计的调查表中哪些不合理,哪些问题不明确,是否合适,有无遗漏,是否符合逻辑。之后,针对调查表中存在的问题,对调查表进行有效的修改、完善。

4. 信度、效度评价 为了提高调查表的质量,进而提高整个研究的价值,调查表的信度和效度分析是研究过程中必不可少的重要环节。信度和效度分析的方法包括逻辑分析和统计分析,信度的统计分析标准有重测信度、分半信度和内部一致性信度;效度的统计分析标准有内容效度、结构效度和校标关联效度。具体内容请参阅相关书籍。

5. 印制调查表或将调查表与信息技术相结合 利用平板、移动手机等手段进行记录,更加方便、快捷。

三、质量控制

1. 调查表的构建　严格遵循调查表编制的准则及专家遴选标准,选择在其研究领域工作10年及以上,涉及护理管理、护理教育、临床护理等方面专家。

2. 资料的收集　为了尽量减少误差,调查表由观察者本人记录;为了保证观察数据的真实性,观察者全程观察、记录护理中断事件的发生情况;应对调查表及时检查、整理,发现错填、漏填及时修改、补充。

3. 双人录入数据　两名研究者分别独立录入数据,以避免录入过程中人为因素造成的数据错误。

第三节　护理中断事件的一般状况测评

中断事件无处不在,且常常导致灾难性的后果。据美国宇航局报道,近一半的飞行事故是因中断事件所造成。在飞机模拟试飞中,接收中断事件的飞行员错误率超过未接收中断事件飞行员的53%。在IT行业,软件工程师需要花15%~20%的时间来处理中断事件,每次处理中断事件的时间为15~20min。在医疗机构中,43%的给药错误都是因为中断事件所导致。在实际生活、工作中,我们都知道当正在从事的活动由于各种原因被打断时,会对接下来要做的事情产生影响,但很少有研究者对中断事件进行科学的界定和深入的研究。2008年美国危重护理协会的前主席组织了9 000多名护士参加会议,并强调用药过程中,应避免多任务和中断事件以防止用药错误,此次会议引发了医疗领域对护理中断事件的关注。

中断是一个复杂的临床现象,护理中断事件一般状况主要包括护士当前任务、中断任务、中断来源、护理中断事件的发生频次、中断事件的持续时间、中断事件发生时护士的应对策略、护理中断事件对护士心理的影响等。

护理中断事件的指标中包含护士当前任务、中断任务、中断来源等,具体参见第七章。以下详细阐述护理中断事件的发生频次、中断事件的持续时间、中断事件发生时护士的应对策略、护理中断事件对护士心理健康的影响。

一、护理中断事件的发生频次

护理文献显示,护士很少在没有中断的情况下完成工作,每天需要花费

11% 的时间来处理各种护理中断事件,严重增加护士工作负担,影响护理服务质量。目前国外关于护理中断事件的研究主要集中在儿科、急诊科、重症监护室和手术室等,国内主要集中于内科病房、外科病房和手术室。据报道,内科病房用药过程中,护理中断事件发生的频率为 8 次 /h;外科病房中断事件发生的频率为 1.57 次 /h,用药配置时,中断事件发生的频率 >10 次 /h;急诊科护理中断事件发生的频率为 3.3~7.0 次 /h。手术室高频率的护理中断事件常带来手术错误等不良结局,腹腔镜手术中,平均每台手术发生中断事件 11 次以上。高频率护理中断事件易造成护理差错的发生。Kalisch 等通过观察 36 个护士发现,护理中断事件造成护士发生 1.5 次 / 小时护理差错。另外,中断次数与护理程序失误和临床失误明显相关。中断会使护士产生短暂性的记忆遗忘,导致护理操作重复或遗漏。频繁的中断事件会增加护士的认知负担,而且会使护士产生烦躁、抑郁等负面情绪,威胁患者安全。

患者安全是衡量现代医疗服务的基本条件和核心要素。但是频繁发生的护理中断事件,却给患者安全带来了越来越多的难题。大量定性研究和回顾性报告也都证明这一点。一项在澳大利亚两家医院的六个病房中对护士用药期间进行的观察性研究,发现护理中断事件使程序和临床用药错误概率分别增加了 12.1% 和 12.7%。此外,护理中断事件的发生,常伴随护士的负性情绪,带来职业认同感下降、无能为力等心理体验。护士处于负性情绪状态时往往会表现出认知功能受损,工作质量下降,这种受损在高负荷任务中更为明显。护士作为护理中断事件的当事人、临床治疗等工作任务的执行者,一旦中断事件产生,将影响其压力应对状态,造成患者住院时间延长,甚至增加病死率。因此,在临床工作中如何降低不良结局的护理中断事件,值得研究者更加深入地探讨。

二、护理中断事件的持续时间

Tucker 等详细阐述了中断的发生过程。中断通常主要集中在任务切换时,当首要任务被暂停以处理次要任务时即发生中断。次要任务中断警报发出,经中断滞后(被中断者思考如何应对中断事件)开始次要任务,最后完成次要任务经过恢复滞后(回忆首要任务的相关内容)恢复到首要任务。从次要任务中断警报到恢复首要任务这段时间,即工作流中断的时间。较长的中断往往会导致较长的任务恢复时间(即中断结束后恢复当前任务所需的时间),这可能会影响紧急任务执行。护理中断的持续时间可能受到多种因素影响,也具有非常重要的研究意义和研究价值。

三、护理中断事件发生时护士的应对策略

护士的应对策略包括：①任务转换,立即中断当前任务并开始中断任务。②多任务处理,同步执行当前任务及中断任务。③任务延迟,完成当前任务后,进行中断任务。④任务拒绝,拒绝中断任务以继续处理当前任务。

护士在护理活动的过程中对大约 78% 的中断事件立即采取行动,包括任务转换和多任务处理,其中任务转换是最常用的应对策略。国外研究中 20% 的住院医师采用的应对策略为任务转换。人为因素理论表明,使用不同的应对策略对准确、快速恢复当前任务产生影响,立即进行中断任务会干扰我们对当前任务的记忆,在中断之后需要花费额外的时间回想过去的工作。Johnson M 等研究表明,使用延迟策略能够减少错误发生的机会,但目前护士很少采用延迟或拒绝中断,究其原因可能是由于护士对中断事件的认识不足,希望通过立即完成中断任务来优化他们的整体表现。Patterson 等发现,当护士面临两项不能同时完成的任务时,就出现了优先顺序。护士在对工作的决策中最重要的两个优先事项:第一,迫在眉睫的临床问题,第二,高度不确定的活动。护士动态评估当前任务和中断任务,通过衡量临床风险和工作效率的大小选择恰当的应对策略。但这些策略的选择取决于工作人员的工作量和临床评估能力,并受所涉活动和专业经验等有关因素的影响。因此,未来研究应该明确不同类型中断事件的含义和性质,并对护士的评估能力进行培训以减少护理差错、提高护士工作效率,在多学科协作中保证护理质量和患者安全。

四、护理中断事件对护士心理负荷的影响

随着我国经济社会的发展、人口老龄化日益加剧,人民群众对卫生服务的巨大需求与医疗资源紧张的矛盾日益加剧。研究显示,2004~2013 年我国护士人数增加了 113%,但全国医疗卫生机构总诊疗人次由 39.91 亿人次增至 73.14 亿人次,住院人数增加到原来的 3 倍。在此背景下,护士常常处于超负荷工作状态,严重影响其身心健康。护士的工作负荷包括客观工作负荷和主观工作负荷两方面。客观工作负荷指在特定医疗活动上花费的时间或者客观的工作量;主观工作负荷指医护人员主观感觉到的工作负担。目前,国内外对护士工作负荷的测量最常采用的是任务负荷指数问卷(national aeronautics and space administration-task load index,NASA-TLX)对护士的心理负荷进行评估。

NASA-TLX问卷是美国国家航空航天局于1988年开发的多维度的心理负荷评价量表,该问卷已被应用于航天、交通、医疗、教育等多个领域,具有较好的信效度。NASA-TLX量表包括脑力要求(mental demand)、体力要求(physical demand)、时间要求(temporal demand)、任务绩效(task performance)、努力程度(effort)、受挫感(frustration)6个维度。该问卷在前期研究中已完成中文版的汉化研制,Cronbach's α系数为0.707,总分120分,得分越高表明临床工作给护士带来的任务负荷越高。

钟琴等对江苏省某三级甲等医院普外科10名护士的调查表明,护理工作中断次数、多任务时间与心理负荷均呈显著正相关($P<0.01$),工作中断及多任务的护理工作特点严重影响护士心理负荷水平。这与Weigl等研究结果一致,由于护理工作中断、多任务发生频繁,高难度和复杂性使护理工作充满了高风险、高压力,护士长期处于超负荷工作状态,会损害护士身心健康,容易产生职业倦怠感,导致心理负荷及工作压力显著增加。研究指出,护理中断事件影响护士的长时记忆,导致工作效率和质量的持续下降,严重影响患者安全及护理结局,从而对护士产生不同程度的负面影响,增加其心理压力。因此,在对护理工作中断及多任务特点进行管理时,一方面护理管理者需从组织机构角度对工作中断及多任务事件发生原因进行分析,采取针对性措施优化护理工作流程以降低工作中断及多任务发生频次,保证护理安全。另一方面,应关注工作中断及多任务事件对护士的负面影响,适时进行心理疏导,帮助其激发正性体验,促进护理人员心理健康,从而提高护士满意度及工作热情。

第四节 其他的调查方法

目前对于中断事件的调查性研究主要采用自制护理中断事件调查表,但是也有部分研究者采用半结构式访谈及运用电子设施构建的数据采集工具,能够更加方便地获得中断事件相关数据。

半结构化访谈指按照一个粗线条式的访谈提纲进行的非正式访谈。该方法对访谈对象的条件、所要询问的问题等只有一个粗略的基本要求,访谈者可以根据访谈时的实际情况灵活地做出调整,至于提问的方式和顺序、访谈对象回答的方式、访谈记录的方式和访谈的时间、地点等没有具体的要求,由访谈者根据情况灵活处理。对护理人员进行深入访谈,能够了解护理人员对不良结局护理中断事件的真实体验,为护理管理者加强护理中断事件管理提供参考。

　　问卷法是目前国内外社会调查中使用较为广泛的一种方法。问卷是指为统计和调查所用的、以设问的方式表述问题的表格。问卷法就是研究者用这种控制式的测量对所研究的问题进行度量,从而搜集到可靠的资料的一种方法。问卷法大多用邮寄、个别分送或集体分发等多种方式发送问卷。由调查者按照表格所问来填写答案。一般来讲,问卷较之访谈表要更详细、完整和易于控制。问卷法的主要优点在于:其一,问卷调查法能节省时间、人力、体力和成本。其二,问卷调查结果易于量化。问卷调查法是一种结构化的调查方式,调查的表现形式和提问的序列,还有答案的给出都是固定不变的,是用文字的方法表现出来,因此,这种方式好量化。其三,问卷调查法的结果更容易借助统计软件进行统计处理和分析,非常简便。其四,问卷调查法能够大规模的调查。不管调查者是否参加调查,都能从问卷上了解被调查者的想法、态度、行为。国外对于护理中断事件的问卷调查显示,护士自我感知护理中断事件的发生频次明显低于研究者实际观察到的频次,可能是护士对护理中断事件的认识不足,界定不清楚。

　　目前国内对于护理工作中断评价大多采用秒表和手工记录方式,尚缺乏统一、科学、便捷的手段。结合工作实际和既往经验,研究一套简便易行且科学合理的工作中断及多任务评定方法,能为护理管理者找出护理工作漏洞、优化工作流程、保证患者安全提供工具支持。护理中断事件的观察,要求观察者一次连续观察一个被观察者并记录其每个行为动作特点,以及行为发生和结束的精确时间。这种方法能收集工作流程相关信息,详细且精确记录单个行为的发生时间、持续时间、中断频次、多任务情况以及一系列行为顺序。目前,国外已形成一套统一的时间 - 动作实施程序清单(suggested time and motion procedures checklist,STAMP),分别对实验设置、研究设计、任务类别、随机化、数据收集和分析等进行详细描述,为探索及评价护理工作中断及多任务的标准化流程提供了循证依据。数据捕获工具是以促进研究工具标准化为目标而开发的新型信息化软件系统,它弥补了以往工具的不足,不仅能同时捕捉中断和被中断的护理活动,还能进行观察者间信度检验和灵活选取活动类型,并且其数据预处理、存储等综合功能可免于研究者进行庞大的数据录入及分析,不仅弥补了传统研究方法及工具的缺陷,为研究提供便捷,还能定期获取清晰的护理工作流程,为医院管理者制订最优工作模式、提高医院生产力、确定护士人力分配以及为护士成本预算提供大量数据支撑。

第七章

护理中断事件的当前现状

【导读】护理中断事件可发生在护理工作的任何环节,其分布范围广,可发生在不同科室、不同时间,可由人、环境等不同因素引起,而且可以划分为不同类别的中断事件。了解护理中断事件的发生现状是进一步提出、实施有效管理干预措施的基础。

本章将围绕护理中断事件分布的科室及部门、护理中断事件的来源、护理中断事件的类型、所中断的当前事务以及护理中断事件的结局等内容进行探讨。

第一节　护理中断事件分布的部门及科室

护理工作任务繁重且工作环境复杂,护士时常被各种事件干扰,造成护士注意力不集中、分心,或被各种事件打断当前正在进行的操作、记录和对话等工作,这些影响当前护理工作顺利进行的干扰事件均属于护理中断事件。护理中断事件可发生于医院内不同部门,存在于各科室的工作环境中,主要包括普通病房、急诊科、重症监护室、儿科、手术中心、产科及其他科室等。

一、病房

病房的住院患者数量多,基础护理、治疗项目和各种护理技术操作等护理工作量大;病情复杂患者、高龄认知障碍患者、语言表达能力缺如或听力障碍患者、精神障碍患者等均需要家属陪伴,日常探视人员较多;而且每位责任护士需负责 6~10 位患者,在完成每一位患者治疗项目的过程中,使用药品、仪器、设备等频次较高,日常护理工作量大且繁琐,患者病情加重或有突发状况时,进行紧急抢救的概率较大。因此,责任护士在完成治疗和护理工作的过程中,经常被患者或家属的各种问询中断当前正在进行的工作,影响护士工作的连续性。

二、急诊科

急诊科收治的患者多为突发意外创伤、疾病急性期、起病急但诊断未明确、需要严密观察等,通常涉及多个专业和学科。一方面,由于急诊科患者疾病发展快,患者及其家属的应激反应更为强烈,他们迫切需要更多的疾病诊疗相关信息、疾病预后转归等医学知识,急诊科医护人员在救治患者的同时,还需要在短时间内快速提高患者及其家属对疾病的了解和认知水平。另一方面,急诊科的患者因紧急就医,患者家属需要办理各种手续,对就医流程不熟悉,匆忙之下所需证件、钱物和心理准备不足,加上护送急诊的陪伴人员较多且混杂,需反复向护士进行咨询,导致护理中断事件发生率增加;急诊就诊的患者需要完成各种生化检查和影像学检查以明确诊断,并及时分流,收治于住院部接受进一步治疗,故急诊科患者的周转率高,患者的交接与护士班次的交接环节较多。此外,急诊科环境拥挤嘈杂,各类人员往来频繁、医护人员工作压力大,常出现同时急救多个患者、同时进行多项任务和集中发生中断事件的现象。

三、重症监护室

重症监护室(intensive care unit,ICU)是以收治、严密监护、频繁抢救各类重症及多系统、多脏器功能衰竭患者为主的科室。患者病情具有特殊性、复杂性、多变性。重症监护室集中了病情多变的危重患者,还集中了各种先进精密的仪器设备,加之高危药物的高频率使用以及患者接受治疗的次数较多、工作单元距离很近,护理人员特别容易受到干扰和中断。有研究表明,ICU中断事件主要伴随重度或中度负荷的护理任务,增加了护理评估和干预的难度系数,且ICU患者通常自理能力低下、照顾任务重、突发事件多,因此容易发生医疗差错。

研究数据显示,ICU护士工作时容易被打断,平均每3~5min出现1次中断事件,每小时约被打断12次,远高于内外科和急诊科等科室。ICU最常见的护理中断事件来源是与护士一同工作的护理同事,约占50%,第二大来源是临床医生,第三是由各种仪器设备发出警报引起的中断,包括输液泵、心电监护仪、呼叫器等医疗设备噪声引起的中断,患者、电话、访客所造成的中断频率较低。由于ICU环境的相对封闭性,与普通病房的护理中断事件来源相比,患者家属及环境对护理人员造成的中断比例相对较低。患者床旁是 ICU 护理中断事件发生的常见地点,ICU 床旁护理交接过程详细而漫长,也是中断的高发时间。完善的重症监护室治疗体系和医护团队的精诚合作可以减少各类中断事件发生,但重症监护室护士长期工作在护理危重症患者的临床第一线,长时间处于高度紧张状态之下,各种风险事件易发生在护理工作中。重症监护室仪器设备的报警干扰、随时安抚躁动的患者防止发生意外、固定患者各种管路避免滑脱、患者病情变化进行大抢救等,均是频发的护理中断事件。

四、儿科

儿科的护理对象为出生婴儿至 14 岁的儿童。儿科病区通常环境嘈杂、患儿哭声不断。儿科护士经常接受杂乱环境和患儿哭声的干扰,且儿科护理工作繁琐、劳动强度大,儿科护士付出的劳动和辛苦往往要比其他普通科室护士高出数倍。儿科病房是允许有陪护人员的病房,往往是一位患儿多位家庭成员陪护。患儿家长因担心患儿病情,内心焦急,表现为情绪不稳、心态偏激、易激惹,家长们尤其担心疾病会给孩子带来后遗症,加之小儿患病后具有病情变化快的特点,这些均可成为应激源,对儿科护士的工作产生影响。

五、手术中心

手术室护士的护理工作分为术前、术中、术后三个时期,术前访视及接待患者进手术室、术中配合手术及术后送患者回病房,分别要与病区责任护士、手术医生、麻醉医生等医务人员共同开展工作,合作关系密切,因此,每一个合作环节都有可能出现中断事件,甚至有些中断事件是不可避免的。近年来,随着医疗新技术的快速发展、新的手术仪器设备不断投入使用,如腔镜微创技术、机器人手术等,使得手术室护理技术和服务领域不断得到拓展,手术室护士需要不断更新知识以适应新的发展形势,加上医学技术自身存在着不确定性的特点,都增加了手术室护理工作中出现中断事件的频次。

六、产科

产科病房由于涉及成人和婴儿两条生命,因而产科医护人员与其他专业医护人员最大的不同是心理压力更大。产科床位周转快,产妇住院时间短,加之母婴同室,护士不但要指导产妇康复,教会产妇如何照顾新生儿,同时还要对新生儿实施护理。随着二孩政策的开放,高龄、高危孕产妇数量迅速增加,产科护士工作量不断增加;此外,孕产妇住院期间,往往陪护、探视人员较多,使得病区环境嘈杂,给产科护士带来多方面的干扰因素和不利影响,护士的各种护理操作常常被中断,在延长单项技术操作时间的基础上造成整个班次的工作时间延长,进一步增加了护士的工作量和劳动强度,进而发生新的护理中断事件。

七、其他科室

其他科室,如门诊、康复科、健康管理科、医技科室、行政及后勤等部门,均存在日常工作被各类中断事件干扰的状况。有因环境嘈杂导致的中断事件,有因患者及家属频繁咨询打扰或其他事宜引起的中断事件,有同事间的询问或交流导致的中断事件,还有管理因素导致的中断事件,如迎接上级部门检查督导、清点物资、特殊物资申领后供应不及时、陪护人员管理不善等。

第二节　护理中断事件的来源

国外学者 Brixey 等运用参与观察法,建立了 NI 的理论模型,并根据接收 NI 的护士所处的状态将 NI 分为 8 类:拟接收型、意外接收型、间接接收型、自身型、分心型、组织设计型、物资中断型、发起型。该分类方法有助于深层次理解 NI 的来源,但是比较概念化,可操作性不强,不利于在护理管理工作中推广应用。随后,国外学者 Linda 等将上述理论模型与临床实践结合后,将护理中断事件的来源提出了更具体的分类,包括①环境:如办公电话、电脑、打印机、仪器设备、呼叫器等;②患者:如患者不配合护理工作,因对疾病、护理及费用存在疑问进行反复咨询等;③家属:如家属的突发事件;④医师:如医师临时增加医嘱;⑤护士同事:如护士之间的交接与交流;⑥护士自身:如私人电话、身体不适、喝水、如厕等;⑦其他人员:如朋友、领导、工勤人员及外来人员等。

来源于环境的护理中断事件主要发生于病房和门急诊。各个科室的病房均有众多陪护人员和探视者,患者及家属都有较多私人物品,占据病房空间,拥挤嘈杂的环境给护理工作带来了极大的不便。门急诊人流量大,患者病情复杂多样,而患者及家属对就诊流程和医院环境不了解,因此医护人员需要维持良好的就医环境和秩序,同时给予患者及其家属一定的就医指导。过多的人流量和随时可能发生的紧急状况,为护理工作带来了极大挑战。

来源于患者及家属的护理中断事件极为普遍。在医院的各个部门及科室,患者和家属都可能会因对疾病知识、医疗费用和护理工作等存在疑问而向医务人员进行反复咨询。患者和家属对医疗流程和疾病知识的了解欠缺,并且常存在焦虑、恐惧心理,会因为患者在治疗过程中出现的任何变化而咨询护士,也会有家属出现的突发事件(如突发晕厥等)影响护理工作。在重症监护室和急诊科等特殊科室,患者病情多变,紧急抢救患者的情况较多,有时可能会因为抢救工作而中断其他患者的护理操作。

来源于医院工作者的护理中断事件所占比例较大,可细分为护士同事、护士自身、医生、其他保健人员和临床支持人员等。临床上护士根据排班而承担不同的工作内容,良好的团队合作才能更好地护理患者,但在此过程中,护士同事会因为护理信息系统问题、仪器设备使用问题、患者医嘱和护理要求更改等各种各样的问题而中断当前的护理工作,护士自身也可能因为治疗车所备物品不足、身体不适、如厕、喝水等问题而中断护理。医生常常因不熟悉治疗室物品摆放位置、登录计算机以获取访问资格、更改医嘱或与患者谈话等问题打断护士的工作。其他临床支持人员可能会送来物资或取走患者检验标本等,均需与护士进行核查,这些都会影响护理工作的连续性。

其他可能造成护理中断的来源包括仪器设备、上级领导督导检查等。仪器设备引发的护理中断事件常发生于重症监护室和急诊科。重症监护室内的患者需要使用多种精密仪器,例如心电监护仪、呼吸机等,而医疗设备的报警声则预示着患者生命体征的变化,需要护士立即查看患者情况。当护士听到仪器报警时,需中断当前非首优的护理操作,前去查看、排除仪器的异常报警,保证患者的生命安全。当上级部门前来督导检查时,可能会询问护士患者目前的病情,这些都会成为常见的护理中断事件。

在不同的专科与不同的任务中,中断事件的来源各有不同,如在儿科、ICU、急诊科、内科等,护士在护理过程中中断事件的主要来源是环境和护士自身;护士用药过程中中断事件的主要来源是环境和家属;手术过程中的中断事件主要来源是环境和手术医师。总体来说,环境和护士自身是中断事件的主要来源,患者和患者家属次之,其他因素顺序排位。

第三节　护理中断事件的类型

在护理中断事件中,可以借用社会学家 Jett&Gearge 的分型方法,将护理中断事件分为侵扰型（Intrusion，I）、分心型（Distraction，Dt）、矛盾型（Discrepancy，Dc）、毁损型（Break，B）4 个类型。护理中断事件的来源及中断发生时护士的当前事务所具备的类别不同，因而其性质也具有不同的类型。

一、侵扰型

侵扰型护理中断事件是指由他人造成的不在预期之内的，干预或妨碍工作连续性，最终导致个人工作停止的外来行为。如意外的访客或来电导致主体需要暂停当前的工作任务。侵扰型的护理中断事件往往让人认为会走向不良事件，但是深入研究发现侵扰型护理中断事件同样可向积极的方向发展，而这取决于怎样解决护理中断事件及护理中断事件的内容性质等一系列因素。侵扰型中断事件导致消极型结局常与当事人的心态相关，当事人常伴有焦虑或压力负荷过重，并且由于需要用额外的时间来处理心理状态，致使当事人没有充足时间完成应做的任务，所以侵扰型护理中断事件的消极型结局大多发生在当事人对于完成任务有窘迫感的时候。

此外，侵扰型护理中断事件会妨碍当事人展示和理解决问题的个人能力。然而，侵扰型护理中断事件也能对当事人产生有利的一面，可以锻炼个人有效应对意外事件的应急处理能力。护理中断事件的积极型结局可以增加反馈和信息共享，使护理人员能建设性地利用时间。因此，精准识别出侵扰型护理中断事件极其重要。

二、分心型

分心型护理中断事件主要是指对当事人心理上的干扰，当事人受到外界刺激时，个人不能集中于主要工作或者完全离开目前应该指向和集中的事务，导致注意力转移到无关事务上去的结果。这些外界刺激通常与个人当前事务不相关，因分散了个人的注意力从而影响到对当前事务的认知过程。分心型护理中断事件可以被视为滋扰，也可以被视为有意义的转移，如果发生在正忙于当前工作任务的护理人员身上时可被视为一种干扰与妨碍因素。分心型护理中断事件所带来的结局趋向分为积极型或消极型两种，取决于护理人员的个人综合素质和当前任务的性质，对于意志力强不易受外界影响和干扰的个人，能较好地处理分心型护理中断事件。护理人员当前的工作任务相对艰难时，容易受分心型护理中断事件的影响，会增加个人做出决定的时间，同时也会降低做出决定的准确性。总体来说，分心型护理中断事件更容易导致消极型结局。

三、矛盾型

矛盾型护理中断事件是指影响个人理论和期望感知活动,和实际工作摩擦甚至是对立的行为,尤其是发生在个人期望与外界环境明显不一致的时候。当矛盾型护理中断事件发生时,忽视差异的意义或者否定差异的存在可能是最终的一个结局。

矛盾型护理中断事件发生的根本原因是中断事件的性质与个人预期不同。日常工作中,我们所处的工作环境可以触发此类事件的发生,但是护理人员可以通过调整自我、适应环境而解决。因此,矛盾型护理中断事件着重表现在护理人员态度和情感反应上,所带来的结局也取决于护理人员对事件的应急处理与时机把握。如果矛盾型护理中断事件发生消极型不良结局时,可触发一个强烈且长期或短暂震撼的反应,由此导致护理人员产生紧张焦虑的心情,使得在处理事件时出现犹豫不决或分神等现象。

四、毁损型

毁损型护理中断事件是指工作中有计划或自发性发生的,打断工作连续性,或中断主要工作流程的行为。同侵扰型护理中断事件一样,毁损型护理中断事件也会破坏工作的连续性,但不同的是,毁损型护理中断事件可使主体必须暂停当前的事务来适应个人需求与外界形势。与侵扰型护理中断事件最重要的不同是,毁损型护理中断事件产生较多的积极型结局,毁损型护理中断事件可以为对当前工作感到疲劳或无聊的护理人员提供一些休闲时间,但同时也应注意到,过度的休息可能导致工作任务的拖延,从而不能按时完成任务,严重者可向侵扰型护理中断事件发展。

毁损型护理中断事件潜在的负面影响正是损失合理的时间来完成当前的任务,更明显的是暂时脱离正在执行的任务。毁损型护理中断事件可以理解是自发地发生的事件或可能被规划为一个自定义的常规内容,它有助于一个人取得飞快进展,也可以改善一个人的幸福感、满意度,并提高工作效率。

四类护理中断事件的对比分析见表7-1。

表 7-1　四类护理中断事件的对比分析

类型	概念	中断事件的性质	中断事件的结局	实例
侵扰型	由他人造成的不在预期之内的，干预或妨碍工作连续性，最终导致个人工作停止的外来行为	由他人造成的意外发生的外来行为，一般只影响工作伴的连续性	可向消极或积极两个方向发展，取决于中断事件的内容和性质	护士小吴书写护理记录时，突然听到31床患者呼叫，并听到"滋滋"的巨大声响。护士立即到病房查看，发现氧气表漏气，原因是患者家属自行调节氧气开关，导致氧气表的调节钮脱落
分心型	指对当事人心理上的干扰，当事人受到外界刺激时，个人不能集中于主要工作或者完全离开当前应该指向和集中的事务，导致注意力转移到无关事务上去的结果	中断事件会当对当事人的心理状态形成干扰，导致分心	可向消极或积极两个方向发展，常为消极型结局，取决于护理人员的个人综合素质和当前任务的性质	护士小张在为患者打针时未一针见血。患者意见较大，要投诉小张。护士小张情绪低落，担心被投诉，影响后续职称晋升，因心神不宁，在配药过程中错将 100ml 0.9% 氯化钠溶液当作 50ml 0.9% 氯化钠溶液使用
矛盾型	指影响个人理论和期望感知活动，和实际工作摩擦甚至是对立的行为	中断事件与当事人的心理期望和认知互相矛盾	可向消极或积极两个方向发展，取决于护理人员对事件的应急处理与时机把握	一位慢性呼吸衰竭的患者夜间进行无创呼吸机辅助通气，交班时该患者能与护士沟通，夜班时护士询问患者病情，患者应答忍缓，该护士认为患者不应出现此情况，遵医嘱将患者二氧化碳潴留结果显示患者二氧化碳潴留
毁损型	指工作中有计划或自发发生的，打断工作连续性，或中断主要工作流程的的行为	自发出现的行为，主要影响工作的连续性	常为积极型结局	供应室护士在进行消毒工作时，发现一台软化水处理系统的树脂破膜故障，大量树脂外漏，堵塞清洗用水管路，发出报警声。护士立即查找原因，上报科室，及时保修，避免了严重后果

第四节 护理中断事件所中断的当前事务

护理中断事件除了中断事件的来源之外,另一个重要的概念主体则是护理人员本身的工作过程,即护理人员受到中断事件干扰时正在进行的当前事务。一般有交班类、文书书写类、给药类、操作类、观察类、交流类、管理类等类别。

一、交班类

护理交接班是一组护理人员向即将负责相同患者的另一组人员进行患者信息交流的过程,将患者的详细信息从一位护理人员转交给另一位护理人员,且伴随确保患者护理延续性和护理安全这一责任的转移,是患者安全的重要方面。护理交接班有书面交接班和口头交接班两种形式,而口头交接班又分为晨会医护大交班和床旁交接班,其中床旁交接班是目前最主要的口头护理交接班形式。床旁交接班是指交班护士向接班护士逐项交接患者的全部信息,交接地点为病床旁,交接内容为已执行的护理措施和即将需要执行的护理措施,包括患者病情交接、必要的体格检查、监护仪器设备交接、各种管路交接、特殊治疗如呼吸机辅助通气交接等。床旁交接班耗时较长,影响因素较多,护士交接班过程被中断的可能性大,一旦交接班中断,则容易导致交接班信息遗漏从而降低交接班质量。

二、文书书写类

医务人员通过问诊、查体、辅助检查等医疗活动获得了患者的有关资料与信息,并进行归纳、分析、整理形成大量的医疗活动记录。文书书写是护理人员日常工作中必不可少的一项重要护理工作,真实、客观、准确地完成文书书写记录是护理质量考核的重要指标之一,也是保护医务人员临床执业行为的有力证据和法律文书。当发生护理中断事件时,被中断的护士当前事务主要包括护理文书书写记录等工作内容。相关研究数据表明,ICU护士在对患者进行间接护理活动被中断次数最多,间接患者护理包括护理文书、制备药物、与其他专业人士沟通等,其中护理人员在书写护理记录时的中断次数最多。护理中断事件是导致护理文书书写出现缺陷和错误的重要原因之一。护理文书书写中发生的护理中断事件应该予以重视。护理管理者应将护理中断事件的管理与文书书写质量控制相融合,从而改善护理文书书写质量,并提升临床护士安全意识,提高护理质量。

三、给药类

药物治疗是护士临床工作中最重要的工作内容,对患者实施药物治疗时有多种给药途径,如口服给药、肌内注射给药、静脉输液给药、外用给药、雾化吸入给药等,护士在直接执行给药医嘱、发现并及时阻止用药错误、促进患者安全用药等方面发挥着重要作用。然而,各种因素导致的护理中断事件不断出现在护士执行给药过程中,较大程度导致了护士用药错误事件的发生。护理中断事件会干扰护士个人的注意力和前瞻记忆,打断护士正在进行的给药事务,从而增加给药错误或重复给药过程的概率。调查显示,给药过程中的中断事件的来源主要分为自身(执行给药操作的护士)、他人(医生、其他护士、患者、家属)、系统(如给药流程的缺陷、设备故障)、环境及紧急事件,且当护士遭遇被电话打断、患者呼叫灯应答、接受物品、回答家属的问题、在工作场所听到各种谈话等中断因素时,给药错误的风险最高。据文献报道,在所有的护理活动中,发生在给药过程中的中断事件占比最高,为27.3%,每3.2次给药操作就会发生1次中断,平均每小时会发生6.3件给药中断事件,而88.9%以上的中断事件将导致给药实践产生不良结局。给药环节发生的中断事件是用药错误事件的主要原因,给药错误的发生率随中断事件的增多而升高。因此,如何通过对护理中断事件的管理确保护士正确且顺利地执行给药过程,减少护士在执行给药过程中发生差错,是护理管理者需要面对并认真思考和采用一定干预措施去解决的重要问题。

四、操作类

由于护理工作的性质,护士需要完成大量技术操作类事务,因此存在着极大因护理中断事件干扰而带来的风险。护理人员按照规范操作流程为患儿进行护理服务过程中经常会遇到突然发生、打断或延缓当前事务、分散操作者注意力的外来行为,这种情况在临床中发生率极高。护理中断事件打断了护理工作的连续性,中断了正在进行的护理工作流程,使被干扰的护理人员可能忘记当前正在进行的和将要进行的护理操作,将上一步骤操作再次重复一遍或遗漏某一步骤操作,从而导致护理风险事件的发生,还有可能延误其他的护理工作。以儿科护士为患儿输液为例,儿科护士为小儿进行输液时受到中断事件干扰的常见原因有：①患儿哭闹不止，不合作，甚至自行拔针；②护士进行输液操作时的环境拥挤、嘈杂；③患儿家长不配合或提出过高要求没有被满足等。

五、观察类

观察是一种有目的、有准备、有组织的感知活动。临床护士通过对住院患者的资料收集、护理评估、病情观察，为患者解决问题、提供帮助。因此，护士在病情观察方面起着及时发现患者病情异常变化、及时甄别并排除患者风险因素、及时提供患者各类信息助力医生诊断治疗等十分重要的作用。病情观察是一项系统性工作，需要各班护士持续完成，且导致病情观察中断的原因多样、复杂。例如手术室巡回护士负责监测患者的心率、血压等生命体征变化、实时监测患者术中出血量等，手术医生需要手术备用手术包之外的特殊器械和物品时，巡回护士就要中断对术中患者的观察，离开手术间到库房或他处取回，以满足手术医生完成手术的需求。

六、交流类

临床日常工作中，护士要与患者、家属及其他医务人员进行大量的信息交流。国内在医疗领域对中断事件的研究最开始应用于医患会话被中断方面，并将医患会话中的中断事件分为合作性中断事件和侵入性中断事件。合作性中断事件分为三种类型：赞同型中断事件、帮助型中断事件和澄清型中断事件。侵入性中断事件分为非赞同型中断事件、转换话题型中断事件、忽视型中断事件三种类型。合作性中断事件有益于医患会话话题的深入，有利于诊疗医生提高诊断效率，产生积极影响；反之，侵入性中断事件干扰会话规则，会话双方争夺话语权，不益于双方当前的会话话题，不利于医生对患者病情的总体把握，且患者普遍对医生的侵入性打断持消极态度，产生负面消极影响。目前在临床工作中，医生与护士、护士与护士之间或医护人员与其他医务人员间已经更多地采用标准化沟通模式，可用于降低交流类护理中断事件的发生，使患者信息能被系统、完整地传递，从而提高整个团队的工作效率，保证护理安全。

七、管理类

在临床工作中，许多管理类的行为亦会对当前事务产生冲突与困扰，如夜班护士为了迎接护士长或督导老师的夜间查房，夜班护士可能要暂时中断目前正在进行的护理操作。护士长临时召开科室紧急会议,正在岗位上工作的护士不得不暂停当前事务去参加会议等。前面情况的出现均会对护士正在进行的当前事务造成中断,对护士常规工作造成干扰。如何减少此类中断事件的发生,护理管理者首先应了解中断事件的概念,具备减少非计划管理项目中断他人的意识,提高对中断事件来源和产生不利影响的认识,并制定应对常见中断事件的应急预案,通过培训使护士掌握有效处理中断事件的能力;临床护士也需要对当前事务被中断可能产生的影响具备比较清晰的认识,同时需要掌握当前事务一旦被中断后的处理技巧和应变能力。

八、其他

此外,护理人员受到中断事件干扰时正在进行的事务还包括处理医嘱、输血核对等。由于不同工作环境的差异性,护理管理者需要对护理中断事件发生时护士的不同当前事务进行综合分析、比较,从而得出更优的管理对策。

第五节　护理中断事件的结局

护理中断事件的结局可向两极发展,分为积极型护理中断事件和消极型护理中断事件。

积极型护理中断事件是指对护理程序产生正性影响,及时终止和(或)避免不良后果的发生;正确应对护理中断事件可以预防护理差错的发生。有时,中断会通过提供新信息或防止错误而产生积极的效果,护理中断事件也能够提供有意义的、挽救患者生命的信息,例如监护仪器的报警会使护理人员将注意力转向患者,及时发现患者生命体征变化而快速作出决定;给药前患者和工作同事的询问导致的中断事件有助于护理人员及时发现错误;合作性中断事件有益于医患会话话题的不断深入,有利于诊疗医生提高诊断效率,产生积极影响。同时,护理人员可以通过准确识别中断事件的类型,调整自身心态,提高个人综合素质和能力来强化自身的应变能力,从而有助于提升个人能力、改善主观幸福感、提高工作效率。

消极型护理中断事件是指暂停护理的当前事务而转移到其他事物,暂时性丢失关于所行事务的短期记忆,增加护理人员工作负荷,容易产生临床差错。消极型护理中断事件的结局最常引起护理不良事件的发生。目前对于中断事件导致不良事件的发生存在两种理论:记忆理论和认知理论。

记忆理论的代表人物有 Antti 和 Monte 等。记忆理论认为在日常生活中，人们从事某项工作任务和（或）即将从事某项工作任务时，可能会被突然出现、意想不到的事情而打断，由此，人们很容易忘记或很难恢复到从事和（或）即将从事的工作任务中去，即便是能够恢复，也会从已做过的某一步骤或某一点重新开始或跳过某一步骤，使正在进行或将要执行的事情不能顺利进行下去。有时为了重新恢复到之前的状态，人们需要非常努力地重建之前被打断的记忆，但这会增加出现错误、重复某一步骤和遗漏某一步骤的可能性，给人们带来相当多的不便。由于中断事件会引起护理操作步骤或护理工作流程的丢失，进而造成护理操作或护理工作流程错误。

认知理论认为人的认知资源是有限的，对于刺激的识别需要占用认知资源，当刺激越复杂或加工任务越复杂时，占用人的认知资源就越多。当一个人受到外界刺激时，一部分认知资源因识别刺激而被占用，有限的认知资源可能被完全占用，如此原有的认知资源就会丢失。比如中断事件突然出现，接收者的注意力将随中断事件迅速转移，同时中断事件开始占用接收者的认知资源，从而使接收者原有的认知资源出现丢失，最终导致不良结局。

目前国内外关于护理中断事件的相关研究主要聚焦于其产生的消极结果，具体包括以下几个方面：

一、对患者安全造成威胁

根据学者 Linda 等人的研究结果，护理中断事件导致消极型结局所占比例为 88.9%，这足以引起护理人员对护理中断事件的重视。有研究显示，约 50% 的给药错误是由于护理步骤的丢失造成的，其中约 20% 是由于中断事件导致护理不良事件发生，影响治疗及护理的连续性，并一定程度上影响疾病转归及患者预后。在给药期间，护士被中断的次数与临床错误率之间存在剂量依赖性关系，每次被中断临床错误率平均增加 12.7%，所以，给药错误是威胁患者安全的主要原因，也是一个重要的全球医疗保健问题。此外，在手术室，如果患者手术过程被中断对患者安全造成的影响更加明显，手术室的中断事件主要影响的是手术速度和手术精确度。杨莘等对 335 起护理不良事件分析发现，造成护理不良事件发生的首要原因是由评估过程中断和评估时间不够所致。护理管理者应该认识到护理中断事件是对患者安全造成威胁的重要潜在因素，如何寻找一种简单、有效、经济的方法减少非紧急的中断事件，是当前护理管理者所面临的挑战。

二、延长护士工作时间

护理中断事件出现的频次与护士工作时间呈正相关的关系,主要是由于护士对工作内容的记忆是有限的,护理中断事件使护士忘记了最初的任务,进而延长了工作时间。连续的护理工作被中断可以触发护理人员出现认知障碍,包括注意力分散、记忆和知觉受到干扰,从而导致护理人员遗忘之前的工作内容,甚至引起消极型护理不良事件,这是引起护理相关医疗差错的潜在危险因素。一些针对性分析工作质量与工作交流中断之间关系的研究发现,如果连续性的工作中多次发生中断事件的干扰,可以增加护士工作量、降低服务质量、影响护理工作效率。

三、增加护士工作压力

护理中断事件对患者安全造成威胁的同时,也给护士的身心带来了不利影响。在临床工作中护士需要频繁地应对中断事件的干扰,其会产生烦躁不安、自我怀疑、不自信等不良情绪,可使护士产生巨大的心理压力。相关研究表明,护理中断事件发生的次数与护士工作压力之间具有明显的联系,适度的压力会对护士工作起到激励作用,但过度的压力会影响护士的身心健康,导致护理人员职业倦怠感、离职率增加。因此,护理管理者应该采取干预措施尽量避免发生不必要的护理中断事件,减轻护士的工作强度和心理压力,增加护士工作的积极性体验,提高护士对职业的认同感,让护士收获工作的成就感及幸福感。

四、造成医疗资源浪费

中断主要通过干扰个人的注意力和前瞻记忆影响护理结局,其产生强大的干扰,容易导致接收者对前瞻任务的遗忘状态,增加错误和重复的概率。护理中断事件突然出现,迅速转移接收者的注意力,破坏了护士当前任务的延续性,近90%的中断事件造成了消极结局。美国医学研究所报告指出,中断事件大幅度降低了护士的工作效率,严重影响了医疗质量,威胁患者安全。与此同时,护理中断事件导致的消极结局常伴随护士的负性情绪,并带来职业认同感下降、无能为力等态度体验,致使护士离职率增高。护士处于负性情绪状态时往往会表现出认知功能受损,护理工作质量受到威胁,护理质量管理难度增加。护士作为护理中断事件的当事人、临床护理工作的执行者,一旦中断产生,将影响其压力应对状态及护理措施的实施效果,如若发生护理不良事件,将对患者住院时间、病死率等医疗效果评价指标产生不良影响。无论是从医疗机构还是从患者角度考虑,护理中断事件均在一定程度上导致了医疗资源的浪费,增加了社会、患者的经济负担。因此,医院相关部门应采取切实措施,为临床一线工作的护理人员营造良好的职业环境,为广大患者营造舒心的就医环境,减少实际工作中不必要的护理中断事件,从而杜绝医疗资源的浪费,减少患者医疗开支,优化患者的就医感受。

第八章

护理中断事件的相关因素分析

【导读】为了有效规避护理中断事件的风险,需要了解中断事件存在的相关因素。识别与确认护理风险,分析不安全因素,预警与防范风险的发生,对于护理中断事件的管理尤为重要。

护理中断事件的相关因素包括社会人口学、机制、环境 - 科技以及生理 - 心理 - 社会四方面相关因素。

第一节　社会人口学的相关因素分析

社会人口学的核心是从社会学角度研究人口。社会人口学包括多方面的内容,如人文地理、心理学、历史学、社会人类学、文化人类学、人类生态学、环境科学等。

人的认知、思维方式、处事能力、理论和技术水平、个性、经验、性别、年龄、作息习惯等因素与护理中断事件安全管理的结局走向有一定的关系。不同年龄、不同性别、不同职称、不同工作岗位的当事人对护理中断事件的处理、应对方式具有一定差别;与之相对的,不同年龄、不同疾病、不同学历、不同地域、不同宗教信仰、不同文化背景的患者或家属、其他工作人员和外来人员引发中断事件的类型也是不同的。因此,社会人口学特征与护理中断事件有何种联系,也是需要进一步探索的问题。

有研究指出,年龄 40 岁以上的高年资护士与年轻护士注意力的稳定性有显著差异,建议加强年轻护士的注意力训练,减少护理中断事件对其注意力分散的影响;同时对年长护士应规避需要高度集中注意力的工作。

不同年资、不同职称护士在处理护理中断事件上也存在差别。与高年资护士相比,低年资护士对护理中断事件的风险评估和应对能力不足。低职称护士的知识储备、业务素质、技术水平和临床工作经验等各个方面与高职称护士相比均存在一定差距。部分低年资、低职称护士存在责任心不强、有较强的依赖性、专业能力与经验不足、沟通能力欠缺、相关制度落实不到位等问题,特别是慎独工作意识不强,缺乏对中断事件处理的经验和对不良结局的预估能力。另外,对护理中断事件的应对方式、把握能力也取决于自身的综合素质、对紧急事务处理经验等,高职称护士相对有能力应对可能发生不良结局的护理中断事件。

国外研究表明,护士学历的高低对应对护理中断事件会产生影响,学历较低的护士应对护理中断事件时失误较多,而提高管理中断事件所需能力的前提是提高护士的专业化水平,国外高学历护士对护理中断事件把控能力明显高于低学历的护士。但我国研究生教育发展缓慢,加之教育制度体系的差别,高学历护士处理护理中断事件的能力相比国外具有诸多不同,比如,我国大多数护理硕士以护理教育和科研为主,临床工作能力较弱,对风险的掌控能力不足。目前我国护士不管是在学校接受教育,还是到医院接受岗前培训的过程中,都缺乏护理中断事件相关的安全风险培训内容,同时,该培训也未具体纳入到医院的护理质量管理项目中。由于缺乏培训,临床护士对护理中断事件可能导致风险结局的思维尚未建立,无法分辨对错,从而无法尽早将应对中断事件的方法和技巧应用到护理工作中。因此,护理管理者、护理教育者应加强并重视对不良结局护理中断事件的教育,提升护士对护理中断事件的认识和应对能力。

第二节 机制相关因素分析

一、组织层面

组织就是在一定的环境中为实现某种共同的目标,按照一定的结构形式、活动规律结合起来的、具有特定功能的开放系统。美国医学研究所报告中指出"人皆会犯错",失误出现的主要原因在于组织并非个人,应通过加强系统方面的改进来应对安全事件。建议运用组织系统管理理论来分析和处理护理不良事件。管理者通过建立安全标准体系、制度体系,实施合理、系统、超前、动态、闭环本质预防型安全管控模式,从而达到质量持续改进、有效控制事故发生的目的。安全管理模式对护理中断事件的结局具有显著的影响。

有研究指出,在个体犯错的背后往往存在某种产生错误的条件或环境,而这种条件或环境主要是由于医疗系统本身的缺陷所造成的。工作人员专业知识或经验的缺乏、团队成员之间的不良沟通、工作环境中的人力不足或工作负荷过重、组织管理不善、以及患者所患疾病的严重程度等都会影响患者安全，而各种不良因素的相互结合可能导致差错的发生，威胁患者生命安全。

组织层面的缺陷、不足与导致不良结局的中断事件具有较为重要的联系。若医院高层护理管理者未意识到护理中断事件会对患者安全带来影响、干扰医院秩序，会给医院员工在有效处理中断事件时带来困扰。当个体面临类似的护理中断事件且缺乏应对能力成为一种普遍现象时，会对整个医院系统的安全产生影响。我们应该加强对医院上层组织的优化，积极改善缺陷与不足，才能从根本上解决并逐渐减少不良结局护理中断事件的发生。

二、管理层面

管理是指一定组织中的管理者，通过实施计划、组织、领导、协调、控制等职能来协调他人的活动，使别人同自己一起实现既定目标的活动过程。管理的安全文化建立在人、机、环境安全化的基础上，同时对"人、机、环境"三要素之间具有协调和促进作用。管理具有系统化的特点，需要实施全要素管理，将医院所有与医疗安全活动相关的对象与因素全部纳入管理体系的范围，包括人员的行为管理，即从决策层到管理层，从管理层到执行层；设备设施的安全性能的监测以及各个生产环节的全过程监测；同时还包含人员素质的培养，实现人、机、环境三要素的协调发展。上述三要素的协调发展离不开管理制度、管理体系、管理模式的配合，需要对各类要素的固有安全能力进行分析和量化评价，进行分类管理、分级管理、合理管理、科学化管理，并且不断进行持续改进。

从上层组织到临床一线人员对护理中断事件的有效管理，不能单纯依赖某一个部分。另外，上层管理者对护理中断事件的重视程度，以及临床人员对护理中断事件的科学认知对护理中断事件的管理具有一定影响。对护理中断事件进行安全管理，可以帮助护理人员等医务工作者科学、合理地应对护理中断事件，使自律、自我约束成为护理中断事件管理的普遍现象，最终减少护理中断事件产生的不良结局。

三、工作层面

护理工作具有繁杂性、可重复性、不确定性等特点，同时护理人员工作中需要不断变换成不同角色。护理工作的特殊性对护理人员应对护理中断事件提出了更高的要求。护理人员在进行任何环节的护理操作时,经常会同时遇到多个护理中断事件,需要做出综合判断,衡量当前任务的重要性。当前事务的性质、所遇护理中断事件对护理人员素质的要求对护理中断事件的结局起重要作用。研究表明,中断事件导致的护理差错与任务性质不同有关,技能型任务被中断会遗漏操作流程,知识型任务被中断会加重认知负担。

四、报告层面

目前我国医疗安全不良事件报告系统尚未健全,多数医院都设有医疗护理差错的强制性报告系统,严重的医疗护理事故必须上报,但针对一些并未形成或引起患者轻微损伤的差错,医护人员可能会因为担心受到惩罚而采取隐瞒态度,这样不仅无法避免差错的再次发生,而且可能会为更严重的安全事故埋下隐患。传统的管理理念使管理者在分析和处理护理差错或事故时,注重分析个人护理行为中的不安全因素,对个人加以责罚,而忽视管理制度或流程上的缺陷,这种做法无益于从根本上杜绝差错的继续发生,治标不治本。事实上,患者的安全问题通常是由多种因素造成的。主动非惩罚性护理不良事件报告制度也强调多数的患者安全缺陷是系统问题,不是个人的疏忽或处置错误,所以减少医疗差错,重点应放在提升系统功能上,而不是指责个人。

目前,不良事件外部报告系统有两种机制:①强制性报告系统,主要定位于严重的、可以预防的医疗差错和可以确定的不良事件,其中规定必须报告造成死亡或加重病情的较严重的医疗差错,通过分析原因、公开信息,以最小的代价解决最大的问题;②自愿报告系统,是强制性报告系统的补充,鼓励机构或个人自愿报告异常事件,报告事件的范围较广,主要包括未造成伤害的事件和近似失误(由于不经意或及时的介入行动,使原本可能导致意外、伤害、疾病的事件或情况并未真正发生)。

通过报告护理不良事件,及时发现潜在的不安全因素,可有效避免护理差错与纠纷的发生,保障患者安全。护理不良事件的全面报告有利于发现医院安全系统存在的不足,提高医院系统安全水平,促进医院及时发现安全事故隐患,不断提高对错误的识别能力。不良事件报告后的信息共存可以使相关人员从他人的过失中吸取经验教训,以免重蹈覆辙。目前,针对不良结局护理中断事件的上报例数仍然较少,护理人员对产生不良结局护理中断事件的辨识能力尚不足,规范不良结局护理中断事件的上报制度可以为护理安全增加保障。

第三节　环境-科技相关因素分析

一、环境因素

环境分为内环境和外环境,内、外环境相互作用,共同对护理中断事件产生影响。

内环境包括医院层面所营造的安全监测、安全防护措施、安全警示等环境,以及医护人员的工作区域、平面布置、安全距离、病房设施是否合理等。大量研究表明,护士执业环境是影响患者结局的关键因素之一。健康的执业环境能直接提高护士工作满意度,降低护士离职率,减少不良事件以及由不良事件所引发的医疗花费。所谓健康的护士执业环境是指有机会参与医院事务管理,护士具有工作自主性,护理质量优良,护理人力、物力配合合理,领导管理可靠,医患关系和谐,薪酬待遇及社会地位合理,有利于专业及个人发展等。护士执业环境会影响护理人员操作能力和水平的发挥,同时也会影响护理人员对护理中断事件的处理结果,影响不良事件的发生率。如果护理人员配备和组织支持低于平均水平,保证正常的护理工作已存在困难,那么就不可能更好地处理护理中断事件,同时还会造成护理人员身体和精神上的安全威胁。另外,不良的执业环境会影响护士的临床决策能力,增加工作崩溃感,产生对护理中断事件的消极应对。

外环境包括政府与社会层面所做的决策与改善。卫生行政部门颁布法律法规、制订医疗质量规章制度、完善疾病诊疗规范、健全各级医疗质量管理组织机构、组织开展各项质量督查活动,可以为保障医疗安全、防范医疗风险奠定基础。我国从建国初期开始重视医疗质量管理,继而从重视疾病本身向重视医疗安全转变,到现阶段的医疗风险系统化监管。在这个变化过程中,政府由针对单一风险事件的管理方式向多元化管理方式转变、由强制性的管理向监督管理转变、由事后处理管理向预防风险管理转变。但是由于起步较晚,医疗风险管理体系尚不完善,政府监管的任务任重道远。目前虽然出台了《中华人民共和国执业医师法》《处方药和非处方药监督管理办法》《医疗器械监督管理条例》《药品管理法》《关于民事诉讼证据的若干规定》《医疗事故处理条例》《中华人民共和国侵权责任法》等法律法规,管理方式和手段越来越丰富和全面,但是仍然需要不断的补充、完善。政府在当前医疗风险多因素、多环节的新形势下,仍缺乏系统化监管手段的顶层设计,基于法律制度和监管机制的医疗风险管理体系并未真正建立,医疗风险事后处置向前瞻性预防管理的转化措施和技术仍亟待建立和开发。如何完善医疗风险的管理手段,维护医患利益,是政府所要关注的重点。因此,政府要进一步对医疗风险进行系统研究,加强医疗风险的管理。

二、科技因素

科技发展日新月异,卫生与健康科技创新能力取得重要突破,通过科技创新减少原有技术设备在诊疗过程中的弊端,从而增加医疗安全分量,可为护理中断事件提供良好的科学技术保障。同时科技创新对医疗安全提出新的挑战,新技术、新设备、新治疗手段不断涌现,进一步加大了医院医疗安全管理的难度。

在科技发展的新时代,新仪器、新设备帮助临床护士更好地观察病情、照护患者;但同时对于护士的业务能力提出了更高的要求,如仪器、设备的报警、故障均会对护士的工作造成干扰与中断。除了高精的医疗技术、先进的医疗设备外,掌握和利用信息的能力也成为医院生存与发展新的竞争焦点。随着"互联网+"信息技术的发展,护理信息技术系统建设得到不断的完善。护理信息技术发展所衍生出来的一些科技产品为护理工作的开展提供了很大便利,当然也存在着一定的弊端。随着网络信息服务(network information service,NIS)的应用与发展,计算机已成为护理人员工作的必要工具。但护理人员运用计算机的能力与知识相对较弱,在处理护理信息的故障时亦会对常规护理工作造成中断。同时,由于临床工作越来越依赖高度的信息化技术,一旦出现网络安全事件,如果没有完善的应急预案进行有效处理,也将对临床护理工作造成困扰,导致其他中断事件发生。

第四节 生理 - 心理 - 社会相关因素分析

一、生物节律

生物节律是生物体生命活动的内在节律性,是由生物体内的时间结构顺序所决定。护理人员的三班倒工作性质,极易扰乱正常的生物节律。倒班工作已被认为是引起睡眠紊乱的主要因素,从而造成生物节律的失常,对安全生产和职工的身心健康都有不同程度的影响。大量研究表明,倒班所引发的生物节律紊乱,会使员工产生头痛、神经过敏、手颤、注意力集中困难等健康问题,出现个体感觉、知觉迟钝,甚至发生错觉、思维混乱、动作准确性降低,即使努力遏制仍然会发生人的意识清醒程度下降、疲乏无力、工作中打瞌睡等情况。

除了生物节律对护士自身工作状态的影响,工作时间段对护士身体素质及注意力的影响也是不同的。护士在工作繁忙时段发生的中断事件最多,会增加查对不准确、操作失误、记录错误等风险。相关调查发现白班时段的治疗项目和操作较多,护理中断事件发生更加频繁。同时,有研究结果显示,夜班时段由于在岗护士较少,也是发生护理中断事件的高峰时段。

生物节律会使护理人员对护理中断事件的反应产生影响。人的反应时间不能在给予刺激的同时发生,对于刺激反应不同的人有不同的表现,有"简单反应时间"和"选择反应时间"之分,"选择反应时间"要比"简单反应时间"长20~200ms。刺激出现的时间不确定程度越大,反应时间越长,只有通过反复练习,不断培训才能缩短反应时间,使之具有较为安全的反应。同时,"选择反应时间"长短会因为任务复杂程度的增加而延长。因此,减少选择数目,提高刺激信号的清晰性和可辨性,也是缩短反应时间的一种方法。

二、生活事件

生活事件是指个体生活中发生的、引起人情绪波动、需要一定心理适应的事件,包括负性事件和正性事件。由于各种生活事件的性质和严重程度不同,对人的影响程度也不一样。

一般来说,人们生活状况的变化会增加思想负担而导致事故发生。研究表明,日常生活中发生的某些事件,会对个人情绪、思想影响较大,容易导致事故发生。由霍姆斯和黎黑编制的《生活事件量表》研究了构成压力的事件、压力大小以及压力感和疾病之间的关系(表8-1)。若一年内个体所经历的生活事件得分不足50分,那预示下一年基本健康;若评分在150~300分之间,那来年患病的概率是50%;若评分大于300分,那来年患病的概率为70%。生活较安定则可保持心理的稳定和有利于身体健康,此时生活、工作也处于安全稳定状态。生活事件会对个体的心理和行为均会产生影响,而当这种作用的强度达到一定程度,就会导致人为失误的增加,更有可能发生事故。

表 8-1 生活事件量表

事件	压力（分）	事件	压力（分）
丧偶	100	离婚	73
分居	65	入狱	63
亲人死亡	63	受伤或生病	53
结婚	50	轻微违法行为	11
复婚	45	失业	47
亲人生病	44	退休	45
性生活不和谐	39	怀孕	40
换工作	39	家庭成员增加	39
朋友死亡	37	经济恶化	38
夫妻经常争吵	35	工作性质改变	36
还贷	30	中等负债	31
子女离家	29	职务变化	29
个人突出成就	28	司法纠纷	29
上学或转业	26	妻子开始工作或离职	26
个人习惯改变	24	生活条件变化	25
工作条件改变	20	与上司矛盾	23
转学	20	迁居	20
宗教活动改变	18	娱乐改变	19
睡眠习惯改变	16	小量借贷	17
饮食习惯改变	15	家庭成员数量增加	15
过圣诞节	12	休假	11

生活事件的正向或负向变化都会对护理人员的心态产生一定的影响，从而影响其工作行为。但生活事件变化存在着极大的不可控性，加之护理中断事件对护理人员应对能力的要求，除了护理人员自身调节外，护理管理者应针对负性生活事件帮助护理人员进行调节，减少因护理中断事件所造成的人为失误，从而最终规避护理不良事件的发生。

三、个性心理

个性心理是指个体稳定地、经常表现出来的能力、性格等心理特点的总和。不同人的个性心理特征是不相同的。人为因素是大部分事故的起因。大量研究证明,缺少社会责任感、情绪不稳定、控制力差、业务能力超强等这些个性品质往往是导致事故的主要原因,人的个性与安全之间存在一定的内在联系。

能力为个性心理特征之一,通常是完成某种活动的本领。一个人要能顺利地、成功地完成任何一项活动,都必须具备一定的心理条件。能力直接影响活动效率,能使活动顺利完成的个性心理特征表现在感觉能力、观察力、记忆力、思维力、语言感知与理解、表达力、想象力及注意力等方面。护理人员自身所具备的技术业务能力、处理人际关系的能力、应对应激事件的能力等对护理中断事件的处理具有一定的影响,护理人员在护理工作中从事的工作种类繁多,加之不同护士处理中断事件的能力存在差异,故对护理中断事件的处理结局也有一定的差异。

性格是人对事物的态度或行为方面较稳定的心理特征,是个性心理的核心。了解一个人的性格,就可以预测在某种情况下采取哪种行动。按照安全行为方式的特征,不同性格的人有如下特点:①安全行为的自觉性特征表现为安全行为的目的性或盲目性、自动性或依赖性、纪律性或散漫性;②安全行为的自制方面特征表现为自制能力的强弱、约束或放任、主动或被动等;③安全行为的果断性特征表现为在长期的工作过程中,安全行为是坚持不懈还是半途而废、严谨还是松散、意志顽强还是懦弱的。研究指出,不良结局护理中断事件与性格有一定的关系,外向性格的人比较容易发生事故,由于性格不同,安全行为方式的特征也存在差异。但性格在长期的社会实践过程中会通过教育和培训发生改变,应对不同性格的人进行安全行为设定,在选择人员、分配工作任务时要考虑人员的性格和气质,减少护理中断事件的不良结局。

四、应激行为

应激指当遇到出乎意料的紧张情况时所产生的情绪状态。应激影响安全行为,职业性紧张是指人们在工作岗位上受到各种职业性心理社会因素的影响而导致的紧张状态。每当系统偏离最佳状态而操作者无法或又不能轻易地校正这种偏离时,就会产生故障。应激影响生理变化,在这种状态下,人可能有两种反应:一种是目瞪口呆、手足失措、判断力及决策力丧失;另一种是急中生智、头脑冷静清醒、动作精确、行动有力。

引起应激现象的因素可以分成四个方面,包括环境因素、工作因素、组织因素和个性因素。①环境因素：如工作调动、晋升、降级、解雇、待业、缺乏晋级机会等；②工作因素：如工作环境、工作中的人际关系、工作负荷量等；③组织因素：如组织性质、习俗、气氛和在组织中组织员工参与决策的方式；④个性因素：完成工作任务与能力之间的匹配程度，对于工作环境喜欢还是讨厌的程度、个性的外向程度或神经敏感性程度等，人的心理差异也会影响对应激源的反应程度。

五、心理调节

在生产活动中，健康心理产生安全需要，形成安全动机，指向安全目标。对周围客观环境产生正确认知，才能采取正确措施、适应异常变化、表现规范行为、按规章办事、遵章作业，从而求质量、保安全。身心调节可保障健康和安全。生理活动和心理活动是相互联系、相互影响的。身心系统如调节不佳，会影响护理人员操作活动的效率和作业的可靠性。护理中断事件会降低护理人员的专注程度，打断其护理思路，破坏护理流程的连续性和完整性，在一定程度上可能造成护理人员注意力的分散和精力的下降，降低其工作效率和工作质量，引发不良结局事件。医务人员遭遇不良事件之后通常会经历慌乱应对、自责反思、寻求帮助以及情感调整、最终走出阴影等阶段。

六、人际关系

社会学把人际关系定义为人们在生产或生活活动中所建立的一种社会关系。安全生产与人际关系有关，安全生产需要劳动者在稳定的情绪、平静的心境下集中精力地工作。社会人际关系不良、家庭冲突或各种生活事件等问题会经常发生。员工之间的人际关系会影响安全，人际冲突会引发员工中间的认知冲突、目标对立、需要冲突、攀比心理、嫉妒心理、沟通冲突、管理冲突等，都会使劳动者的心理、情绪、行为产生异常，从而对正常生产和工作产生干扰和影响。良好的人际关系会使员工之间相互重视与支持、交换自身的价值观达成共鸣、产生自我保护意识，对于肯定自己的人，个体对其认同和接纳，并投以肯定与支持，对安全生产具有重要作用。

1. 医护同事之间的关系 医护之间关系的协调性、融洽性直接影响护患之间的关系，影响科室工作氛围的好坏，从而影响护理中断事件发生的次数、处理方式和最终结局。和谐、协调的医护关系对护理中断事件的结局具有良好的促进作用，协调双方的工作时间，集中时间处理医嘱、落实床旁治疗、办理出院手续、完善护理文书书写等;同时,建立医护沟通工作群,有利于实现标准化的有效沟通;双方明确各自职责,指定专门人员处理相关工作,如制定专门的资产管理护理人员,减少其他护士的护理中断事件。科室内医护之间应当建立良好的工作关系、和谐的人际关系,有助于消除工作中的许多护理中断事件,促进医疗活动的安全进行。

2. 护患之间的关系　护患之间的关系直接影响护理质量的好坏,不良的护患关系不仅影响护理人员的工作氛围,更加影响护理人员的心理状态,糟糕的心理状态和情绪会使其对护理中断事件的处理产生消极对待,平时得心应手的工作在这种情况下也会变得不顺利。同时,护理中断事件可增加其心理负担,若护理人员心理调节能力较差,该护理中断事件将产生不良结局,促使护患关系进一步恶化。护理管理者应该协助护理人员与患者建立和谐的护患关系,除了完善护理服务工作的规章制度之外,还要注重对护理人员人际处理方式的培养,与患者建立良好的人际关系,配合并支持护理人员完成各项护理工作,这是有效减少护理中断事件发生频次的原因之一。

七、群体影响

虽然人的行为是由个体完成,但同样也受到群体因素的制约。在群体中,群体凝聚力、群体中成员之间的沟通、群体动力等都是决定群体行为的重要因素。群体行为对中断事件的结局也会产生相应的影响。不同的群体会引发不同性质的中断事件,从而产生不可预计的后果。群体行为一般具有规律性、可测量性、可划分性和对个体的影响四个方面的特征。安全管理对于群体行为的研究目的是为了掌握群体行为变化规律,对某些行为进行定性测量与分析,通过划分行为来管理。群体对个体行为具有规范和约束的作用。高群体凝聚力可以提高员工的生产效率,促使员工产生向心力,员工的归属感强、集体意识强,能够协调人际关系,从而更好地发挥群体功能。善于群体沟通能提高护理人员对安全的认知程度、发现细微的安全隐患、增强团队意识,提升团队合作精神,从而提高其对护理中断事件的安全认知,增强应对能力,维护患者安全。

安全责任共担与稀释模型强调,安全责任需要人人共同承担,人人参加护理质量控制,做到横向到边、纵向到底。横向到边是指将所有单位和部门都纳入到安全管理体系中,而严格执行安全管理的各项规章制度、管理活动的运行、检查与考核等,本身也是一种安全管理体系化的运作方式,是一个综合的整体。纵向到底是指人人应承担质量控制及安全管理工作,对自己的工作负责,保证个人的每一项行为符合安全管理的标准要求,才能实现安全生产零事故的团队或群体目标。

护理中断事件的管理同样需要人人参与,需要决策层、管理层、执行层共同配合。决策层提供护理中断事件的处理决策,管理层制定护理中断事件处理的检查方法、控制手段、管理策略,执行层对决策层和管理层的要求进行规范执行。在患者方面,同一病房患者的群体行为对护理中断事件也有一定的影响。同一病房的患者存在相互影响的群体行为,若一个患者提出苛刻的要求,整个病房的患者都会如此,从而增加护理人员、医生等工作难度,这样的群体行为是需要规避的,也是目前难以解决的。对于与同一个病室多个患者的相处,在其产生不良行为之前,可对其中起主要作用的患者进行单独沟通,解决其医疗需求、缓解其负性情绪,防止不良群体行为的发生,进而减少护理中断事件的发生风险,构筑起护理中断事件管理的积极氛围。

第九章

护士护理中断事件管理知信行常模建立

【导读】据调查显示,国内外护理中断事件频发。护士是护理中断发生的主要人群,也是患者接触最多的医疗服务提供者,而当前有关护士对护理中断知信行水平的研究较少。了解护士关于护理中断的知信行水平,有助于制定针对性的安全管理培训方案,促进护理中断事件的管理。

本章描述了护理中断知信行量表的编制过程,并介绍如何开展实证研究,为制定针对性的安全管理培训方案提供理论依据。

第一节 问 题 提 出

护理中断事件(nursing interruption,NI)是指在规定的时间、角色和环境中,护理人员在提供合乎伦理规范的护理服务过程中,所遇到的突然发生、打断或延缓当前事务、分散接收者注意力的外来行为。研究显示,国外 ICU 护士在护理工作中,每小时的中断次数约为 2.7 次,其中最常见的中断来源是医务人员以及医疗设备;在外科病房,每 3 名患者接受药物治疗就会出现一次护理中断,每小时中断次数为 2~7 次。同样,国内护理中断事件的发生状况亦不容乐观。由于不同病区病种不同,治疗方式及护理方式的不同,中断事件发生的频率存在差异。国内研究数据显示,在内科病房用药过程中,每小时的中断次数约为 8 次,中断主要来源于环境和家属,其主要类型为侵扰型和分心型,并有 89.1% 的中断会带来消极型的结局。在外科病房中,每小时的中断次数为 1.57 次,并且在用药配制过程中发生中断的频率超过 10 次 /h。

一、护理中断事件的结局影响

护理中断事件与护理不良事件的发生密切相关。中断主要通过干扰个人的注意力和前瞻记忆影响护理结局,其产生强大的干扰,容易导致接收者对前瞻任务的遗忘,难以再次恢复到原来任务的执行状态,增加错误和重复的概率。中断任务突然出现,迅速转移接收者的注意力,破坏了护士当前任务的延续性,从而引发不良结局。护理中断事件是导致大部分临床护理不良事件发生的主要原因,频繁的护理中断易导致护理程序的失败和临床不良事件发生的风险增加。来自美国卫生保健质量管理局的报告指出,减少中断事件可以减少医疗不良事件。医疗机构认证联合委员会等研究表明,降低中断事件的发生有助于预防医疗差错事故。由护理中断引起的给药差错、手术操作失误,以及日常护理工作中的失误等事件,已被广泛报道。护理中断事件不仅会导致护理不良事件发生风险增加,威胁患者安全,并且会转移护士对当前护理任务的注意力,增加护士的工作压力,并最终使其产生不良情绪、职业认同感下降以及无能为力的情绪体验。

二、护理中断事件当事人的应对困惑

护士是护理中断发生的主要人群,也是患者接触最多的医疗服务提供者。然而在护理服务过程中,由于频繁的干扰,护士有时候并未意识到自己被中断了,从而出现"中断脱敏"的现象,同时护士对医院护理中断事件的认识不足和操作不当会对住院患者的健康造成严重影响。因此,护士的安全管理教育备受关注。为设计针对性的安全管理培训方案,我们必须了解护士关于护理中断的知信行水平。既往关于护理中断的研究仅报告了护理中断的发生率及来源,有关护士知识、态度和实践水平与护理中断联系的研究报告较少,并且目前国内外有关护理中断知信行水平的量表较少。因此,本章节将详细描述量表制作的详细过程,为今后规范化量表编制提供借鉴。同时,以临床护士为研究对象,探究护士护理中断的知识、信念及行为水平与护理中断的关系,进而为制定针对性的安全管理培训方案提供依据。

第二节　护理中断知信行量表的编制

护理中断知信行量表编制包括护理中断知信行量表开发及信效度检验。

一、护理中断知信行量表的开发

(一)量表的编制

1. 建立条目库,形成初始量表　以知信行理论为概念框架,该理论将人们的行为改变分为获取知识、产生信念及形成行为三个连续过程,知识是形成信念与态度的基础,正确的信念与态度是改变行为的动力。在全面阅读国内外相关文献和专题小组讨论的基础上,结合我国护理中断的实际情况,编制《护理中断知信行量表》初稿,内容包含对护士护理中断事件知识、态度和行为等方面进行综合评价。

2. 量表的计分方法

(1)护理中断的相关知识(K):知识条目为正向条目。采用 Likert-5 级评分法,按"非常了解 =5 分、比较了解 =4 分、一般了解 =3 分、听说过 =2 分、不知道 =1 分"计分。

(2)对护理中断事件的信念 / 态度(A):态度条目为正向条目,采用 Likert 五级评分法,正向条目按"非常同意 =5 分、同意 =4 分、不确定 =3 分、不同意 =2 分、非常不同意 =1 分"计分。

(3)发生护理中断事件的行为(P):采用四分制法,"从不"计 1 分,"偶尔"计 2 分,"经常"计 3 分,"总是"计 4 分,"从不""偶尔"为消极态度,"经常""总是"为积极态度。护理中断知识、信念 / 态度和行为的各维度得分为各维度包含的所有条目的得分总和,护理中断知信行量表总分为知识、信念 / 态度和行为的各维度得分之和,量表总分得分越高,表明护理人员对于护理中断知信行水平越高。

3. 专家评审　邀请 12 名专家进行评审,共实施两轮专家评审,以保证量表的质量。第一次邀请专家对问卷进行评定,评价量表中各个条目与预期测量概念的相关程度以及提出修改意见等,并作出评分。本次评审删除专家认为表述不明确的条目或不妥当的条目。第二轮主要评价内容与第一轮类似,但侧重点稍有不同,主要评价内容包括:①评价量表各维度是否充实;②评价量表条目表达是否严谨,是否有存在歧义或者重复的条目;③评价量表条目归属是否正确,各个条目所在维度是否合适。将经过第二轮专家评定后的预试量表进行修改和完善,并将专家评分的结果作为计算量表内容效度的依据。最终确定的量表包含护理中断知识、信念和行为三个维度,共包含 26 个条目,其中知识维度包含 10 个条目,主要聚焦于护理中断的一般概念、来源、类型、结果、影响及反应。态度维度包含 9 个条目,主要集中在护士对护理中断事件的认识与应对。行为维度包含 7 个条目,主要聚焦于护士对护理中断事件的识别、处理、培训和管理等内容。

4. 量表条目筛选　经过两轮专家评审,修改量表,应用预试量表,结合自制的一般资料调查表,进行预实验测试。预调查主要目的是测试量表初稿的可行性、条目语言表述和获得筛选条目定量分析的数据,以制定完善的量表。根据收集到的数据资料,采用 t 检验法、相关系数法等统计学方法进行条目筛选。

（1）t 检验法:分别将护理中断事件知信行各维度的总分按照由高到低顺序排列,分为高分组（得分最高的 27% 的研究对象）和低分组（得分最低的 27% 的研究对象）,采用 t 检验分析每个条目的得分在其维度高分组和低分组之间是否有统计学差异,结合专业实际删除得分差异无统计学意义的条目。

（2）相关系数法:分析知识维度各条目得分与知识总得分的相关系数,态度 / 信念维度各条目得分与态度 / 信念总得分的相关系数,以及行为维度各条目得分与行为总得分的相关系数;Pearson 相关系数较大且有统计学意义的保留,Pearson 相关系数 $r<0.3$ 的条目考虑删除。并且根据调查员现场调查中收集到的被调查者的反馈,对不易理解和提出疑问的条目作适当修改,最终定稿。

（二）信效度分析

1. 信度分析 信度（Reliability）即可靠性,它是指采用同样的方法对同一对象重复测量时所得结果的一致性程度。量表的信度从量表内在一致性信度和评定者一致性两方面进行分析。本研究采用量表及各维度的 Cronbach's α 系数、分半信度以及重测信度评估量表的一致性信度。

2. 效度分析 从结构效度和内容效度两方面探究量表的效度。结构效度指量表条目与测量维度之间的对应关系。测量方法有两种,分别是探索性因子分析、验证性因子分析。其中,探索性因子分析是当前使用最为广泛的结构效度测量方法。使用探索性因子分析进行效度验证时,应该以量表为准,对变量或者量表分别进行分析。内容效度指问卷条目对相关概念测量的合理性情况,通常是以文字来说明问卷的有效性。如通过参考文献,或者权威来源说明问卷的权威性和有效性,或通过对问卷前测并结合结果进行条目的修正等工作来充分说明问卷的有效性。护理中断知信行量表的开发过程中,通过专家意见评估量表的内容效度（content validity index,CVI）,采用相关系数及探索性因子分析评价量表的结构效度。

技术路线图见图 9-1。

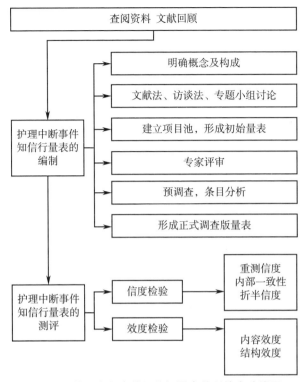

图 9-1 护理中断事件知信行量表编制技术路线图

二、护理中断知信行量表的信效度检验

(一) 研究对象

1. **样本来源** 采用分层整群抽样的方法,分别抽取湖南省三级医院 3 家、二级医院 1 家、一级医院 1 家的符合纳入标准的护理人员作为研究对象。纳入标准:①临床护理工作满一年以上;②在医院护理岗位工作;③自愿参与本调查;④语言沟通能力正常且无精神方面的障碍和疾病。排除标准:①调查期间外出学习进修无法联系的;②因心理或生理的原因无法完成调查的;③经解释沟通后拒绝参与调查的。

2. **样本量估算** 根据流行病学,一般认为样本量是研究变量的 5~10 倍,考虑到 20% 的样本流失率,确定样本量为 325 名。在所纳入的护士中随机抽取 20 名于两周后重测,以评价量表的重测信度。

(二) 资料收集

由培训合格的研究员专人负责资料的发放和收集,发放前均由其向被调查者说明研究目的和填写的注意事项,发放量表并查看问卷填写质量以及是否有漏项等,并及时提醒其补充。现场回收,发放问卷 620 份,回收有效问卷 595 份,有效回收率为 95.97%。

(三)统计学方法

问卷统一编号,资料采用双人双录,经核查确认无误方可进行统计学分析。采用 SPSS18.0 统计软件进行统计分析,对人口学资料进行统计描述,对量表的结构效度采用探索性因子分析,量表的信度以内部一致性 Cronbach's α 系数及重测信度进行评价。

(四)量表信效度验证结果

1. 量表的效度

(1)内容效度:12 名专家对条目的相关性予以评定,采取"非常相关(4分)""相关(3分)""一般(2分)"及"不相关(1分)"四级评分法评价其内容效度。该量表内容效度为 0.83。

(2)结构效度:对量表进行 Bartlett 球形分析,结果显示,KMO 值为 0.95,Bartlett 近似值为 20 613.23(P<0.001),说明变量间的偏相关性很弱,适宜做因子分析。利用预调查后将收回的实际数据进行探索性因素分析。根据 Costello 等提出的条目删减标准,对 26 个条目采用主成分分析法抽取公因素,通过最大正交旋转法得到 3 个维度和 26 个条目的量表,每个维度分别命名为知识因素、态度因素和行为因素。每个维度代表 1 个分量表,贡献率分别为 31.8%、28.9%、19.0%,累计贡献率为 79.7%,满足所有因素累计贡献率至少达到 40% 的要求。护士护理中断知信行评估量表因子分析结果见表 9-1。

表 9-1 护士护理中断知信行评估量表因子分析结果

序号	项目内容	因子 1	因子 2	因子 3
K1	对护理中断事件的认识	0.801	—	—
K2	护理中断事件的来源	0.874	—	—
K3	护理中断事件的类型	0.864	—	—
K4	护理中断事件的结局	0.895	—	—
K5	护理工作中常见的护理中断事件	0.904	—	—
K6	护理中断事件常影响哪些护理工作	0.918	—	—
K7	护理中断事件与医疗结局的关系	0.905	—	—

续表

序号	项目内容	因子1	因子2	因子3
K8	护理中断事件对患者安全的影响	0.914	—	—
K9	如何应对护理中断事件	0.897	—	—
K10	护理中断事件对护士情绪的影响	0.883	—	—
A1	我认为护理中断事件管理对患者安全很重要	—	0.898	—
A2	我认为管理好护理中断事件可展示我的工作能力	—	0.915	—
A3	我相信防范护理中断事件可提高护理工作质量	—	0.909	—
A4	护理管理者应充分认识到管理护理中断事件的重要性	—	0.922	—
A5	我认为每名护士应该学会如何应对护理中断事件	—	0.903	—
A6	护士应抽出一定时间进行护理中断事件相关学习	—	0.878	—
A7	我认为减少护理中断事件将改善我的情绪	—	0.859	—
A8	我想要改变护理工作环境来减少护理中断事件	—	0.817	—
A9	我总是积极地处理所遇到的护理中断事件	—	0.859	—
P1	准确识别工作中的护理中断事件	—	—	0.593
P2	发生护理中断事件及时向上级汇报	—	—	0.825
P3	指导患者和家属参与护理中断事件管理	—	—	0.858
P4	协助其他同事处理护理中断事件	—	—	0.870
P5	按照上级要求应对护理中断事件	—	—	0.851
P6	参加护理中断事件的相关培训	—	—	0.755
P7	参与护理中断事件的管理干预	—	—	0.758

注：K1~K10代表知识维度的各个条目，A1~A9代表态度维度的9个条目，P1~P7代表行为维度的7个条目。

2. 量表的信度 总量表的内在一致性Cronbach' α系数为0.953，知识、态度和行为三个维度的Cronbach' α系数分别为0.976、0.974、0.929，说明量表的内在一致性良好。间隔两周后进行重测，总问卷的重测信度在0.85~0.89。总量表的分半信度为0.986，表明量表各条目间的同质性较好。

第三节 实证研究

一、研究对象

（一）资料来源

采用分层整群抽样的方法,覆盖中国东北、华北、华中、华东、华南、西北、西南 7 个区域。首先,从 2015 年国家卫生和计划生育委员会公布的数据了解各地区医院等级并获取中国各个地区注册护士的数量及比例,再随机选取我国 7 个地区 13 个省份 15 个城市的 31 家医院(包括 20 家三级医院和 11 家二级医院)进行研究,并从所选医院的总样本中抽取 25% 的样本,每家医院的主任和护士长邀请护士参与研究。

（二）纳排标准

以全国 31 家医院的 6 400 名护士为研究对象。

1. 纳入标准 ①注册护士或执业护士;②直接向患者提供护理服务的护士;③知情同意,自愿参加。

2. 排除标准 ①调查期间外出学习进修无法联系的;②因心理或生理的原因无法完成调查的;③经解释沟通后拒绝参与调查的;④在药品配送中心、消毒供应点等非临床一线护理单元工作的护士。

二、研究方法

1. 研究工具

（1）一般资料问卷:一般资料问卷包括性别、年龄、婚姻状况、科室、工龄、雇佣类型、职称、职位、第一学历、最高学历、月收入、夜班工作、护理中断标准化培训经历及领导关注度(领导对护理中断管理重视度)。

（2）护理中断知信行量表(nursing interruptions KAP scale):护理中断知信行量表包含知识、信念及行为三个维度,共包含 26 个条目。其中知识维度包含 10 个条目,态度维度包含 9 个条目,行为维度包含 7 个维度。知识相关问题包含护理中断的一般概念、来源、类型、结果及影响因素等,采用 Likert-5 级评分法,从 1 分(不知道)至 5 分(非常了解)计分。态度相关问题主要集中在护士对护理中断事件的认识与应对,每项得分 1 分(非常不同意)至 5 分(非常同意)。行为维度关注与护理中断相关的行为问题,如护理中断的识别、干预、培训和管理等,每项得分 1 分(从不)到 4 分(总是)。得分越高代表护士的知信行水平越高。知信行问卷由 12 位专家评定,内容效度指数为0.83。Cronbach's α 系数为 0.95,表明护理中断知信行量表在中国人群中信效度良好。

(3)一般自我效能感量表(general self-efficacy scale, GSES):自我效能感由美国学者 Bandura 于 1977 年提出,他认为人对自身能力的评判介导外部环境和人的行为。自我效能感是指个体对自己是否有能力来完成某一行为的推测和判断。一个相信自己有能力处理好各种事情的人,在生活中更积极、更主动。GSES 最初设计是用于评价乐观的自我信念。一般自我效能感中文版用于评估自我效能感,包含 10 个条目,每个条目的得分范围为 1~4 分。得分越高,自我效能感越高。中文版一般自我效能感量表具有良好的信效度。

2. **质量控制** 首先需要对参与研究的调查人员进行统一培训,内容包括熟悉护理中断事件知信行量表的主要内容、目的以及填写注意事项等。调查人员现场将问卷发放给符合纳入排除标准的研究对象,向其说明问卷调查的目的与意义,问卷填写完后研究人员当场收回并查看问卷填写质量,是否有漏项等,及时提醒其补充。调查人员给予参与者 30~45min 填写问卷,所有问卷都是匿名填写的。

3. **统计学处理** 采用 SPSS 23.0 软件进行统计分析。使用频率、百分比、平均值和标准差来进行数据描述。采用方差分析(ANOVA)和 t 检验来检验人口统计学差异对知信行的影响。采用 Pearson 相关系数进行知信行与自我效能感的相关性检验。采用多元线性回归分析探讨知信行的影响因素,以 $P<0.05$ 代表差异具有统计学意义。

三、研究结果

(一)护士护理中断管理知信行现状

1. **调查对象的一般资料** 发放问卷 6 400 份,回收合格问卷 6 105 份,合格率为 95.4%。在所属医院等级方面,5 154 名(84.4%)护士来自三级医院,951 名(15.6%)护士来自二级医院。在受教育程度方面,2 815(46.1%)护士第一学历为专科,4 248 名(69.6%)护士最高学历为本科及以上。在收入方面,3 769 名(61.7%)护士月收入在 4 000~8 000 元之间。在工作经验方面,2 683名(43.9%)护士工作年限在 5 年以下。在晚夜班工作方面,4 707 名(77.1%)护士每月上 4 次以上的晚班。在护理中断的发生率方面,5 622 名(92.1%)护士有过护理中断经历并且 5 439 名（89.1%）护士需要护理中断管理的培训。但仅有 1 689 名（27.7%）护士接受过标准化培训。3 437 名（56.3%）护士认为领导的重视对于护理中断事件的改善具有重要意义。另外，进一步分析显示，在第一学历为本科的 1 712 名护士中，仅 37 例（2.2%）最高学历高于本科。在第一学历为大专的 2 815 名护士中，54.3% 的护士最高学历高于大专水平。在第一学历为中专的 1 533 名护士中，93.2% 的护士最高学历高于中专水平。调查对象的基本特征见表 9-2。

表 9-2　调查对象的基本特征（n=6 105）

项目	人数	百分比（%）	项目	人数	百分比（%）
性别			急诊	295	4.8
男	163	2.7	其他	705	11.5
女	5 942	97.3	工作年限（年）		
年龄（岁）			<3	1 480	24.2
≤25	1 618	26.5	3~5	1 203	19.7
26~30	2 197	36.0	6~10	1 586	26.0
31~35	1 147	18.8	11~15	801	13.1
36~40	619	10.1	16~20	496	8.1
41~45	330	5.4	>20	539	8.8
>45	194	3.2	雇佣类型		
婚姻状态			临时护士	2 178	35.7
已婚	3 623	59.3	合同制护士	1 185	19.4
丧偶	13	0.2	正式护士	2 742	44.9
离婚或分居	103	1.7	职称		
单身	2 366	38.8	护士	1 963	32.2
科室			护师	2 860	46.8
内科	1 805	29.6	主管护师	1 095	17.9
外科	1 518	24.9	副主任护师	170	2.8
妇科	320	5.2	主任护师	17	0.3
儿科	405	6.6	是否需要护理中断管理的培训		
重症监护室	644	10.5	是	5 439	89.1
手术室	413	6.8	否	666	10.9

续表

项目	人数	百分比（%）	项目	人数	百分比（%）
医院等级			4 000~6 000	2 418	39.6
二甲	951	15.6	6 000~8 000	1 351	22.1
三甲	5 154	84.4	8 000~10 000	629	10.3
职位			10 000~12 000	213	3.5
普通护士	4 634	75.9	>12 000	93	1.5
质控组长	780	12.8	晚夜班工作（每月 >4 次）		
教学组长	186	3.0	是	4 707	77.1
护士长及以上	505	8.3	否	1 398	22.9
第一学历			标准化培训		
大专以下	1 533	25.1	是	1 689	27.7
大专	2 815	46.1	否	4 416	72.3
本科	1 712	28.0	领导者的重视程度		
硕士及以上	45	0.7	完全同意	1 416	23.2
最高学历			同意	2 021	33.1
大专以下	107	1.8	不确定	2 217	36.3
大专	1 750	28.7	不同意	386	6.3
本科	4 116	67.4	非常不同意	65	1.1
硕士及以上	132	2.2	是否有护理中断的经历		
月收入（元）			是	5 622	92.1
<4 000	1 401	22.9	否	483	7.9

2. 护士关于护理中断的知信行模式得分 研究结果显示,护士护理中断事件知信行得分总分为（74.05 ± 16.65）分。其中护士的知识、态度和行为 3 个维度的得分分别为 21.74 ± 9.80、34.83 ± 6.98 和 17.49 ± 4.97。70.8% 的护士总体知信行得分处于中等水平,13.8% 的护士处于较低水平。不同年龄、工龄、类型、职称、职位、第一学历、轮班、标准化培训、领导重视程度之间,护士护理中断事件知信行得分总分的差异具有统计学意义（$P<0.01$）。除第一学历的不同对护士在护理中断的行为项得分无明显差异（$P>0.05$）外,护理管理者、主任护师、经历了标准化的培训和领导重视护理中断管理的护士在知识、态度和行为总体得分较高。此外,不同年龄的护士在护理中断知信行方面存在差异,年

龄在 41~45 岁之间的护士在知识和态度方面均优于其他组（$P<0.01$）。45 岁以上护士的态度和行为方面表现更好（$P<0.01$）。正式聘用护士态度得分高于其他（$P<0.01$）。无夜班护士的知信行得分明显高于有夜班护士（$P<0.01$）。不同特征的护士关于护理中断事件的知信行得分比较见表 9-3。

表 9-3　不同特征的护士关于护理中断事件的知信行得分比较（Mean ± SD, 分）

项目（n=6 105）		知识维度	态度维度	行为维度	知信行总分
年龄（岁）	≤25	22.29 ± 9.92	34.56 ± 7.23	17.68 ± 5.06	74.54 ± 17.16
	26~30	21.16 ± 9.64	34.56 ± 6.95	17.26 ± 4.95	72.98 ± 16.29
	31~35	21.21 ± 9.59	34.87 ± 6.89	17.31 ± 5.04	73.39 ± 16.35
	36~40	22.21 ± 9.91	35.44 ± 6.98	17.52 ± 4.84	75.17 ± 16.68
	41~45	23.21 ± 9.93	36.32 ± 6.05	18.12 ± 4.50	77.65 ± 15.64
	>45	22.93 ± 10.74	34.83 ± 6.98	18.18 ± 5.07	76.41 ± 18.24
F 值		5.61	5.30	3.52	6.93
P 值		<0.001	<0.001	0.004	<0.001
服务年限（年）	<3	22.03 ± 9.65	34.71 ± 7.10	17.69 ± 4.93	74.43 ± 16.49
	3~5	21.74 ± 9.77	34.32 ± 7.23	17.45 ± 5.04	73.51 ± 16.77
	6~10	20.97 ± 9.76	34.55 ± 6.91	17.16 ± 4.99	72.68 ± 16.62
	11~15	21.03 ± 9.64	35.02 ± 6.75	17.20 ± 4.97	73.24 ± 16.33
	16~20	23.28 ± 9.96	35.69 ± 7.03	17.94 ± 4.93	76.91 ± 16.73
	>20	22.89 ± 10.22	35.99 ± 6.31	18.00 ± 4.80	76.87 ± 16.63
F 值		7.06	6.50	4.40	9.03
P 值		<0.001	<0.001	0.001	<0.001
雇佣类型	临时工护士	21.56 ± 9.80	34.25 ± 7.12	17.36 ± 4.93	73.18 ± 16.75
	合同制护士	21.68 ± 9.66	35.09 ± 6.76	17.51 ± 4.90	74.28 ± 16.29
	正式工护士	21.94 ± 9.86	35.17 ± 6.93	17.54 ± 5.03	74.65 ± 16.69
F 值		0.97	11.69	1.12	4.82
P 值		0.379	<0.001	0.327	0.008
职称	护士	22.51 ± 9.87	34.11 ± 7.14	17.64 ± 5.10	74.25 ± 17.11
	护师	20.99 ± 9.66	34.91 ± 6.98	17.24 ± 4.98	73.14 ± 16.39
	主管护师	21.73 ± 9.78	35.58 ± 6.72	17.68 ± 4.68	74.99 ± 16.14
	副主任护师	24.81 ± 10.17	36.63 ± 5.81	18.21 ± 4.75	79.65 ± 16.67

续表

项目（n=6 105）		知识维度	态度维度	行为维度	知信行总分
	主任护师	30.00 ± 8.13	36.88 ± 5.23	20.47 ± 5.01	87.35 ± 16.68
F 值		14.52	11.79	5.10	10.67
P 值		<0.001	<0.001	<0.001	<0.001
职位	普通护士	21.53 ± 9.82	34.54 ± 7.10	17.43 ± 5.05	72.50 ± 16.79
	质控组长	21.85 ± 9.72	35.23 ± 6.65	17.39 ± 4.80	74.48 ± 16.13
	护理培训组长	20.31 ± 8.84	34.85 ± 7.14	17.23 ± 4.77	75.39 ± 15.74
	护士长	23.92 ± 9.78	36.80 ± 5.85	18.15 ± 4.38	78.87 ± 15.24
	管理者	25.77 ± 10.04	37.37 ± 6.30	19.40 ± 5.66	82.54 ± 18.65
F 值		8.89	13.34	3.74	14.12
P 值		<0.001	<0.001	0.005	<0.001
第一学历	专科以下	22.17 ± 10.02	35.16 ± 6.39	17.57 ± 4.97	74.90 ± 16.53
	专科	22.11 ± 9.89	34.59 ± 7.17	17.58 ± 5.09	74.28 ± 17.04
	本科	20.73 ± 9.44	34.88 ± 7.12	17.24 ± 4.80	72.85 ± 16.09
	研究生或以上学历	22.80 ± 8.09	36.11 ± 8.02	17.91 ± 3.92	76.82 ± 13.65
F 值		8.53	2.77	1.97	4.88
P 值		<0.001	0.040	0.116	0.002
夜班轮班	是	21.63 ± 9.74	34.63 ± 7.03	17.43 ± 4.99	73.68 ± 16.57
	否	22.13 ± 10.00	35.48 ± 6.77	17.67 ± 4.90	75.29 ± 16.83
F 值		−1.71	−4.02	−1.59	−3.16
P 值		0.088	<0.001	0.111	0.002
标准化培训	是	28.55 ± 9.12	35.61 ± 6.68	19.40 ± 4.68	83.56 ± 16.15
	否	19.14 ± 8.75	34.53 ± 7.06	16.75 ± 4.88	70.42 ± 15.35
F 值		37.15	5.46	19.17	29.50
P 值		<0.001	<0.001	<0.001	<0.001
领导者的关注度	完全同意	27.02 ± 10.58	36.71 ± 7.27	20.00 ± 5.02	83.72 ± 17.33
	同意	23.01 ± 9.05	34.90 ± 6.15	18.07 ± 4.50	75.98 ± 14.46
	不确定	18.29 ± 8.27	33.60 ± 6.90	15.91 ± 4.53	67.80 ± 14.54
	不同意	16.58 ± 8.05	34.90 ± 8.13	15.01 ± 4.59	66.49 ± 15.68

续表

项目（n=6 105）	知识维度	态度维度	行为维度	知信行总分
完全不同意	15.85 ± 8.21	33.03 ± 9.88	13.03 ± 5.20	61.91 ± 18.58
F 值	246.54	45.22	217.36	274.86
P 值	<0.001	<0.001	<0.001	<0.001

（二）护士护理中断管理知信行与自我效能的关系

1. 知信行模式与自我效能感的关系 自我效能感的平均得分为（24.98 ± 6.67）分。知信行总得分和知识、态度和行为三个维度得分均与自我效能感呈显著正相关（$P<0.001$），见表 9-4。

表 9-4 护士知信行与自我效能感的 Pearson 相关性

变量		知识维度	信念维度	行为维度	知信行总分	自我效能感
知识维度	Pearson	1				
	P					
信念维度	Pearson	0.267	1			
	P	<0.001				
行为维度	Pearson	0.414**	0.444**	1		
	P	<0.001	<0.001			
知信行总分	Pearson	0.824**	0.709**	0.729**	1	
	P	<0.001	<0.001	<0.001		
自我效能感	Pearson	0.246**	0.257**	0.346**	0.356**	1
	P	<0.001	<0.001	<0.001	<0.001	

注：** 代表 $P<0.01$

2. 知信行模式与社会人口学变量之间的线性回归结果 回归模型解释了 28.6% 的自我效能评分变化（$R=0.535$，$R^2=0.286$）。F 检验表明，$F=243.966$，$P<0.001$，说明多元线性回归方程与数据吻合较好。高标准化回归系数的绝对值显示相应的独立变量对知信行水平的影响按从大到小顺序排列依次为：自我效能感、领导的重视、是否接受标准化培训、职位、职称、工作年限、雇佣类型、年龄、轮班工作以及第一学历，见表 9-5。

表 9-5　人口统计学资料与知信行总分的关系

变量	B	SE	Beta	t	P
常数	74.756	1.469	—	50.895	<0.001
年龄	0.052	0.335	0.004	0.155	0.877
工作年限	−0.452	0.317	−0.042	−1.429	0.153
雇佣类型	0.574	0.228	0.031	2.511	0.012
职称	1.131	0.373	0.055	3.034	0.002
职位	1.531	0.252	0.084	6.077	<0.001
第一学历	−0.043	0.309	−0.002	−0.140	0.889
轮班	−0.106	0.492	−0.003	−0.216	0.829
标准化培训	−8.052	0.449	−0.216	−17.947	<0.001
领导的重视	−4.745	0.221	−0.264	−21.467	<0.001
自我效能感	0.748	0.029	0.282	25.353	<0.001

第四节　管理启示

护理中断事件是一种外来性及突发性的行为,它会干扰护士当前的护理任务,会分散其注意力,进而降低其工作效率和护理质量,甚至对患者的安全和护士的心理健康产生严重影响。知信行模式是有关行为改变的较为成熟的模式,这一模式认为人的行为改变分别为掌握知识、形成态度、建立行为 3 个连续过程,即掌握充足的知识是改变人的行为的基础,形成积极的态度是促使人行为改变的重要过程。在护理中断事件管理中,了解护士的知信行状况是进行护理中断事件管理的基础,也是制定规范化安全培训管理的前提。而目前国内对于护士护理中断知信行状况的调查较少,主要集中在护理中断的发生率及相关因素研究,并且缺乏专业化的护理中断知信行问卷。因而,亟待建立专业化的护理中断知信行问卷,并了解中国护士护理中断知信行状况,以推动护理中断教育常态化,提高护理安全,保障患者健康。

护理中断事件知信行量表的开发是基于知信行理论及我国护理中断实际情况,形成原始量表,适当修改条目内容,经专家评定,量表的信效度良好,能准确反映出护士对于护理中断知信行的水平,具有较强的灵敏度、针对性、可操作性和适用性。同时,本章节详细介绍了量表编制的过程,为今后制定规范化的量表提供借鉴。目前,护士对护理中断的认识不足并且护理中断安全管理水平较为薄弱。尽管大多数护士有过护理中断的经历,有近90%的护士需要护理中断管理培训,然而仅有27.7%的护士接受过护理中断的标准化培训。针对护士的护理中断事件的调查,能使护理管理者意识到中断事件的高发生率以及护士的需求,为后续改进措施提供理论依据。

既往研究表明,社会经济条件、临床经验、工作环境和培训经历影响护士在临床管理的知信行水平。研究发现,护士的知信行水平并没有随着年龄或服务年限的增加而增加,而且总分和各维度的得分都有不同的特点。年龄26~30岁、服务年限6~10年、护师、护理培训组长组的护士知识维度平均分明显低于其他组,这一发现为临床教学管理者提供了警示。在我国,护生需接受长时间的临床实习,任何具有高级职称的护士都能参与护生的临床带教。如果护生的带教老师和护理培训组织管理者的安全管理知识水平低,可能会导致护生的安全管理意识和临床安全意识薄弱。护生作为护理未来的主力军,安全管理知识的缺乏将对未来的临床护理教学质量和安全造成威胁。

受教育程度是护士安全管理能力的重要影响因素,高质量教育能提高护士的工作态度和敬业度。受过高等教育的护士更愿意留在护理岗位上,并更自信地应对工作逆境。有研究数据显示,护士的年龄越大、受教育程度越高、月收入越高,他们的专业态度和疾病管理能力就越强,而不同收入群体的知信行水平没有显著差异。第一学历与知信行得分无显著正相关关系,但硕士及以上学历护士知信行评分总分及各维度评分均显著高于硕士以下学历护士。此外,第一学历为本科的护士在知信行总得分、知识和实践成绩上均低于专科及以下学历的护士。护士"第一学历"本科及以上占28.7%,"最高学历"本科及以上上升至69.6%。由此可见,很多第一学历为本科以下的护士,通过加强自己的继续教育,拿到了本科及以上学历。而第一学历为本科的护士,晋升压力较小,继续教育动力不够。在第一学历为本科的护士中,仅2.2%拿到更高学历,而在第一学历为大专和中专的护士中,分别有54.3%和93.2%的护士获得了更高学历。

夜班护士、无规范化培训经验护士和临时护士的护理中断知信行总分及各维度得分较低,需重点关注。临时护士相较于合同制护士和正式雇佣护士而言,这部分人群工作不安全感更低,可能是造成其护理中断知信行得分较低的主要原因。夜班工作与中断事件、医疗不良事件的显著相关,这种不良事件的发生增加了临床医生和医疗系统的负担。另一项系统综述的结果显示,12h

轮班的护士较轮班时间较短的护士出现护理差错的风险更高。因此,护理管理者应重视中断管理培训,重点关注夜班护士和临时护士这一人群,了解护士对护理中断反应和管理问题的态度和看法,进而规划和设计一种有效和有针对性的教育干预措施。

研究发现,护士自我效能感的平均得分为 24.98 分。自我效能感可以增强个人克服障碍的信心,自我效能感强的护士可将困难视为可以提升自我的机会,而不是需要避免的威胁。因此,护士的自我效能感需得到提高。此外,研究表明自我效能感与知信行总分呈显著正相关,自我效能感、领导者的关注度、标准化培训是影响知信行水平的主要因素。护理管理者在知识管理中扮演着引导者和组织者两个角色。作为一个引导者,管理者在单位和组织中是集体学习的推动者,管理者的承诺和奖励等能促进护士的知识管理。作为组织者和协调者,管理者应该非常熟悉护理的实质,了解单位发生的一切,并能够管理可能出现的不同的紧急情况。护理管理者决定了知识管理和实践的使命、愿景、战略和目标。当护理领导者积极支持和鼓励护士学习,并提供足够的培训机会时,能够促进护士的知识管理。护理管理需要考虑这些因素对护士护理中断知信行的影响,重视护理中断事件,并采用有效的策略如模拟和教育项目来提高护士自我效能感和护理中断知识,进而减少临床环境中的中断事件,提高安全管理水平。

第十章
护理中断事件发生后护士的适应情况

【导读】护理中断事件的发生除导致不良临床结局和危害患者安全外,还会引发护理人员一系列的心理和行为反应。由于医护人员个体应对患者安全事件能力有限,难以迅速或根本无法从负性心理或生理表现中复原,易影响其个人生活和职业生涯,增加再发生医疗差错的风险,甚至产生职业倦怠以及防御性医疗行为等。

中断事件对护士的工作、心理、生活都造成影响。本章节阐述了中断事件发生后护士的应对感知、应对劣势、应对行为,影响护士应对的现存和潜在的因素,以及中断事件发生后的处置。

第一节　问　题　提　出

护理学是一门综合性、整体性、实践性很强的学科,研究和服务的对象是人。护士是从事护理工作的主体,以护理学理论知识、专业技术和行为为患者服务。随着现代社会生活节奏的增快,医学科技的发展,整体护理模式的推广和不断深入,现代护理理念的完善,以及人们对健康观念的转变,这些都对现代的护理工作和护士的整体素质提出了更高的要求。护理人员不仅要掌握专业技能,而且还应具备良好的职业心理素质和良好的调适能力,以便更好地为患者提供全方位的整体护理。因此,要求护士不断提高自身的业务素质和心理素质来适应现代医学模式的需要和护理管理的需要,也需要护士有良好的职业适应能力。

当护士正在从事的活动由于各种原因被打断时,会对要做的事情产生影响,也会对护士本身产生影响,甚至影响护理结局。医疗服务的复杂性导致工作流程的中断难以避免,甚至不良结局事件的出现也是难以避免的。不良结局事件不仅给患者及其家庭带来伤害,对于医护人员的影响也不容小觑,护士本身要面对事件所带来的种种负面影响,对当事人的工作、心理、生活都会造成或小或大的困扰。

一、护理中断事件对于护士的工作影响

中断事件在临床护理工作中发生率极高。护理人员的工作连续性被打断,其护理流程中断,使得多数护理人员遗忘前期正在进行或将要开展的护理操作,可出现重复同一项操作或遗漏某一重要护理操作的情况,进而诱发错误用药以及医嘱问题等护理风险事件。

护理中断事件主要来源为工作环境、护士、医生和家属等。有些中断现象是由医护人员习以为常的惯性行为所导致。如医生开了医嘱后大声呼叫护士,护士中断当前书写工作,前往医生办公室与医生交谈,导致护理记录缺失。医生不直接联系负责护士,将新入院患者直接带到主班护士处,主班护士中断当前事务,一边评估患者情况,一边叫来负责护士处理,结束后却忘记继续当前工作。某护士因患者过重不能独自完成翻身,请另一护士协助,该护士快速完成当前给药操作,忘记向患者宣教等。这种变通行为看似正常,实际上已经偏离或违反了规则。若因中断而导致了不良结局事件,当事人将会出现职业不安全感,怀疑自己的专业判断和职业选择,部分人会在短期内难以胜任原来的岗位。

二、护理中断事件对于护士的心理影响

护士作为临床治疗护理的直接执行者和观察者,在工作过程中始终处在临床第一线,常常因为工作对象、工作环境、工作压力、社会地位、社会风险等造成不同程度的心理紧张。

在紧张、焦虑等心理状态下,人的感知、记忆、思维、注意等功能会受到损伤,可能出现一系列的不良反应:①导致感知觉能力降低,如视觉、听觉等感觉功能下降,注意的广度、注意集中能力、注意分配能力及注意的灵活性大大降低,这对工作的危险辨识十分不利,工作的稳定性、准确性、可靠性都难以保证;②引起信息输入、思维过程、行动反应等迟缓,记忆功能受损,导致对很多护理活动的要求都不能适应;③出现睡眠障碍,造成意识清醒水平下降,神志恍惚,这会大大提高发生意外差错的可能性;④对事物兴趣的丢失或水平的降低,导致对周围环境条件的变化不敏感,可能对人员和仪器、设备发出的报警信号视而不见、充耳不闻,增加事故发生的可能性;⑤部分情绪低落、沉默寡言

或激越型情感障碍的人,其动作、言语过多、易激惹等不利于同事之间沟通和协作;⑥焦虑不安、恐惧、过度机警、强迫性动作或思维,会造成对生产现场的危险源错误反应或失去反应能力。这些都对护理安全十分不利。

护理中断事件会降低护理人员的专注程度,打断其护理思路,破坏护理流程的连续性和完整性,在一定程度上可能造成护理人员注意力的分散和精力的下降,降低其工作效率和工作质量,甚至引发不良结局事件。对一些人来说,严重的中断不良结局事件可能会导致倦怠、抑郁,甚至会表现出创伤后应激障碍综合征(post-traumatic stress disorder,PTSD)的相关症状。如一家医院普外科的护士李某,上班时她正端着治疗盘准备给一名手术后回来的患者换液。此时,正好另一名手术患者回来,需要人协助过床,她立即快步过去,将治疗盘放在床头柜,协助搬运。搬运后顺手将液体换给该患者,导致患者出现过敏性休克,医护人员立即实施抢救,使患者脱离危险。因患者出现休克的画面反复在脑海浮现,该护士长时间处于焦虑、失眠状态,无法正常工作,她不得不向医院提出辞职,离开了护理岗位。

三、护理中断事件对于护士的生活影响

护理工作的性质和特点决定了护士要面临来自各方面的压力与挑战。“三班倒”的工作模式扰乱了护理人员的生物节律。繁重的临床工作给护理人员造成体力上的压力。医疗技术的不断进步以及人们健康需求的不断增多,促使护理人员需要不断学习、更新知识,给护理人员造成学习上的压力。护理人员长期在充满了“应激源”的环境中工作,心理负荷重,身容易身体疲劳,生活质量会受到不同程度的影响。

在现实中,护士面临的工作家庭冲突也十分明显。工作家庭冲突是指工作领域和家庭领域的角色压力之间在某些方面互不相容,亦即参与工作(家庭)活动因为家庭(工作)角色而变得更困难。工作家庭冲突对生活满意度、家庭满意度、婚姻质量等方面产生影响,尤其体现在对女性的影响。受传统观念的影响,职业女性在适应新的工作角色要求的同时,仍然是家庭责任的主要承担者,因而经历着比男性更严重的工作家庭冲突。护士职业以女性居多,研究显示,与其他职业女性相比,护士在工作与家庭间的冲突较大。护士”三班倒”的工作时间安排,可能会使其错过一些重要的家庭活动。高强度、高压力的工作负担,使其回家后感觉筋疲力尽,而不愿意参与家庭活动。同时也有部分的护士认为,花在家庭的时间经常使其没有时间去参加有利于个人事业发

展的活动,如岗位培训、继续教育等。

高强度的工作负担,强烈的工作家庭冲突感,再加上频繁的中断影响了护士的工作及生活满意度。若出现较严重的中断不良结局事件常常会使护士出现内疚和焦虑(如害怕诉讼或失业)等。护士张某下班时间正好赶上一台手术患者回病房,可她需要赶去幼儿园接放学的孩子,便加快了与接班护士的交接工作,接班护士也催促其赶紧下班去接孩子,导致疏漏了已使用药物的交接,接班护士又重复使用一次。该事件导致两名护士均十分自责。

医护人员不可避免要遭遇中断事件,但它既是考验也是机遇。事件给医护人员带来困扰,影响工作的正常、有序开展;但与此同时,事件也会带来积极的影响,帮助医护人员提升自我,如从事件中总结学习,在今后的工作中自觉地强化责任感,做事更认真,增加对他人失误的包容度,提高了危机的应对能力等。因此我们应该正确地看待护理中断事件。

第二节 中断发生后护士的应对状况

护理是一种高风险、高责任的服务行业,由于职业的特殊性,护理风险无处不在。虽然目前国内外关于护理职业安全的研究较多,但大多研究侧重于从客观角度分析护理职业中存在的风险,忽视了护理人员的主观因素。

在护理人员的日常护理工作中,不仅需要动用设备、医药、环境等有形资源,还需要护理场景中的语言、神态、姿势、音量、温度、湿度、无菌度等无形条件的配合,所有条件中的任何一项缺失或者障碍都可能造成护理工作的中断。在临床实践中,护理人员时常会遭遇突发性的情况而导致正在进行的护理行为被迫中断。这种现象的发生具有偶然性,护理人员往往不能提前做好预防和控制,发生时易不知所措或做出错误的判断与行为。若不能及时处理,不仅会影响到护理工作的继续进行,严重者会危害到患者健康并产生医疗纠纷。

应对作为压力与健康的中介机制,是人们持续通过意识和行为的努力及评估个人能力而缓解内外压力的一种方法,有效的应对策略对护士工作及心理等有积极的作用,消极应对方式则起负面作用。

一、中断发生后护士的应对感知

中断主要通过干扰个人的注意力和前瞻记忆影响护理结局,其产生强大的干扰,容易导致接收者对前瞻任务的遗忘,难以再次恢复到原来任务的执行状态,增加错误和重复的概率。认知资源理论认为,人的注意资源是有限的,对于刺激的识别需要占用认知资源,当刺激或工作任务越复杂时,占用的认知资源就越多。当认知资源被完全占用时,新的刺激将得不到加工。中断任务突然出现,迅速转移接收者的注意力,破坏了护士当前任务的延续性。护理中断事件的发生,常伴随护士的负性情绪,并带来职业认同感下降、无能为力等态度体验。护士处于负性情绪状态时往往会表现出认知功能受损,这种受损在高负荷任务中更为明显。护士作为护理中断事件的当事人、临床治疗等工作任务的执行者,一旦中断产生,将影响其压力应对状态。由于护理工作环境的特殊性与灵活性,部分中断事件可能不会直接影响到患者,但会影响到护士的工作情绪、状态等,从而导致工作质量的下降,影响患者安全。即使是积极型结局中断事件,亦会对当事人产生心理应激感知。

二、中断发生后护士的应对劣势

中断围绕护理工作的各项事务,直接或间接作用影响护理系统的各种要素。当前我国普遍存在护理人力资源不足,护士工作负荷量大、医患纠纷多等情况,临床工作中不时出现的护理中断事件可导致中枢神经系统的过度刺激,使神经系统处于高度紧张状态。护理工作是一项需要付出体力和脑力的工作,例如护理重症患者或抢救患者时,工作量增加,工作速度增快,工作需求加大,导致护士的工作疲劳感增加。同时护士心理能量在长期服务患者的过程中被透支,易产生以焦虑、紧张为主的负性情绪。另外,护理工作尤为强调准确地执行医嘱、严格遵守标准的工作程序等;而频繁出现且难以控制的中断事件易导致护士紧张性感觉增加,其工作满意感和心理健康感下降。

医护人员由于工作的特殊性,常常被负面环境所困扰,甚至被患者极端行为所伤害,造成严重的身心创伤。同时在工作岗位中会长期经历各种不良事件,这些来自医患纠纷的情境都会影响医务人员的情绪与行为。在不良结局事件发生后,自我的愧疚、同事的怀疑、医院的惩罚、患者的追责、舆论的批判甚至法律的制裁等,均会使医护人员遭受伤害。在医疗不良事件中医护人员遭受的打击会给其带来严重的影响。美国一名资深护士在工作中用错药物剂量,导致一名患儿死亡,其因沉重的负罪感,最终选择自杀。该护士是一名经验丰富、有责任心和爱心的护士,但仍然出现了失误,最终导致令人悲痛的后果。

医疗不良事件中涉事医护人员存在多种心理问题和需求。尽管已经有学者呼吁为医护人员提供情感支持,但尚未形成完整具体的支持系统。现阶段国内对于医患矛盾普遍偏重于"维稳",尽可能熄灭患者的怒火,为达到息事宁人的目的,往往对于具体的原因和责任不做深入研究。医护人员的身心维权多停留在概念上,还没有真正将法律风险意识、医疗不良事件运行规则及事后支持的必要性灌输到医疗管理者以及医护人员的思维中,导致在很多医疗纠纷事件中,未能切实维护医护人员的权利。同时,医疗机构不良事件的惩罚制度亟待完善,现行追责体系使医院不但没有成为医护人员的坚强后盾,反而通过惩罚制度增加了医护人员的伤害体验。这种管理方式增加了医护人员的工作压力,减少了其应对困境的手段和途径。

三、中断发生后护士的应对行为

中断发生后护士的应对行为可分为以问题为中心和以情绪为中心这两大类。

(一)以问题为中心的应对策略

以问题为中心的应对策略主要指当事人通过自我调整和改善外部环境,积极应对、处理问题本身。常见的做法:积极讨论患者安全事件;主动咨询同事、主管领导、管理部门意见;总结、学习并不断优化患者安全事件处理方法,避免类似事件再次发生;加强自我管理。

如某医院手术室配合腹腔镜手术的护士在频繁遭遇中断事件后,研究设计了《护理中断事件登记表》,对腹腔镜手术中护理中断事件的来源、类型、中断发生时护士的当前事务、结局以及中断发生的时段展开观察记录并进行相关性分析。从而发现护理中断事件的来源依次为环境和手术医生、麻醉医生、护士同事、自身、患者和支持人员。中断事件发生时护士的当前事务依次为观察和管理、文书、器械清点、交流、无菌操作等。通过调查后,寻找护理中断事件的干预手段和方法,减少和控制护理中断事件的发生。

(二)以情绪为中心的应对策略

以情绪为中心的应对策略主要指当事人针对患者安全事件带来的负面情绪而采取防御性的应对措施。其主观情绪主要表现为否认、拒绝、回避等。研究显示,以情绪为中心应对策略的当事人责任意识淡薄,善于找借口,将事件原因和责任归因于外部因素,弱化内在原因和自我责任;也正是其转移外在责任,弱化自我责任帮助其从伤害中康复。该类型应对策略中有一种回避策略,即减少患者与当事人间的直接接触。

相对于以问题为中心的应对策略,回避策略并非处理患者安全事件的首要推荐。但在某些情形下,回避策略的效果更佳。采取回避策略的医护人员,面对患者安全事件表现出更弱的痛苦情绪。因其采取回避策略,减少了消极、防御性行为,反而有利于从伤害中快速恢复。

第三节 影响中断发生时护士应对的因素

我国护理中断事件发生率高,护士应对情况较差。影响中断发生时护士应对的因素有很多,如人的因素(护理人员本身)、环境因素、管理因素等,还存在一些潜在的因素。

一、现存的因素

(一) 人的因素

人是生产力中最活跃的因素。作为社会主要因素的人类在其社会活动中的表现形式不尽相同。针对安全行为来说,情况也是复杂多样的。以驾驶员为例来说,有老成持重者、也有酒后开车者,有安全行驶者、也有违章违纪者等。

20世纪50年代,美国斯坦福大学的莱维特(H. J. Leavitt)在《管理心理学》一书中,提出人的生理学基础上的行为模式。外部刺激(不安全状态)→机体感受(五感)→大脑判断(分析处理)→安全行为反应(动作)→安全目标的完成。各环节相互影响,相互作用,构成了个体千差万别的安全行为表现。

人的安全行为从因果关系上看有两个共同点,一是相同的刺激会引起不同的安全行为;二是相同的安全行为来自不同的刺激。

人的不安全行为产生的原因有:一是态度不端正、忽视安全,以至采取冒险行动。这种情况是行为者具备应有的安全知识和技能,也明知其行为的危险性,但是往往由于过分追求行为后果,或过高估计自己行为能力,从而忽视安全,抱有侥幸心理甚至采取冒险行动。二是教育、培训不够。由于对行为者没有进行必要的安全教育培训,使行为者缺乏必备的安全知识和安全技能,不懂操作规程、不具备安全行为的能力,在工作中完全处于盲目状态,必然会出现违规行为。三是行为者的生理和心理有缺陷。如果行为者有过度疲劳、情绪波动、恐慌、焦虑、忧伤等不稳定身心状态都会产生不安全行为。

(二) 环境因素

环境包含空间环境、时间环境、工作现场环境等。护士工作环境是指直接或间接作用影响护理系统的各种要素的总和,它包括围绕护理工作的周围事项、人和物等。其中,空间环境要求工作区域、平面布置等环境条件符合安全规范及标准;时间环境要求基于人体工程学的作业时间设计科学合理;物理化学环境要以科学的标准为依据,控制采光、通风、温湿、噪声等,创造让护士身心舒适、工作高效的环境。

护理工作环境对于护理的工作质量具有重要影响。如门诊大厅环境的拥挤嘈杂;病区布局不合理,护士来回奔波,消耗时间与精力;病房在工作繁忙时段,如中班接待大量手术后患者或晚夜班收治多例急诊患者;节假日护士长未能合理排班;上一班未能为下一班做好准备工作,导致接班护士手忙脚乱;信息系统信号不稳定等;这些势必会增加中断事件的发生。中断事件给临床工作效率和质量带来影响,部分临床护理不良事件的发生就是由护理中断事件所致;而由于目前对于中断事件的普遍认识不足,管理部门缺乏有效的环境改善与干预措施等使得护士在中断发生时应对不佳。

(三) 管理因素

管理因素对于中断发生时护士应对措施影响较大,包括医院管理层是否建立有效的培训制度,使护士拥有与岗位相匹配的能力;是否有提供科学、适宜的工作环境,让员工可以专注于工作;是否构建有效的安全体系;是否建立公平、公正、无惩罚的安全事件上报环境等。

通过安全标准体系、制度体系的全面、科学建立,实施合理、系统、超前、动态、闭环的预防型安全管控模式,并长期有效运行,持续改进提升,能有效控制事故的发生。安全管理要做到管控的超前预防、系统全面、科学合理、能动有效。改变传统的管理方式,变经验管理为科学管理、变结果管理为过程管理、变事后追责为事前管控、变因素管理为系统管理,使自律、自责、自我管理成为普遍和自然,最终实现安全管理的零缺项、零宽容、零追责。

如果医院管理层未建立无惩罚、公平、公开、公正的上报环境,那么将导致个体发生不良事件后因害怕处罚而隐瞒不报。护士本人担心发生护理不良事件会影响其个人声誉,也担心被人知道会受到处罚,因而多数护士在发生护理不良事件时,如果患者不投诉、护士长不知道,往往采取隐瞒不报,导致同样性质的事件在不同科室,甚至在同一科室、不同的人身上重复发生;同时,事件的当事患者也没有得到及时处理,因拖延而导致对患者的二次伤害,继而引发恶性事件。恶性事件的发生,无论是被媒体曝光,还是与患者、患者家属发生肢体冲突,都使事件的当事护士产生较大的应对压力。

长期以来,大部分医疗机构的管理层缺乏对不良事件当事人的关注和支持。这不仅是对医护人员人文关怀的缺失，更造成了不安全的医疗环境，是员工管理和医疗质量管理中的薄弱环节，对医疗安全文化的构建有着较大的负面影响。

二、潜在的因素

影响中断发生时护士应对的潜在的因素可以借用人因失误理论。人因失误（human error）是指人的行为结果偏离了规定的目标，超出了可接受的界限，并产生不良的影响。这类事故理论都有一个基本的观点，即人因失误会导致事故，而人因失误的发生是由于人对外界刺激（信息）的反应失误造成的。

威格里斯沃思在1972年提出威格里斯沃思模型。他把人失误定义为"（人）错误地或不适当地响应一个外界刺激"。他认为：在生产操作过程中，各种各样的信息不断地作用于操作者的感官，给操作者以"刺激"。若操作者能对刺激做出正确的响应，事故就不会发生；反之，如果错误或不恰当地响应了一个刺激（人失误），就有可能出现危险。危险是否会带来伤害事故，取决于一些随机因素，即发生伤亡事故的概率。而这种伤亡事故和无伤亡事故又给人以强烈刺激，促使人们对原来的错误行为进行反思，使其树立安全观念，增强安全意识，主动地去掌握安全知识、安全技能，以驾驭系统，提高其安全性。该理论模型同样适用于护理中断事件的管理（图10-1），在护理过程中，各种各样

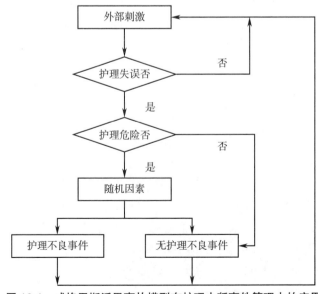

图 10-1　威格里斯沃思事故模型在护理中断事件管理中的应用

的信息不断地中断护理人员的工作,若护士能对中断刺激做出正确的响应,护理不良事件等不良后果就不会发生;反之,就可能出现不良后果。护理不良事件是否发生,取决于一些随机因素,如当时的工作内容等,均属于潜在的影响因素。

第四节　中断发生后的处置

在临床实际工作过程中,护士工作任务繁重,工作环境复杂,风险大,护理中断事件经常发生,而且具有复杂性和危害性,严重影响了护理安全和质量,对患者的安全带来隐患。及时、有效的处置能带来积极影响,避免消极结局。

一、社会层面

截至 2020 年,全球约有 2 000 万名护士,占全球卫生技术人员总数的近一半,护士的工作对卫生健康系统具有重要意义。然而,尽管护理工作至关重要,却仍然没有得到社会足够重视。应当呼吁全社会加强对护理工作与护士的了解与重视,加强对护理中断事件的了解与重视。医疗护理工作的服务对象是人,医疗护理实践中存在较多的不确定性和一定的风险,同时也无法回避中断发生后所导致的不良结局型事件。

目前在我国,医疗护理工作现状与患者及其家属的高期望值存在较大差距,导致当前的医疗卫生行业医患矛盾较为突出,医疗纠纷呈多发态势,并成为社会的热点问题。部分新闻媒体对医疗纠纷进行倾向性的报道和炒作。一些社会舆论也热衷于由此产生的社会效应,造成一些错误的舆论导向,增加了医疗纠纷处理的难度。医疗纠纷不单纯是医患双方的纠纷问题,也是一个社会问题。降低医疗纠纷的发生率、将医疗纠纷的负面影响降低到最小化,需要社会各方的共同努力。尊重科学、尊重医护人员,是一个值得社会各方重视的问题。

医疗机构要善于通过多种渠道宣传医疗服务的特殊性,使社会了解医院的工作,争取社会和媒体更多的理解和支持,营造一个良好的、有利于医疗卫生事业发展的氛围。同时,新闻媒体要正确把握舆论导向,弘扬医疗卫生行业的正气,将医护人员的奉献精神展示给社会,对医疗纠纷客观真实地进行报道,以实事求是的态度引导群众,树立良好的医院形象,消除人们对医院和医

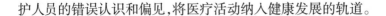

护人员的错误认识和偏见,将医疗活动纳入健康发展的轨道。

二、政府层面

政府部门在医疗管理与医疗风险防范方面要充分发挥卫生行政部门职能,重视中断事件等风险事件对护理质量以及患者安全的影响。

1. 加大护理投入与供给　通过对不良结局中断事件分析发现,其不同程度地存在护理人员配置、工作环境、设备及病区管理等多方面不足。从政府层面加大政策、资金等多方面的投入,补充人力资源,完善设施设备,提高薪酬待遇、防控和减少护理职业健康危险因素等,加大护理安全培训和督导力度,加强病区管理等。只有根本问题得到解决,才能减少不良结局护理中断事件的发生,使护理安全质量得到进一步的提升。

2. 发挥监管功能　政府对医疗卫生服务实施监督,规范医疗卫生服务行为,加强医疗服务监管,消除医疗事故隐患。卫生行政部门应建立和完善有关法律法规和管理制度,对医疗机构、从业人员和医疗技术应用等医疗服务要素实行严格的准入和监督管理。

3. 发布医疗卫生有关信息　定期发布医疗机构服务质量、数量及费用等信息,引导患者选择医院、医生,减少医护人员与患者之间因信息不对称而带来的市场缺陷,这也是医疗机构深化改革的外部动力。

4. 完善医疗纠纷解决机制,加强法制建设　加强法制建设应是一个不断学习提高的过程,医院实现转变也需要一定的环境,不考虑这些特点和规律,有可能造成医护人员消极应对,为了避免风险和出现纠纷而采取保守做法,这样不仅阻碍专业发展,而且最终损害患者的利益。

三、组织层面

临床上大部分护理安全事件是由一个或多个不同的护理中断事件造成,同样对于中断事件的管理与处置亦需要从各级组织层面进行规范和合力。

政府出台相关政策,建立并完善医疗质量管理的长效机制,完善临床诊疗相关规范标准体系,明确在诊疗活动中医疗机构及其医护人员应当严格遵守的一系列制度,对保障医疗质量和患者安全发挥重要的基础性作用。

行业协会与学术团体积极参与到医药卫生体制改革中,引领行业发展;制订并推广规范标准;促进管理交流培训,提升行业素质等。例如中国医院协会从 2006 年起,按照国际惯例每 2~3 年定期发布一版《患者安全目标》,为促进我国质量安全管理水平的提升发挥了重要作用。

医疗机构应科学分析总结中断事件发生的原因,制定针对性的预防措施。①人员:规范护士工作行为,包括使用标准化操作流程、加强巡视、加强护理安全培训等,对于预防和减少护理中断事件,提高护理质量有很好的效果。加强对患者的宣教。如制订健康教育卡,配置电视机,每天滚动播出相关健康教育课件及视频,建立护患沟通本等,减少患者频繁询问而发生的护理中断事件。②环境:营造适宜的工作环境。如建立药物集中配制中心,减少病区配药过程中被中断的风险,同时减少病区护理工作量,使之集中于患者治疗护理。在病区增设醒目的标识,包括病房床位分布、住院患者信息、管床医生和责任护士信息等;增设温馨提示牌"请勿打扰工作中的护士,如有疑问请咨询主班护士!"。加强陪护管理,安排固定的探视时间,以保持病室安静,减少外界干扰引起护理中断。③物料:增加物资的供给,避免物资供应不足、不及时导致的中断事件;如安排专人进行物资申领与补充,定期补充库存等。④制度:合理配置护理人力资源,动态调配护理人员,关注低年资护士。低年资护士工作经验不足及处理突发事件能力欠缺,是中断事件发生的高危人群。所以,护理管理者应科学排班,注重低年资护士的中断事件的应对;从各级组织层面联合发力,提高对中断事件的认识,减少其不良影响,提升安全管理水平。

四、当事人层面

当事人是护理中断事件的直接遭遇者,同时也可能是发起者,当事人的处理与应对对于护理中断事件的结局起关键作用。护理人员平时应重视护理安全教育与培训,增强风险防范意识和能力。①重视专科理论学习和技术操作培训,严格按照规范执行治疗与护理工作。制度和规程是长期临床工作实践经验的总结,护士必须严格遵守,自觉落实各项安全措施,把好环节质量关,保护自己和患者的合法权益。②高度紧张和超负荷的工作状态,易产生疲劳、厌烦、急躁情绪,要提高自己的心理素质及心理承受能力,在护理工作中能保持稳定的情绪和良好的心理状态,能及时排除外界的干扰,规范护理行为。③培养慎独精神。慎独既是护理工作的职业道德要求,也是避免护患纠纷的手段。由于护理工作多数都是由1名护士独立完成,所以必须重视慎独精神的内化,养成严谨的工作作风和高度的工作责任心。④积极参加突发事件的应急能力培训。不断培训和强化急救技能和意识,熟练掌握急救程序。

　　护理中断事件对护士的工作、心理、生活均造成影响。由于当前对于中断事件的认识不足,并缺乏足够的重视,导致护士在中断事件发生后应对不佳。影响中断事件发生后的护士应对因素诸多,有现存的,也有潜在的。中断事件发生后的处理需从社会、政府、组织、当事人层面推进。

第四篇

对策研究篇

第十一章

日常的中断管理对策

【导读】护理不安全因素的管理是护理管理的重点,是护理质量的保证。建立管理体系、实施管理措施,加强对中断事件的管理,可以减少日常中断事件的发生,预防护理中断事件导致的消极后果。

日常的护理中断管理包括加强中断意识培养,从管理制度、中断应急管理、中断事件隐患排查、中断事件防护、细节管理、临床思维培养以及频发时间、科室、工作环节等方面开展中断应对管理,同时需要根据不良情绪与中断事件的联系,采取针对性的情绪管理措施。

第一节　中断意识培养

《马克思主义哲学》一书中指出了物质与意识的辩证关系:意识具有能动作用,意识能够反映客观物质,正确的意识促进客观事物的发展;错误的意识阻碍客观事物的发展。相关研究也指出,中断事件对操作者当时所处的情境意识有显著危害,且中断次数与护理程序失误和临床失误明显相关。中断事件会使医务人员产生短暂性的记忆遗忘,导致重复或遗漏操作步骤。意识是行动的先导,只有树立安全意识,从思想深处重视安全,时刻将安全放在第一位,才能牢牢筑起安全的防线。因此,迫切需要加强护士对中断事件具有警醒意识的培养,构建中断事件管理机制和文化氛围,使医务工作者能够科学、正确地应对各种中断事件,减少中断事件对患者安全及医务人员日常工作带来的影响。

一、加强对中断事件的认知

明确并认识护理中断事件对护理安全产生的影响,对加强护理中断事件在护士心中的认知具有良好的作用。研究显示,护士很少在没有被中断事件干扰的情况下完成护理工作,每天需要花费约 11% 的时间来处理各种护理中断事件,发生频率为 0.3~14.9 次 / 小时,甚至更高,严重增加了护士的工作负担,影响护理服务质量,且高频率的护理中断事件易造成护理差错的发生。

工作中频繁发生中断事件,会引起医务人员出现注意力转移与注意力分散。注意力转移是指由于任务的变化,注意力由一种对象转移到另一种对象。注意力分散是指心理活动离开了当前的任务。无论是注意力转移或是注意力分散,对于医疗这一高风险行业来说都是极为危险的心理状态,从思想上重视安全,时刻紧绷安全心弦,认识到中断事件对工作产生的不利影响,并排除和克服不良心理,才能实现安全目标。

二、建立应对中断事件的意识

护理中断事件与护理相关不良事件息息相关,并且护理中断事件发生次数多,建立护理中断事件的应对意识,对改善中断结局、预防中断事件的消极影响、保障护理质量与安全至关重要。护理安全管理在临床工作中处于至关重要的地位,建立护理中断事件的应对意识与安全相关理论紧密联系。根据安全塑造论的相关内容,安全观的塑造过程是一项系统工程,安全观的塑造首先从他塑造开始,通过他人的引导,促使主体认识并认同安全事项,并通过刺激主体的自塑造过程,使得主体选择性地更新强化原有的安全观(安全动机、知识、态度等),形成系统化、理论化的安全理念,再通过塑造形成安全意识、安全态度。基于此,护理管理者应围绕坚持以人为本、坚持安全系统方法论、主导性和多样性相结合、教育和自我教育相结合的原则,建立、开展一系列科学、系统的应对中断事件的安全意识塑造过程。

三、构建科学管理中断事件的安全文化

"医疗质量"和"患者安全"是医疗工作的永恒主题,患者安全问题一直以来都受到国际的高度关注,患者安全目标几乎每年都在更新,在医院文化建设中,构建积极有效的安全文化,加强管理,保障患者安全,是医院管理者和研究者面临的重要课题和任务。安全文化是安全管理的灵魂,加强安全文化建设对促进患者安全具有全方位的作用。对于科学管理中断事件安全文化的发展状况进行测评和评估,一方面可以诊断管理中断事件安全文化的优势与劣势,揭示中断事件管理存在的内部问题;另一方面,也是促进中断事件管理文化不断提升和进步的重要动力和手段。中断事件管理安全文化的构建涉及许多方

面,包括中断事件管理层面、人因层面、护理技术层面、环境管理方面的安全文化建设。

1. 管理层面的安全文化建设 护理安全团队文化建设需要从培育团队精神、建立共同愿景和组织团队学习三方面入手。作为护理安全文化建设中的重要环节,构建科学管理中断事件的安全文化同样需要相关团队,尤其是管理层面的安全文化构建。管理层面的安全文化构建首先需要了解构建科学管理中断事件安全文化的"痛点",明确尚存的不足,充分了解现有的护理中断管理的大环境、大背景,构建具有超前预防、源头管控、标本兼治特点的管理模式和管理体系,制定可操作性强的管理措施并有效运行,实施对医护人员进行中断事件管理知识的普及和培训,形成一个持续运行、全面覆盖、全过程管理、全员参加、闭环式无缝隙的中断事件安全管理的文化氛围。

2. 人因层面的安全文化建设 人因事故模型理论是主要从人的因素研究事故致因的理论。在导致事故的各种因素中,人的因素具有重要的作用。美国斯坦福大学心理学家莱维特在《管理心理学》一书中指出,人的生物学基础上的行为模式:外部刺激(不安全状态)→肌体感受(无感)→大脑判断(分析处理)→安全行为反应(动作)→安全目标的完成。作为社会主要因素的人类,在社会活动中的表现形式不尽相同,各个环节相互影响、相互作用,构成了千差万别的安全行为表现,且可分为安全行为和不安全行为两种。安全行为就是符合安全行为规范要求的行为;不安全的行为则相反。人的不安全行为通常表现为如下形式:操作错误、忽视安全、忽视警告、造成安全装置失效、使用不安全设备等。不安全行为产生的原因有:①行为者安全意识不强,态度不端正,忽视安全,甚至违背安全操作规范采取冒险行动;②行为者接受安全教育、安全培训不够;③行为者的生理和心理有缺陷;④行为者所处的工作环境具有问题;⑤人机界面存在缺陷、系统技术落后等。因此,护理管理者应借鉴以上理论与经验,调查了解护理中断事件的发生、发展机制、路径,明确其中的人因层面因素,采取针对性的培训、管理措施,构建人因层面的安全文化建设。

3. 护理技术层面的安全文化建设 随着当今社会科学技术和信息技术日新月异、飞速发展,医疗和护理技术也处于不断改进和更新的状态,护理管理者应针对医疗、护理新技术的发展做到与时俱进,及时更新、更正、补充、完善临床新的护理常规、护理技术操作规范和工作流程,强化临床护理人员业务知识的学习、培训和考核,不断促进护理人员掌握最先进、最科学的前沿护理新知识、新技术,从而有效减少护理中断事件的发生,最大程度预防中断事件导致的不良后果,更安全、更好地服务广大患者。

4. 环境管理方面的安全文化建设　医院环境安全对护理实践过程中的安全产生直接或间接的影响,是进行安全护理活动时较为重要的外部条件。医院环境安全文化不仅包括医务人员工作环境安全、基础设施安全及空间环境条件等,也包括视觉环境和时间环境条件。临床工作护理中断事件中,如办公电话、电脑、打印机、仪器设备、呼叫器、人员走动等工作环境引起的护理中断事件占比仍较高,且不容忽视。护理管理者应采取有效措施减少环境中的中断来源,如护理中断事件主要来源为患者或家属的中断类型为侵扰型和分心型,当护士执行高风险操作时,可按规定佩戴、设置红色警示牌,以提醒患者、陪护人员及同事等不要中断护理工作。

第二节　中断事件应对管理

医院应针对中断事件制定有效、完整的规章制度,针对不同来源、不同科室、不同事务、不同时段的中断事件实施应对措施,包括制定处理重大中断事件的应急预案、排查中断事件的安全隐患、增强防控和减少中断事件发生的管理措施等。管理者应抓好中断事件的细节管理,加强各类人员正确应对临床中断事件干扰的思维培养等。

一、制定管理中断事件的规章制度

从安全系统的动态特性出发,研究人、社会、环境、技术、经济等因素构成的安全大协调系统,建立生命保障、健康、财产安全、环保、信誉的目标体系。在认识事故系统人 - 机 - 环境 - 管理四要素的基础上,强调从建设安全系统的角度出发,认识系统安全的要素:人,即人的安全素质(包括心理与生理、安全能力、文化素质);物,即设备与环境的安全可靠性(包括设计安全性、制造安全性、使用安全性);能量,即对生产过程的有效控制;信息,充分可靠的安全信息流是安全的基础保障。在此基础上,医院制定中断事件管理的规章制度,强化中断事件管理的要求,并及时进行表彰积极举措,将有助于减少中断事件对正常工作的影响,从而减少安全事故。

医院可制定临床管理中断事件的标准化作业流程。研究指出,操作者产生不安全行为的原因主要包括三个方面:①不知道正确的操作方法;②虽然知道正确的方法,却为了早点干完省略了一些必要的步骤;③按照自己的习惯进行操作。针对此种情况,医院应制定科学合理的管理中断事件标准作业流程,而不仅仅局限于安全操作,只规定该做什么不该做什么,标准作业是为了使操作结果更加优化。应该满足以下几点要求:①明确规定操作步骤、程序;②不给操作者增加精神负担;③符合现场实际情况。对员工进行教育和训练,让其自觉按照标准作业进行生产。

医院可借助信息化建立管理中断事件的标准预警机制。借助信息化手段建立中断事件标准化系列管理预警机制,可降低护理中断事件的发生率,减少护理不良事件的发生。在临床护理工作中,针对可能产生不良结局的护理中断事件制定标准化预警阈值,并通过数据采集、科学分析和深度解读阈值含义,方便护士对不良结局护理中断事件进行判断识别、应对处理,强化临床护士应对护理中断事件的熟悉度,也利于管理者定期进行督查,增强对护理中断事件可能产生不良结局的前馈控制。

管理者应通过制定管理制度及流程,加强对中断事件的管理,要让员工充分认识护理中断事件可能产生的风险及后果,使对护理中断管理更加科学合理。但因为护理中断事件对临床护理工作既会产生积极的影响,又会产生消极的影响,且以消极型结局居多,因此护理中断事件的管理不能矫枉过正。

二、不同来源、不同科室、不同事务、不同时段的中断应对

中断管理阶段模型描述了中断管理的 4 个阶段,对护理中断管理具有启示意义(图 11-1)。当护士受到中断刺激,对信息进行加工,并产生一系列的处理中断的措施,可能会暂时终止正在执行的护理工作,打断了护理工作的连续性,增加护理工作量及安全风险。

(一)不同来源

护理中断事件的主要来源是外来行为,但也存在着其他因素。有学者根据中断事件来源主体承担的角色将护理中断事件分为 8 类:拟接收型、意外接收型、间接接收型、自身型、分心型、组织设计型、物资中断型和发起型。在综合理论模型与临床研究后,Linda 将护理中断事件来源进行了更为详细的分类,分为环境、护士同事、患者、家属、护士自身、医生、其他保健人员、临床支持人员、其他 9 种。通过分析和总结不同来源护理中断事件的共性和差异,可使护士更有针对性地做好中断事件应对和管理措施。

针对主要来源为患者或家属的护理中断事件,其中发生的中断类型主要

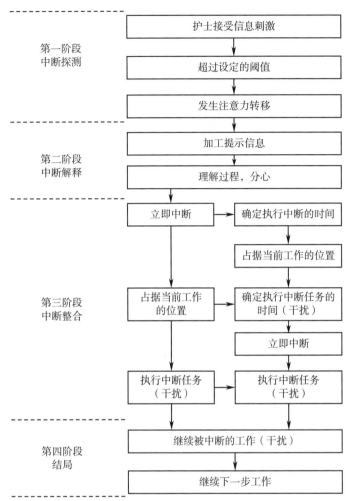

图 11-1 中断事件管理阶段模型在护理中断事件管理中断的应用

为侵扰型和分心型,中断管理措施应先满足患者需求以减少其发出中断次数,同时提高他们对护理中断事件及其严重性的认识。医院各科室应设置宣传栏,内容可包括住院患者治疗流程、各科室相应疾病的治疗方案、健康教育、饮食等,同时在入院当日向患者家属介绍陪护注意事项,对患者家属的探视时间进行科学合理的规定,减少与患者诊疗无关的护理中断事件。此外,还可采取标准化预警方法以减少患者及家属发出中断。标准化预警是指根据对患者安全结局的严重度及危害程度的评定,设定红黄预警项目,统一预警标准,从根本上营造预警氛围,从而在医务人员中形成预警意识。通过不断加深的氛围与意识,提醒患者、陪护人员、同事等不要中断或侵扰到护士操作,以达到持续提高护理质量的目的。

　　针对主要来源为同事、医生以及相关的临床人员的护理中断事件,医院首先应以中断事件为主题对所有职工进行中断知识教育以提高认识。其次,护理部应制定详细、标准的各项护理操作流程以提高中断应对。如有学者将标准化沟通模式(situation background assessment recommendation,SBAR)应用于科室的床头交接班,SBAR沟通方式即现状、背景、评估、建议,它是一种标准化、结构化的沟通模式,结果表明其可使患者信息能被系统、完整地传递,从而提高团队效率,保证护理安全。标准化的护理流程能保证护理操作内容的连续性和延续性,即使受到外来行为干扰,也能快速回到当前事务上。

　　针对主要来源为环境的护理中断事件,医院可从病房空间划分出的"无中断区",以创造无中断环境,如Huckels-Baumgart等针对给药准备阶段发生的中断事件进行干预,通过为护士提供独立的给药准备间以减少给药护士与外界不必要的交流,从而减少中断事件的发生,结果表明中断事件和用药错误事件的数量均显著下降。同时,医院应定期检查、维修、消毒医用仪器设备,护士在利用设备前应再次检查与调试,以减少设备故障而引发的护理中断事件。

　　(二) 不同科室

　　1. 外科　外科患者多为需要实施手术治疗的患者,包括急诊手术和择期手术;患者病情演变阶段性较强,术后病情变化较快,危重患者较多;护理工作繁琐,如换药、监测生命体征、处理突发情况、交接等工作量大;因此,护士在护理工作中极易发生中断事件。研究显示,外科病房中断事件发生的频率为1.57次/h。外科护理人员的排班应根据护士的职称、年资、专长、学历及实际工作能力合理分配工作内容;并根据患者数量、危重情况及手术人数及时调整护理人员,结合实际工作不断改进工作流程;及时备齐物品,物品摆放以方便快捷护理人员工作为目的。护士应与医生共同做好患者术前、术后可能出现的各种意外状况(中断事件)的应急准备工作,有效执行术后可能出现并发症(疾病恢复过程中的中断事件)的预防措施,从根本上减少护理中断事件的发生。此外,在发生护理中断事件后,护士可利用某种行为或周边的环境留下线索,使其快速、准确地回到最初的任务中,以便减少护理差错的发生。

　　2. 内科　内科患者倾向于药物治疗,患者用药安全是全球医疗行业共同关注的安全问题。护士作为患者安全用药的最后监督者,每天约花费40%的时间对患者进行药物治疗,但其中约79%的给药过程被中断,约占给药过程11.5%的时间,可使给药错误的发生率增加60%。护理中断事件与患者用药安全具有密切联系,并且是造成给药错误的主要原因。为减少这一情况发生,在组织体系和制度建设方面,应促进工作流程的科学化、标准化,完善口服给药工作制度和信息化系统的建设,同时应加强对护士用药知识的培训与考核,实施弹性排班,设立专职岗位来处理口服给药过程中的护理中断事件,加深对护理中断事件的认知。在护理人员方面,培训护士具备应对给药过程中护理中断事件的能力,提升护士的综合素质,为护士营造能够集中注意力工作的环境。在患者及陪护人员管理方面,积极为患者做好口服用药的知识健康宣教,同时让患者及家属了解护理中断事件对护理安全的影响,取得患者及家属的理解与配合。

3. 手术室　手术室的工作性质区别于病房工作。环境和布局建设、设施设备、岗位设置、护士配比、工作流程及操作步骤必须符合国家相应的标准要求。手术室护理人员与手术医生、麻醉医生等在同一时间开始工作,各类人员应共同遵循统一标准;同时由于手术室内各种设备种类繁多,在工作中必然会发生较多的中断事件;随着科学技术的发展和医疗技术的进步,围手术期护理内容不断拓展,新仪器和新设备的快速更新、加上手术过程本身存在着极大的不确定性,手术室护理中断事件的发生概率也随之增加。因此,手术室管理者需要定期对护士进行相关知识和能力的培训,使之具备更多的经验来处理中断事件,并将其转化为积极型因素来促进临床工作,增强手术室护士对护理中断事件的防范意识和处理能力。同时要增加对手术室环境安全的掌控,设置手术安全通道,提高设备的可靠性,避免在医生手术过程中和护理操作的关键时段发生设备故障而引起的护理中断事件。此外,不同手术室有不同的专科和其所需的特殊手术用仪器设备,如微创手术领域的腹腔镜,护理管理者除对护士进行一般专科护士的知识与技能培训外,还应进行腹腔镜设备的使用与维护、一般设备故障的排除方法、内镜及相关设施的操作流程等腹腔镜手术护理知识进行强化培训。

4. 急诊科　急诊科属于开放性的医疗服务窗口,会遇到许多突发性的护理中断事件。突发性护理中断事件极易引起护患纠纷及护理不良事件,增加护理风险,降低工作效率,影响急救护理质量,造成护理人员心理压力大,长期处于这样的工作环境会使人身体机能出现变化,容易产生职业倦怠感,造成护理人员的转岗和离职率增加以及急诊科护理人员经常处于人力资源紧张的状况。急诊科各个时段的就诊患者均非常多,每一位患者都有一定数量的陪诊人员,应急状况下人员往来穿梭,拥挤现象已成为国际急诊医学界和各医疗机构面临的十分棘手的问题。急诊科因拥挤,随时有可能出现患者或他人不慎摔伤、坠床、猝死、失窃、医患纠纷、暴力事件等看似与疾病无直接关系的突发事件,需要急诊医护人员立即采取应对措施,护理人员在进行护理活动中,可因突发事件(如留观诊区的患者病情恶化、突发的医患纠纷、突然在同一时间段涌入批量就诊患者的公共卫生事件等)而中断正在进行的护理活动。如果没有及时启动突发事件预案增加人员支持,即便延迟时间短,护理人员也很容易忘记被中断的当前任务,引发由于中断事件导致的潜在危机。急诊科的护患关系建立时间短,患者及其家属要求高,容易产生矛盾,故由来自患者及家属引起的突发护理中断事件多。在危重患者集中的急诊区域,因沟通不良、信息不对称等因素,导致突发性护理中断事件频频发生,极易发生护理纠纷和消极型护理中断事件所致的不良事件。

急诊科应落实护理人员的合理排班。通常情况下高年资护理人员在遇到突发护理中断事件时,有综合分析判断能力,对突发护理中断事件能够迅速反应,能够及时评估分析中断事件对患者造成的影响,并带领低年资护士积极采取应对措施,可以尽快完善护理活动全过程,将危害降至最低程度,以保证各项护理活动的安全,有效减少护理纠纷和不良事件的发生率。因此,护理管理者应加强对护士有效应对突发事件的培训,教会护士对突发护理中断事件进行快速、全面的评估,及时采取应对措施,各医院的护理质量控制小组应选取定时、定位、情景模拟的检查方法,以及随机抽查的检查形式加强对急诊科护士在护理中断事件应对方面的考核,同时还要加强对急诊科护士各项急救护理技能的培训力度,特别是从逆向思维的操作方式来强化护士应对护理中断事件的能力。另外,应对急诊科护士加强护患沟通技巧的培训、加强其反应灵敏度的培养,急诊科护士应打破思维定势,与医生做好工作配合,为急诊患者提供全程、无缝隙的护理服务,学会有效应对各类护理中断事件的干扰,降低可能因护理中断事件引发的护理纠纷。

(三)不同事务

护理中断事件发生时,护士的当前事务可分为交接班、无菌技术操作、抽取血液标本、处理医嘱、文书书写、给药、输血、病情观察、与他人交流、检查仪器设备是否完好等多种情形。护理中断事件的处理结局与护士从事的当前事务存在一定联系。研究指出,技能型任务被中断会遗漏操作步骤,知识型任务被中断会加重认知负担。总的说来,当前事务的以下三种特征主要影响护理中断事件对护士所造成的困扰程度,即任务特征、优先级和所需的注意力集中程度。

　　任务特征与护士在被打断时是否感觉自己控制了正在进行的情况、是否在进行多任务处理、是否与不希望的情况有关。当护士或其他临床人员想要发出中断时，可以先观察正在执行任务护士的事务属性，发出积极的中断。例如，一名护士可能有一个健谈的患者，很难结束谈话，但她还有很多其他的任务需要做，而她的同事注意到了这一点，打断了谈话，从而帮助护士进入到下一项任务。当前事务的优先级别和所需注意力对当前事务的中断结果也有影响。当护士在执行高优先级的任务或需要较高水平的注意力时被打断，则更容易给护士带来严重的心理负担，会降低护理操作的准确性，从而造成护理差错。相反，当前事务的优先级别较低或所需的注意力集中程度较低时，护士能在短暂的打断后，迅速回到当前被打断的事务上。中断任务属性和当前事务属性之间的差异也和中断事件结局存在一定关联。当中断任务与当前事务同样需要一名护士的视觉刺激时，则更容易发生消极型护理中断事件。例如，当一名护士正在配药时，而另一名护士配完药、邀请她帮助核对药物，当护士回到当前事务时，则可能发生药物剂量配制错误。相反，当发生的中断任务和当前事务所需的感官刺激不同时，发生消极型护理中断事件的概率则会降低。护理管理者应定期对发生的消极型护理中断事件进行分析、讨论与总结，标注优先级别高的当前事务。护士或其他临床支持人员应在发出中断之前观察当前事务和要发出的中断任务属性，在适当的时机发出中断，促进积极型护理中断事件的发生。

（四）不同时间段

　　研究表明，护理中断事件主要发生在白天交接班时段，即 8:00~8:30 和 15:30~16:00。患者接受医疗、护理治疗的时间大部分在白天，加之病区不是无陪护病区，患者家属需要被关注的心理需求、急切了解疾病治疗方案和治疗效果的需求等，都希望在白天主管医生、护士查房时得到解决。学者针对护理中断事件主要发生在交接班时段，从以下两个方面来进行改善。①标准化沟通模式（SBAR）。即现状（situation）、背景（background）、评估（assessment）、建议（recommendation）。SBAR 沟通方式是一种标准化、结构化的沟通模式。护士在交接班时，可按照患者目前病情、病史、现存护理问题和建议等顺序依次进行，为下一班护士提供即时、正确的信息，使患者信息能被系统地传递，减少不必要的混乱，从而提高团队效率，保证护理安全。②标准化工作流程审查表（checklist）。护士长为各班设置对应的标准化工作流程审查表，包括 A 班、P 班、

N班、助早助晚班、责任组长班、质控组长班等,审查内容包括时间段、工作项目、未完成工作、周重点工作等,细化并规范各班工作项目与流程,防止工作细节漏项。对于"未完成工作"实行重点交接,保证交接班的连续性和延续性,以提高交接班的时间利用效率。该表格还包括交班者和评价者签名,评价者确认签名之前的事务责任由交班者承担,签名后责任由评价者承担,做到责任到人,便于质控追踪和持续改进。

与白班中的护理中断事件相比,夜班护理中断事件属于突发性的较多,在护理中断事件的处理上,夜班妥善处理护理中断事件的程度低于白班。因此,护理管理者不仅应关注护理中断事件的发生次数,还应将重点放在中断事件有效应对的管理上。此外,护理中断事件发生的高峰期还包括节假日。在节假日期间,护士存在注意力不够集中、经常分心等情况,使护理工作质量明显低于正常工作日,消极型护理中断事件频发。因此,护理管理者应调查、了解和掌握护士在节假日期间的广泛心理特点,及时在节假日前给他们做好心理辅导,并采取相应的措施,如合理补充临床一线护理人员、在节假日期间严格督查有松懈行为的同事等。

三、中断事件应急管理

中断事件的发生、发展、演变呈现的是一个过程,针对整个过程的监管,只要措施得力、有效应对,就可以减少和预防消极型护理中断事件的发生、减轻对患者造成的伤害和不良事件。在紧急情况下,发生中断事件,会使操作者在中断事件信息处理方面产生一系列的反应:①注意力集中于异常事务而忽略其他;②收集信息的精准度降低;③分不清轻重缓急,缺乏信息的选择能力;④很难做出全面判断;⑤做出判断而不能进行理智的验证;⑥按照下意识或习惯进行操作等不良反应。所以,护理管理者应该加强对中断事件的管理,建立应急管理策略,包括建立中断事件应急预案和加强中断安全教育等。

(一)中断事件应急管理概念

中断事件应急管理是指通过上级部门和护理管理者在事前预防、事发应对、事中处置和事后恢复过程中,建立一系列应对机制,采取一系列必要措施,应用科学的管理方法,保证医疗活动的安全进行。应急管理应对的是危险,包括人的危险、物的危险和责任危险三大类。人的危险包括医护人员、患者的危险,指护理中断事件对患者产生的可能造成失误的行为;物的危险是指在诊疗过程中涉及的各种相关的医疗器械以及相关辅助工具的应急策略;责任危险是产生于法律上的损害赔偿责任,针对不良结局护理中断事件的责任归属的管理。

（二）基本任务

中断事件应急管理的基本任务:一是组织应对中断事件应急管理的小组,采取措施维护患者安全;二是迅速控制事态,并对中断事件造成的危险、危害进行监测、检测,确定事件的危害性质;三是消除危害,查明事故原因,评估危害程度。

（三）中断事件应急管理的工作原则

中断事件的应急管理应遵循以下原则:①以患者的安全为中心,减少危害的原则;②居安思危、预防为主的原则,加强预防,增强忧患意识,防患于未然,做好应对护理中断事件的思想准备、预案准备、组织准备以及物资准备等;③统一领导,分级负责的原则;④依法规范,加强管理的原则;⑤快速反应,协同应对的原则;⑥依靠护理信息技术系统,依靠科技,提高对护理中断事件的应对素质。

（四）建立中断事件应急预案

根据发生和可能发生的突发事件,事先研究制定应对计划与方案,制定相应的应急工作管理机制、运行机制等。建立健全和完善应急运行机制,包括预警机制、信息报告机制、应急决策和协调机制、分级负责和响应机制、资源配置与征用机制、奖惩机制等。对本院内经常发生的、突发的护理中断事件应急处理进行情景模拟与预案演练。收集并统计突发护理中断事件发生的种类,制定应急预案,分类进行情景模拟和预案演练。尤其要针对中断事件发生的高频科室、高频时段、高频事务、高频人群等进行专项培训和演练。如组织突然停电等中断事件的应急策略和处理流程演练、开展生命支持设备出现机器故障处理流程的应急演练以及模拟危重患者突发病情变化、抢救流程中断事件应对演练等,使中断事件的管理策略和措施融入护理人员的潜意识当中,养成有效应对各种中断事件干扰的良好工作习惯。

（五）加强中断事件管理的安全教育

根据美国拉氏姆逊的研究,将人的行为分为三个递进的层次,对应这三种行为而进行的安全教育就是安全教育层次论。三种安全行为层次即反射层次行为、规则层次行为与知识层次行为。拉氏姆逊把操作过程中人的行为分为3个层次,反射层次、规则层次、知识层次。

反射层次的行为属于人下意识的行为,当面对已经历的外界刺激时,不经大脑处理,就发生的行为。此类行为优点是可以节省处理时间,准确而高效地做出反应,采取措施处理紧急情况;缺点是可能由于疏忽而错误地接受信息,或因外界条件忽然变化而导致失误。

规则层次的行为是在信息比较复杂时,需要先判断处理的操作步骤内容,然后再按选定的内容处理。该行为的缺陷是处理者可能由于判断错误或按常规办事,或因遗忘步骤程序、省略了某些环节、执行错误替代方案而失误;同时长期的规则层次行为会导致思维惯性而不加思考,当面对异常情况的时易发生失误。

知识层次的行为是最高级别的行为。当面对从未经历的事物时,要先通过观察,判断事物发展情况,思考行动方案,经过深思熟虑后才做出的反应。该行为缺陷是可能受已有的观念影响,做出错误的推断,或对事故因果关系考虑不周而发生失误。

对应这三个层次的安全教育即反射操作层次的教育、规则层次的教育和知识层次的教育。在护理中断事件管理过程中,中断应对安全技能培训要从以上 3 个层次进行逐层训练。在反射层次教育方面,可以通过反复练习各项护理操作,提高熟练度,能够使护理人员熟练地、正确地、条件反射式地应答各种护理中断事件。在规则层次教育方面,护理管理者可以让护理人员按照已完善、制定的护理操作流程(如 checklist)进行各项护理操作,通过长时间的强化、督查,使护理人员牢记各项护理操作步骤,可以在不遗漏任何步骤下完成规定护理任务。在知识层次教育方面,护理人员不仅要学会各项护理工作的详细流程,而且要学习并掌握护理中断事件的发生原因、演变原理、应对流程及步骤等广泛的知识,从理论、系统层面强化安全教育。在进行护理中断事件安全教育时,应针对三种层次行为中存在的缺陷,采取恰当的补救方案。

四、排查中断事件的隐患

中断事件的隐患与不良事件一样,具有隐蔽性、危险性、突发性、因果性、持续性、意外性等特点。排查护理中断事件存在的安全隐患不仅是临床护理人员的责任,更需要每个相关岗位的密切配合;不但要重视发现重点环节的安全隐患,而且也要对非重点环节(护士认为非常熟悉的操作和不会出现问题的地方)也要引起重视;同时也要对未发生的事故进行分析,从中辨别其潜在的危险因素。

1. 鼓励患者参与并配合护士共同管理护理中断事件 患者参与安全管

理是指患者通过自身参与行为,协助医疗服务者减少和避免危害患者健康的医疗过失。患者的积极参与能协助医疗服务提供者及时发现医疗过程中存在的问题和失误,找到解决问题的有效途径和方法。研究显示,信任患者参与医疗安全管理的行为会刺激增强患者督促医疗安全的责任意识。医护人员在与患者接触和沟通的过程中,应努力与患者达成"安全共识"。患者及陪护人员也是护理中断事件的主要来源之一。患者及陪护人员的就医需求及认知程度是其打断护士的主要原因。护理人员每天花费40%的时间从事患者的床旁治疗,将医疗护理治疗中断后的潜在危险及防范措施要点告知患者,鼓励患者参与并配合护理中断事件的管理,不仅可以减少护理中断事件的发生,核查护理中断事件中存在的护理缺陷,帮助加强安全防范;同时有助于调动患者对自身病情康复的积极性,增加其对护理服务工作的满意度。

2. 运用科学安全管理工具　美国处方安全协会提出减少操作中不必要的交流次数,提倡建立"无干扰区域",为护士提供安全健康、和谐的工作环境,可降低给药错误的发生率。如给药车上挂醒目的红色提醒标识,给药人员穿黄色背心等都可有效降低药品准备阶段和给药过程中中断事件的发生率。

3. 落实不良结局护理中断事件的根因分析　临床上大部分护理安全事件是由一个或多个不同的护理中断事件造成,如不对中断事件加以干预,严重者会使患者的功能甚至机体受到损害,威胁生命。只有根本问题得到解决,才能避免不良结局护理中断事件的发生。不良结局护理中断事件的根本原因分析需要注意以下几个方面:①根据事故原因分析找出问题之所在;②选择需要优先解决的问题;③在没有发现故障或异常时,可考虑同时进行技术与教育措施;④问题不明确的应当深入研究;⑤如果通过以上步骤仍不能解决,应考虑事故的根本原因,针对根本原因采取对策。

五、增强中断事件的防护

护理中断事件的安全防控,首先需要树立正确的安全观,它是安全防护的一种有效的方法。具体实施措施不仅表现在规章制度上,而且还要改变管理者及职工的思维方式,使他们形成一定的思维,从而可以自觉遵守规章制度、提高全员的自我防范能力,加强专业技术岗位培训。其次,加强对护理中断事件物质基础的安全防护。设备异常状态是能导致事故发生的中断事件,在进行危重患者抢救时,设备异常作为护理中断事件的因素对患者的生命安全产生极大的影响。在设备的论证选取,日常维护保养、修理以及使用上都要有严格的标准,在各个环节上确保设备的安全运行。此外,对护理操作的全过程进行监控,实施闭环管理。闭环管理是现代安全生产管理中的基本要求,对任何一个环节的管理最终都要通过闭环才能结束,闭环管理模式可以有效减少中断事件的发生。护理中断事件具有突发性、不确定性等特点,增加中断事件防护的目的是为了更好地保证患者安全和护理人员工作安全。

然而,不良结局护理中断事件的发生不是单一因素的作用,通常受人、机、环境和管理因素之间的系统关系影响,事故发生的直接原因是人的不安全行为和机器、环境的不安全状态;机器、环境的不安全状态同时也会引发人的不安全行为。管理缺陷常常是事故的直接原因,也与人自身的行为性质有关。作为护理管理者,应该注重系统因素关系的协调,为护理人员提供良好的作业环境,做好安全教育和安全管理。

现通过以下2个案例加深大家对护理中断事件的认知:

案例一:某医院乙护士在给一老年患者输液后,因回答其他患者的病情询问(可判定为护理中断事件),再加上患者的衣袖滑下将压脉带盖住,忘记放松压脉带,该患者因肢体感觉迟钝,亦未发觉不适,交接班清点物品时才发现压脉带数量不对,此时距离输液已过去了6个多小时,该患者输液的肢体青紫、水泡伴肢端发黑,最后造成患者不幸截肢。

案例二:某医院消化内科,甲护士正准备为12床患者抽血,但是36床突发消化道大出血需紧急备血,其责任护士忙不过来,治疗护士嘱咐她协助抢救,并将36床采血管放在她的治疗盘里(可判定为护理中断事件)。甲护士也想赶快为36床采血,竟然忘记12床采血管也在她的治疗盘里面,于是,她将治疗盘内所有的采血管都采集了36床患者的血,并赶忙送检。最后12床的检验结果其实是36床的。

上述2个案例只是临床工作中发生护理中断事件并引起不良结局的冰山一角,我们应该采取多种措施加强对不良结局护理中断事件的防护,具体包括:

1. 明确职责,建立流程　护理核心制度"护理交接班制度"中明确,交接班过程中,凡因交接不清造成的事件和后果要由接班者负责。护理中断事件管理也是一样,正在工作中的护士被其他事情所分心、所打扰,因而造成的不良后果由该事件的当事者负责。通过明确职责,建立护理中断事件管理流程,调查分析护理中断事件及其原因,从而制定出相应的护理中断事件管理方案,制定出标准化操作流程,规范并推广其应用。

2. 佩戴标识,提醒"忙碌"　目前,部分医院设计了印有"工作中,请勿打扰"字样的药物配制人员专用的红马甲。当护士执行配制药物等高风险操作时,佩戴红色警示马甲或袖章,可以提醒患者、陪同人员、同事等不要造成该护士工作的中断或侵扰,这是对想要给你发送讯息的人们一种善意的提醒。这是个很简单、易操作的措施,但其效果会超出你的想象。当看到你发出的忙碌信号时,他们通常会等待,不去打扰,助你专心工作。面对琐事缠身的工作环境,我们可以通过这些简单的防范措施来避免过多地分心,为自己打造一个专注的、安全的工作空间。这样,我们才能将工作完成得更好,能在面对多个任务时有条不紊地逐一完成。

3. 进行干预,加强教育　针对护理中断事件发生的高危时间段,如交接班时段,应使用标准化沟通模式,保证信息准确传递。使用标准化工作流程审查表,保证交接班连续性与延续性,签名后负责,责任到人,以利于工作质量控制与工作质量持续改进。护士长在平时护理管理中,应有针对性地强化教育,让护理人员知道护理中断事件的危害以及有效的防范措施。目前部分医院和科室要求护理人员上班时间不允许携带手机,或设置专门存放手机的位置,这也是一种避免护理人员被手机干扰的有效管理手段。

4. 强化培训,有的放矢　护理中断事件造成护理不良事件发生较多的医院和科室,应组织召开专题讨论分析会,对管理过程进行质量评价,了解掌控管理中的薄弱环节,可以采用情景模拟的形式进行演练,将质量管理措施循环植入工作情景模拟,控制过程质量与结局质量,在干预改进前对护理团队成员进行培训,统一认识和破解护理中断事件的方法,同时将干预执行方案纳入绩效管理中,作为重点督查内容。通过护理中断事件管理的改进与实践,降低护理中断事件的发生频次,缩短发生间隔时间,优化中断事件结局,有效改善护理工作质量与结局,提高护士工作效率与自我效能,以期达到护理中断管理的终极目标,即减少和消除消极型护理中断事件。

六、抓好细节管理

管理无大小,成功的管理者善于抓好细节管理,强调细节在空间和时间上的积累。在护理中断事件的空间管理上,强调为护理人员提供安静的工作环境。护士站放置"请勿大声喧哗"的警示牌,治疗室门口张贴"请勿打扰"的警示牌,治疗室实行7S(整理、整顿、清扫、清洁、素养、安全、节约)的环境管理,用物准备充分,整齐摆放,高危药物张贴醒目标识,避免发生护理中断事件时延误抢救时机;控制病房陪护人员的数量,规定探视时间及人数,避开护理治疗高峰时段。在护理中断事件的时间管理上,建议建立闭环的信息处理系统。当发生护理中断事件后,护理人员必须重新对当前事务进行确认,从处理护理信息的中断点进行下一环节的护理工作,如不进行确认,则无法进行到下一环节。同时,针对护理信息系统的程序设计设置安全警告的小窗口,如处理不当,则有小窗口阻止执行下一步操作,直至正确执行当前操作后才能进入后面的环节。

七、临床思维培养

临床思维能力作为护士岗位胜任力的重要核心能力,是指护士在临床实践中对疾病的诊断与治疗的分析、逻辑推理、临床判断和决策、应用措施以解决问题的能力。

临床护理工作要求护理人员能在复杂的工作环境中正确运用护理程序,对患者各阶段存在的不同问题提出解决方案并评价其效果。临床护理思维的培养能促使护理人员面对护理中断事件时仍能正确完成当前任务所需的护理程序,并对护理中断事件进行理性的处理与分析。但目前,临床护理工作者不太重视思维方法的研究,只是停留在感性认识和自身经验,缺乏理性思考,常表现出单向性思维、封闭性思维、求同排异性思维和机械性思维四种思维模式。我国目前关于对护理人员进行护理中断事件临床思维的培养仍处于初级阶段,学校教育、院内及院外的岗位培训都对护理中断事件应对思维的培养较少,护理人员对护理中断事件的认知处于不成熟阶段,因此我国护理人员的临床思维能力普遍较低,难以有效预测临床护理工作中可能发生的护理问题。因此,护理管理者应注重并加强对临床护理人员临床思维能力的培养,强化护士临床胜任能力的训练,提升护士有效应对护理中断事件问题的能力。

基于护士岗位胜任力的临床思维培训应分层次进行,根据不同层级护士临床思维特点及存在的差异制订不同的目标和培训内容,采取不同的培训手段,有针对性地开展护士的临床思维培训,有助于提升培训效果。对低年资护士培养评判性临床思维意识,可将基础理论知识融入每天晨间思维训练中,以临床护理问题为线索,多采用反向思维模式提问、反思日志等。中、高年资护士主要通过个案管理、多模式的业务查房、案例分析或辩论、应急演练等培训方式,以激发其学习兴趣、主动加强团队协作能力,全面提升其临床决策和临床思维能力。对于评判性思维能力较强、喜欢质疑和探究的护士,让他们多参与科研项目,培养科研思维能力,同时学会用循证的思维解决临床问题,从而提高临床思维能力。

第三节　中断事件情绪管理

一、情绪变化会对护理安全产生不良影响

情绪是每个人所固有的,是人们对待客观事物的一种特殊的反应形式,是受客观事物影响的一种外部表现。这种表现是体验又是反应,是冲动又是行为,每个人都有自己的认识和体验。人们无时无刻不与情绪发生关系,情绪是在社会发展中,为了适应生存环境所保持下来的一种本能活动,并在大脑中进化和分化。人类的情绪一般分为四种基本形式:愤怒、恐惧、快乐、悲哀。主观体验、生理唤醒和外在行为是情绪的三个组成部分,只有在三者同时活动、同时存在,才能构成一个完整的情绪体验过程。

由于人与人之间存在各种差异性,如生活条件、心理状态、耐受力、经验、性格等,在同一刺激作用下,可能导致不同的情绪体验。情绪本身无好坏之分,但由情绪引发的行为或行为的后果有好坏之分,因此,我们一般根据情绪引发的行为或行为后果,将情绪划分为积极情绪、消极情绪两大类。需要额外注意的是,负性情绪不等同于消极情绪,它是指那些不愉快甚至引发人痛苦、愤怒的情绪体验,如压抑、生气、委屈、难过、苦恼、沮丧等。负性情绪在一定的情境之中,也同样具有重要的作用。例如恐惧的情绪使人脱离险境,羞耻情绪使人避免做违背社会规范的行为,痛苦的情绪具有促使人们及时调整自己的积极的功能等。

现代医学和心理学的研究成果表明,积极的情绪如愉快、舒畅、乐观、豁达等,能提高大脑皮质的张力,通过神经生理机制保持人体内外环境的平衡与协调,从而提高机体的免疫力,增强人们的活动能力;消极的情绪会干扰心理活动的内稳定,导致认识机能障碍与行为失调,当消极情绪发展到一定程度,能够主宰人的身体及活动情况,使人的意识范围变得狭窄,判断力降低,失去理智和自制力,甚至直接影响人的身体健康。人体在工作时,在消极情绪的状态下操控机器极易导致不安全行为的发生。即使只是在消极情绪状态下简单地做一项选择,都有可能对事件的最终结果造成大错。

二、不良情绪与护理中断事件的关系

顺畅的工作节奏会带来愉悦的心情。护理中断事件的频繁发生，使护理人员的工作陷入被动的忙乱状态，打断原有的工作节奏，产生一定的应激反应，而处于高度应激状态下的个体处于极易出现紧张、焦虑、埋怨等负性情绪体验，或无能为力、职业认同感下降，进而分散护理人员的注意力，增加护理中断事件结局的不确定性，威胁临床护理安全。如在对武汉市某三甲医院曾发生不良结局护理中断事件的8名护士进行的质性访谈中，一名护士谈论到很多时候本来可以按时下班的，但是总会有诸多事情影响工作的顺利完成，计划中的约会频繁泡汤，每当这个时候情绪总会很失落。护士经历护理中断事件后的不良情绪，其原因既有应对护理中断事件不利引起的不良结局，又有护理中断事件影响护士的工作效率、频繁中断工作节奏、延长工作时间等而带来的不愉悦体验。此外，部分不良结局的护理中断事件还会对护士产生持久的心理影响，甚至改变职业生涯轨迹。如在本章第二节案例2中因中断事件而造成患者血液标本采集错误的护士，事件发生后她一直处于自责、悔恨的情绪中，并经历很长一段时间才从这种情绪中走出来。

不良的情绪在正常的工作条件下有产生不安全事件的可能。由于护理工作的特殊性、复杂性，护理中断事件增多可使护理人员的不良情绪无法排解，不良结局护理中断事件数量增加，反之，不良结局护理中断事件又恶化了护理人员的消极情绪，二者相互消长，愈演愈烈，从而陷入恶性循环，最终增加护理安全事件的发生，威胁患者的生命健康与安全。

三、加强中断事件产生不良情绪的管理

情绪对安全行为的影响极大，所以如何发挥情绪对安全的积极作用，避免其不利影响，是控制人员不安全行为中的一个重要问题。情绪管理指通过研究个体和群体对自身情绪和他人情绪的认识、协调、引导、互动和控制，充分挖掘和培植个体和群体的情绪智商、培养驾驭情绪的能力，从而确保个体和群体保持良好的情绪状态，并由此产生良好的管理效果。现代工商管理教育将情商和自我情绪管理视为领导力的重要促成部分。有专家认为情绪管理是指用心理科学的方法有意识地调适、缓解、激发情绪，以保持适当的情绪体验与行为反应，避免或缓解不当情绪与行为反应的实践活动，包括认知调适、合理宣泄、积极防御、理智控制、及时求助等方式。

情绪管理的基础为了解、识别及评估情绪。情绪健康有三个基本标准：①情绪的目的明确、表达恰当，情绪健康的人能通过语言、神态、行为准确地表达自己的情绪，并能采用自己和社会都可以接受的方式去释放、表达和宣泄情绪；②情绪反应适时、适度，情绪健康的人做出的情绪反应无论是积极或是消极，总是能够找到发生原因，情绪反应的强度与引起该情绪的情境相符合，反应发生和持续的时间与反应的强度相适应；③积极情绪多于消极情绪，这一观点并不否认消极情绪本身的存在价值及其合理因素，只是说，情绪健康的人其积极性质的反应多于消极性质的反应。

学习识别与评估情绪，一是通过面部表情，多数人喜怒哀乐形于色，所谓出门看天色，进门看脸色；二是通过肢体语言，如抚摸、擦掌等；三是通过声音的特点，如语调、语速等；四是通过身体的生理变化，个体自身能够感受，可通过生物反馈仪、心率、皮肤电等来监测。

情绪管理的关键在于如何使个体的情绪体验对其行为产生增力作用。从安全行为的角度，当情绪处于稳定状态时，人的大脑处于最佳活动状态，思维与动作较敏捷，更有利于做出正确的判断和采取积极的行动；当情绪处于抑制状态时，思维与动作显得迟缓，不利于突发紧急状况的应对和处理；当情绪处于过度兴奋或强化阶段时，个体往往有反常的举动，出现思维与行动的不协调、动作之间的不连贯，这些都属于安全行为的禁忌。实际安全管理中，管理者应引导职工学会控制自己的情绪，减少工作中的失误，保证安全生产。在中断事件情绪管理中，护士情绪受许多因素的影响，人格、性别、工作时间、工作环境等都会导致情绪的产生，直接关系到患者安全以及护理服务质量。因此，护理管理者亟需根据护士的情绪特征采取相应的情绪管理方法。

（一）护士自身可采取的情绪管理方法

1. 自我觉知情绪 护士可每日记录对自己情绪影响较大的时刻和事件，并思考引起情绪波动的诱因，情绪的变化给工作带来的影响和其产生的后果以及使情绪平复的方法等。

2. 情感宣泄 在工作中所产生的情绪就如同洪水一样，若不及时把它泻出去，会像水库里不断涨高的洪水，给个体的心理堤坝造成强大压力，并持续对工作产生影响。若负性情绪得不到及时宣泄，达到一定程度时则会引发严重的心理问题，甚至精神性心理疾病。所谓宣泄，就是把积存在心理的郁闷打扫干净，使神经通道畅通无阻。它是通过疏导宣散、发泄畅达的方式，把积聚、压抑在心中的不良情绪宣泄出去，达到因势利导，摆脱苦恼，恢复心理平衡的目的。宣泄方法包括：①挥泪痛哭法，哭是自我心理保护的一种措施，它可以释放不良情绪产生的能量，调节机体平衡，促进新陈代谢，同时促使情绪和肌肉放松，从而使人轻松；②倾诉苦衷法，它是通过言语或文字来倾吐和发泄情绪的方法。护士在烦恼的时候，若能找到知心朋友、同事或亲人尽情倾吐、发泄情绪或寻求他们的帮助，或通过书信、日记等方式向不在身边的朋友诉说，有助于缓解不良情绪；③运动宣泄，运动能加强人的自尊与独立感，消除沮丧的情绪。研究表明，长时间运动后，人体内去甲肾上腺素倍增，去甲肾上腺素能排除消极、颓废情绪和悲观心理，使人欢畅、乐观、精力充沛，常见的运动项目包括跑步、打球、跳舞、下棋等；④模拟宣泄法，医院可在不同的病区设置一个心理发泄室，并在房间内设置一个橡胶人或沙袋，当医生或护士在工作中或生活中遇有不顺心的事而产生负性情绪时，可以供他们发泄消极情绪。

3. **心理暗示** 指通过语言、形象、想象等方式，对自身施加影响的心理过程。心理暗示可以影响人的情绪，甚至影响人对情绪的控制能力。心理暗示包括语言暗示、自我鼓励两种方法。①语言暗示：语言是人类特有的高级心理活动，语言暗示对人的心理乃至行为都有着奇妙的作用。当不良情绪要爆发或感到心中十分压抑的时候，可以通过语言的暗示作用，来调整和放松心理上的紧张，使不良情绪得到缓解。②自我鼓励：自我激励是人们精神活动的动力之一，也是保持心理健康的一种方法。在护理中断事件发生时，许多护士常常心里自发地将其视为自己工作的一种负担，将无干扰的中断事件视为有干扰，这既加大了护士当时的心理压力，也降低了当前事务和中断事件的处理效率，从而导致发生不良结局护理中断事件的概率增加。因此，在外界发出中断事件时，护士可在心里默念或轻声警告"镇定""这件事情没有那么难""不要怕，我能够顺利完成这件事""我现在正在干什么，完成中断事件之后我接着从这里做"等来降低对中断事件的消极感知。处理完护理中断事件后，护士可进行自我鼓励，如"这件事我处理得很好，下次可以继续这样做""你做得真棒"等来强化中断事件的有效应对。

4. **放松技术** 当护士产生紧张、焦虑、恐惧等不良情绪的时候，可以适当地使用放松技术，来达到缓解、消除紧张情绪的目的。放松技术通常包括肌肉放松、深呼吸、想象放松、冥想训练等。

5. **音乐调节** 主要是指通过音乐对人的大脑皮质起刺激作用，影响人体情绪。音乐可以使人体血压正常、肌肉松弛、脉搏放慢，从而感到轻松愉快、精力充沛，进而消除紧张、压抑和烦恼的情绪。音乐调节可以通过听不同的乐曲把人们从不同的病理情绪中解脱出来,例如忧郁烦恼时可以听《蓝色多瑙河》《卡门》《渔舟唱晚》等意境广阔、充满活力、轻松愉快的音乐;失眠时可以听莫扎特的优雅宁静的《摇篮曲》、门德尔松的《仲夏夜之梦》等乐曲;情绪浮躁时可以听《小夜曲》等宁静清爽的乐曲。在临床护理工作环境中,通过临床调查与研究,了解护士在哪些时间段内工作状态极易下降,哪些类型的音乐能够使护士心情放松,然后通过在此时间段内播放该音乐,如轻音乐等,使护士心情放松,提高注意力,以提升工作效率。

6. 专业的心理干预　指在心理学理论指导下有计划、按步骤地对一定对象的心理活动、个性特征或心理问题施加影响,使之发生朝向预期目标变化的过程。心理干预包括预防性干预、心理咨询、心理治疗、心理康复、心理危机干预等。在新护士入职前,护理管理者应将心理学基本知识、情绪管理知识和技巧等纳入入职前培训内容。心理困扰较严重的护士应主动去院内心理咨询室寻求专业支持,克服心理困扰,充分发挥个人的潜能,促进自我成长。心理困扰已发展成心理障碍(焦虑症、抑郁症等)的护士,应立即停止工作,并于心理科接受专业心理干预和治疗,使心理、行为甚至生理发生改变,促进人格的发展和成熟,消除或缓解心身症状。具体的心理干预方法包括合理情绪疗法、正念疗法、音乐疗法等。

(二)护理管理者可实施的情绪管理措施

1. 建立和谐的人际关系,奠定情绪基础　和谐的人际关系不仅包括和谐的家庭关系,还包括良好的工作关系。研究表明,人际关系的好坏影响护士的情绪状态,人际关系好的护士情绪管理较好,反之人际关系差的护士会将不良情绪带到工作中去,直接影响护理服务质量。作为一名护理管理者,应以营造和谐工作氛围、打造和谐奋进的优秀团队为基本要求。第一,制定切实可行的管理制度,包括日常行为规范、岗位责任制、各职能护士的职责等,规范护士行为,保障护士利益;第二,明确管理目标。护理管理者在管理过程中,先要理顺管理关系,再者必须清晰地划分各部门的职责,明确分工,同时结合上级要求和本科室的实际定一个近期的发展目标,然后带领科室全体护士向目标冲刺,这样才能让护士在工作中找到归属感,提高职业认同感和护士内部之间的凝聚力;第三,学会沟通、关心护士。沟通的前提是相互尊重,管理者与下属职位不同,在人格上是平等的,尊重你的下属,实际上所获得的是不断增进的威望,如平时上班,主动去问候护士工作情况、路上相遇主动微笑点头等,并对下属的某些固有的优点给予适度的认可褒奖,使对方在心理满足的基础上接受任务,他就会在较为愉快的情绪中顺利完成工作任务;第四,利用激励制度,创造和谐上进的团队氛围。各科室应根据其特征,他们在广泛征求所有护士意见的基础上出台一套大多数人认可的、科学的、公平合理的、透明的、行之有效的和"以人为本"的职工激励机制,让护士在开放平等的环境下展示自己的才能,激发他们的竞争意识,最大限度地激发员工的积极性;第五,定期举办科室娱乐活动,如野炊、旅游、演讲比赛、文艺汇演等,加强护士之间的交流和沟通,提高集体之间的亲和力和凝聚力,为护士创造一个团结和谐的工作环境;第六,了解、发现护士的情绪变化,关心每位护士的家庭生活,及时了解护士工作和生活中存在的困难,为护士的切身利益着想,尽力帮助他们解决遇到的各种问题,这对创造和谐进取的工作环境同样具有重要的意义。

2. 进行安全心理调适,提高情绪稳定性 心理调适是指采取一定的手段,将容易引发事故的不良心态调节到有利于操作顺利进行的安全心理状态。根据安全心理学,操作人员的不安全心理状态主要表现在以下方面:①骄傲自大、争强好胜;②情绪波动、思想不集中;③技术不熟练、遇险惊慌;④盲目自信、思想麻痹;⑤盲目从众、逆反心理;⑥环境干扰,判断失误等。护理人员面对护理中断事件应积极进行心理调适,减少因不安全心理状态诱发安全事故。但是不同的人、不同的心理状态,具体的调节方法也不同,应根据具体对象而定。第一,护理管理者应注意每位护士的个性心理特征,加强护士的基本心理素质培养。心理品质包括一个人的感知觉、思维、注意力、行动的协调连贯、反射建立、反应能力等。这些都可以通过教育培养得到提高,所以应将这些内容纳入护士的入职培养计划当中。第二,研究数据表明,活泼型和冷静型人员相比,事故发生率较低,可以称为安全型;轻浮型人员事故发生率较高,称为非安全型。因此,管理者不应只注重护士的护理专业培训,还要重视其心理调适能力培训,可定期开展心理教育与培训项目(如情绪调节训练、应激处理训练、注意力迁移训练等),提高心理特征的稳定性。第三,重视危险、单调、重复作业人员的心理疲劳,尤其在急诊科、重症监护室、手术室等科室,护理管理者应从管理上采取措施来提高他们的工作质量与效率,例如调整此类人员的工作与休息时间、增加他们在工作中的提醒次数等。此外,还可进行一定的模拟实验,统计不同人员心理疲劳的极限值,以及在此状态下发生不良结局护理中断事件的频率,探索防止易发生人为失误的、具有针对性的措施。

3. 开展情绪管理培训,提高中断应对能力 不同层级护士的工作经历、性格等不同,其护理中断事件情绪反应及应对方式也不同。部分护理人员情绪稳定,对于突发的护理中断事件可从容应对并产生积极结局。而情绪波动大的护士极易受到外界环境因素的影响,并将消极情绪带到护理中断事件的应对处理中,从而产生极度危险的不安全行为。因此,护理部门应采取措施对全院护士进行情绪管理培训。第一,护理管理者应增加护理人员对情绪管理的认知,明确不良情绪对护理安全的影响;可定期在全院召开护理管理讨论会、安全系列主题培训等来分析护士不安全行为中的情绪因素,并从另一方面介绍积极情绪给护理工作带来的有利影响,使护士吸取经验教训。第二,护理管理者可定期对护士进行情绪管理知识的专题培训,如有计划地聘请专业老师传授给护士自我心理减压和自我心理疏导的方法,让护士充分了解自我情绪管理的重要性,并掌握情绪波动时的正确处理方法和有效求助渠道,整体上提高医院护士的情绪管理水平。第三,护理管理者应为护士创造情绪管理的有益环境,包括在阅览室内提供情绪管理方面的书籍、在病区内设置情绪发泄室、心理咨询室等,护士长自身可成为科室护士倾诉苦衷和寻求帮助的最有力对象,这样既可使护士的情绪得到发泄,同时有利于护士长了解护士的日常工作以及遇到的困难等。第四,高频率的护理中断事件在无形之中加重护士工作负担,会使其产生情绪倦怠,消极应对护理中断事件,从而产生不良结局,故可认为护理中断事件情绪管理的关键之处在于其处理护理中断事件的能力。因此,应该加强护士对所从事护理任务的统筹能力,做好时间规划,学习时间管理法。第五,医院管理者应从系统管理层面加强对护理中断事件的管理,如医疗信息化系统的完善与不断改进、闭环管理模式及流程再造、无陪护病房的开展、智慧病房的建设等,理顺各个部门的工作环节,最大限度减少临床工作中护理中断事件的发生频率。

第十二章

特殊的中断管理对策

【导读】随着计算机、信息等相关领域关键技术的突破,虚拟现实技术及人工智能日益成熟,已被广泛地应用于军事、教育、培训、建筑以及医疗等各种领域,即"VR/AI+"。而如何将虚拟现实技术及人工智能应用于护理中断管理、助力于患者安全管理是需要我们探讨的重要话题之一。

本章将介绍虚拟现实技术和人工智能的概念、特征及其在医疗和护理领域中的应用等内容,并对其在护理中断事件安全管理中的应用前景进行探讨。

第一节　虚拟现实技术

一、虚拟现实技术的概念

虚拟现实技术(virtual reality technology,VR)是一种可以创建和体验虚拟世界的计算机仿真系统。它利用计算机生成一种模拟环境,向用户提供视觉、听觉、触觉等多种感官刺激,用户可通过头盔式显示器、数据手套、数据衣服和自然语言等方式与这一环境(包括其中的虚拟物体、人物)进行实时交流与互动,带来一种身临其境的沉浸感受。虚拟现实技术的概念最早由美国著名计算机学家伊凡·苏泽兰(Ivan Sutherland)于20世纪70年代提出,其发展史大致可以分为4个阶段:有声形动态的模拟是蕴含虚拟现实思想的第一阶段(1963年以前);虚拟现实萌芽为第二阶段(1963~1972年);虚拟现实概念的产生和理论初步成形为第三阶段(1973~1989年);虚拟现实理论进一步地完善和应用为第四阶段(1990~2004年)。后来,在虚拟现实的基础上又衍生出"增强现实"和"混合现实"。

随着计算机、信息等技术的发展,虚拟现实技术日益成熟,已在军事、航空、医学、教育、娱乐等多个领域得到广泛的应用。近年来国内外研究人员利

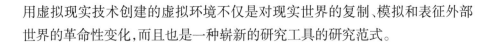

用虚拟现实技术创建的虚拟环境不仅是对现实世界的复制、模拟和表征外部世界的革命性变化,而且也是一种崭新的研究工具的研究范式。

二、虚拟现实技术的概述

(一)虚拟现实技术的主要特征

1. **沉浸性** 是指作为主角的人感受到的虚拟环境的真实性。虚拟现实技术是根据人类视觉、听觉的生理心理特点由计算机产生逼真的三维立体图像,用户戴上头盔显示器和数据手套等交互设备,便可将自己置身于虚拟环境中,成为虚拟环境中的一员,有一种身临其境的感觉。

2. **交互性** 是指用户对虚拟环境内物体的可操作程度和从环境得到反馈的自然程度。虚拟现实系统中的人机交互是一种近乎自然的交互,可通过键盘、鼠标、头盔、数据手套等设备进行交互。用户通过自身的语言、身体运动或动作等自然技能,对虚拟环境中的对象进行触摸或操作。

3. **想象性** 是指用户沉浸在多维信息空间中,依靠自己的感知和认知能力全方位地获取知识,发挥主观能动性,寻求解答,形成新的概念。

4. **多感知性** 虚拟现实系统中装有视、听、触、动觉的传感及反应装置,因此,用户在虚拟环境中可获得多种感知,亲身体验交互操作的反应与感受。

5. **自主性** 是指虚拟环境中物体依据各自的模型和规则按操作者的要求进行自主运动的程度。例如,当受到力的推动时,物体会向力的方向移动,或翻倒,或从桌面落到地面等。

(二)虚拟现实系统的分类

根据虚拟现实所倾向的特征的不同,可将目前的虚拟现实系统划分为4个层次:桌面式、增强式、沉浸式和分布式。

1. **桌面式虚拟现实系统** 是指利用个人计算机或中、低档工作站作虚拟环境产生器,计算机屏幕或单投影墙是参与者观察虚拟环境的窗口,由于受到周围真实环境的干扰,它的沉浸感较差,可是成本较低,目前比较普及。

2. **增强式虚拟现实系统** 是指允许参与者看见现实环境中的物体,同时又把虚拟环境的图形叠加在真实的物体上。穿透型头戴式显示器可将计算机产生的图形和参与者实际的即时环境重叠在一起。该系统主要依赖于虚拟现实位置跟踪技术,以达到精确的重叠。

3. **沉浸式虚拟现实系统** 是指主要利用各种高档工作站、高性能图形加速卡和交互设备,通过声音、力与触觉等方式,并且有效地屏蔽周围现实环境

171

（如利用头盔显示器、三面或六面投影墙），使得用户完全沉浸在虚拟世界中。

4. 分布式虚拟现实系统 是指在原有沉浸式虚拟现实系统的基础上，将不同地方的虚拟现实系统通过互联网连接起来，使用户共同参与相同的一个虚拟空间，并在彼此之间形成有效互动。

（三）虚拟现实技术的优势和不足

虚拟现实技术以全新的影音体验方式和操控方式为各领域带来空前的革新，虚拟现实技术相关产品也给用户带来震撼的体验。然而，任何一种新技术都有其优势和不足。就目前来说，虚拟现实技术的应用所显示的优势和存在的不足见表 12-1。

表 12-1 虚拟现实技术的优势和不足

优势	不足
立体成像显示器增强视觉立体感	眩晕、视觉疲劳等操作不适感较重
沉浸式体验减少外界干扰而增强代入感	不良内容对用户的伤害被放大
头部追踪技术让用户有更强的参与感	沉浸式体验放大"网络游戏成瘾"等问题
更丰富的体感操作将增强代入感	VR 相关产品缺乏行业的统一标准
VR 可以让内容从体验上突破矩形屏幕的边界限制	全封闭式体验难以实现用户间现实的交流分享体验，即"人机交互"问题

三、虚拟现实技术在医疗领域的应用

虚拟现实技术在医学领域具有广阔的应用前景。早在 1985 年，美国国立医学图书馆就开始人体解剖图像数字化研究，并利用虚拟人体开展虚拟解剖学、虚拟放射学以及虚拟内窥镜学等学科的计算机辅助教学。2016 年，广州市正骨医院建立了全国首个"虚拟现实医院"，该医院运用 VR+3D 技术，在医疗教学培训、远程医疗、康复治疗以及心理治疗等多方面提供更好的解决方案。目前的趋势表明，虚拟现实技术将会被加速推广至医疗领域，科研人员和医护人员正努力把该技术融入临床应用中。随着研究的不断深入，传统的二维医学将会被基于虚拟现实技术的三维重建、3D 打印、虚拟仿真等方式的三维可视化医疗环境所取代。虚拟现实技术的特点与医学领域高度契合，有望成为最有前景的三维可视化解决方案，在临床治疗、医学教学、手术导航等方面都能发挥重要作用。

四、虚拟现实技术在护理中的应用

近年来,虚拟现实技术也逐渐引起国内外护理学者的关注和重视,在护理教育、护理技能培训、临床护理等领域均取得了良好的应用效果。

在护理教育领域,德国汉堡 Eppendorf 大学研发的 VOXEL-MAN 虚拟人体系统,通过重建人体各部位的三维模型,让用户通过头盔显示器可以清楚看到人体肌肉、骨骼、血管等部位的解剖结构,并能模拟人体解剖过程,将抽象的知识形象化,加深学生对知识的理解,有利于人体解剖结构课程的讲授与学习。为了促进学生对人体解剖结构的理解和掌握,国内也有高校构建了全数字化的虚拟可视人体三维解剖模型。西安医学院利用虚拟现实建模语言(virtual reality modeling language,VRML)技术提供的几何形体建模方法,构建了弥散性血管内凝血(disseminated intravascular coagulation,DIC)的三维模型图片和视频,以实现三维立体展示,使得 DIC 这种抽象概念具体化,从而提高护理专业学生的学习效果。

在护理技能培训领域,瑞典 Melerit Medical AB 公司研制的导尿虚拟训练系统,由笔记本电脑和仿真尿道组成,可用于导尿技能的培训,同时能对操作者的操作能力进行客观的评价,在培养护理专业学生动手能力方面起到了积极作用。我国吉林大学护理学院构建的网络虚拟静脉注射系统,以 Leardal 公司的虚拟静脉注射软件为基础,预设了 100 多种不同的病例和 40 种独特的患者手臂可供操作者选择和练习。目前,国内多所大学均在护理技能训练中引进了虚拟静脉注射系统,并取得了良好的教学效果。此外,综合能力的培养对护理专业学生同样重要。虚拟场景的设计是利用 3DSMAX 技术模拟出与真实环境相仿的空间,如病房、社区、战场等,包括环境中的设备、人物、情景等,操作者接受到虚拟环境中的各种信息后,经过自身的判断和决策进行相应的操作,旨在全面培养护理专业学生在面对复杂问题和突发情况时的判断、思考、处理等综合能力。

在临床护理领域,虚拟现实技术所生成的虚拟环境是集视、听、触等一体化的,更加逼真,可使患者更易于沉浸或参与到所创建的虚拟环境中,从而在一定程度上减轻患者从真实环境中获得的消极体验。例如,将其应用于疼痛护理,可以减轻患者疼痛及治疗性操作所带来的各种不适;将其应用于护理健康宣教,可以增加趣味性,从而调动患者积极性、提高参与度;将其应用于远程护理可以增加真实性,更好地达到护理效果。

虚拟现实技术以其独特的优势在医疗护理领域展现出广阔的应用前景，同时，也存在诸多尚未解决的问题和尚未涉及的领域，这些为今后的研究与应用提供了方向。

五、虚拟现实技术在护理中断事件安全管理中的应用前景

鉴于虚拟现实技术的沉浸性、交互性、想象性以及多感知性等特点，其在未来的医疗护理领域将大放异彩，如在护理安全培训中，应用虚拟现实技术模拟常规、用药以及特殊临床护理中断事件的发生情境，模拟结束后通过问卷调查或结构式访谈等方式了解接受培训护士对临床护理中断事件的体验、思考以及分析。通过这类培训强化护士对不同临床情境下所发生的护理中断事件的认识，加深护士对护理中断事件的理解，从而尽可能地减少临床护理工作中护理中断事件的发生。另外，此类培训能够为护士提供思考如何管理护理中断事件的机会，获得切合自身特点的护理中断体验，包括中断事件是否会影响其护理操作过程，挖掘自身所具备的知识技能以及同类护理中断事件再次发生时的应对策略等。随着虚拟现实技术的不断发展和医护人员对其认识的不断加深，未来虚拟现实技术在医疗护理领域，尤其是患者安全管理方面将会有更多符合临床实际的进展。

第二节　人工智能技术

一、人工智能技术的概念

人工智能技术（Artificial intelligence technology，AI）是在计算机科学、控制论、信息论、神经心理学、哲学、语言学等多种学科研究的基础上发展起来的一门综合性很强的交叉学科。关于人工智能，国际人工智能专家 N. J. Nilsson 将其定义为"怎样表示知识、怎样获得知识以及怎样使用知识的科学"。后来，学者们分别从不同的角度，包括类人、理性、思维与行为以及学科等方面进行定义和解释。综合诸多学者对人工智能的认识，认为人工智能的实质是基于人类的设定与要求，以与人类智能相似的方式作出反应的智能机器或软件。人工智能通过计算机技术模拟人类的智能，主要内容包括智能机器人、专家系统、机器学习、知识获取和处理、自动推理等。

"人工智能"一词最早于1956年在美国达特茅斯大学学术会议中被提出，

该会议涉及数学、神经生理学、心理学、信息论和计算机科学等多领域研究人员。John McCarthy 等在该会议中首次使用了"人工智能"这一术语,由此开创了人工智能的研究领域,在美国形成了以人工智能为研究目标的三大研究小组,分别是 Carnegie-RAND 协作组、国际商业机器公司工程课题研究组和麻省理工学院研究组。1969 年国际人工智能联合会(international joint conference on artificial intelligence,IJCAI)成立。随着人工智能研究的发展,1974 年又成立了欧洲人工智能学会(european conference on artificial intelligence,ECAI)。20 世纪 70 年代,由于各项技术存在缺陷与不足,人工智能研究尚未大面积普及,直到"深度学习"这一理念的提出,该问题才得以解决。近年来,微软、亚马逊、脸书、IBM 在人工智能领域方面开展了大量工作,并于 2016 年 9 月联合成立了 AI 合作组织,旨在保障人工智能能够在未来合理地发展、应用。同时,国内的百度、阿里、腾讯以及科大讯飞也在医疗领域的人工智能应用方面进行了大量尝试。

二、人工智能技术在医疗领域的应用

人工智能技术在医疗领域应用广泛,包括医疗机器人技术、辅助诊疗技术、专家系统、医学影像、医疗智能信息化建设、基因测序技术、药物研发、健康管理服务(图 12-1)。

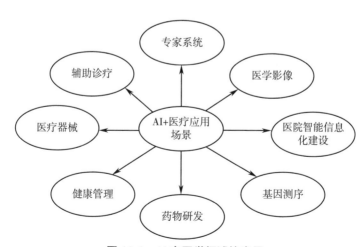

图 12-1 AI 在医学领域的应用

(一)医疗机器人

医疗机器人是人工智能应用中最受关注的领域之一,目前常见的医疗机器人可分为五类：手术机器人、检查机器人、康复机器人、护理机器人以及导诊机器人。1999年，达·芬奇机器人获得欧洲市场认证；2000年，达·芬奇机器人获得美国国家食品药品监督管理总局批准，从此达·芬奇手术机器人成为世界上第一个可以正式在手术室中使用的机器人手术系统。近年来，我国自主研发的手术机器人—妙手在临床中也逐渐得到应用。目前，手术机器人多用于泌尿外科、妇科、心胸外科、胃肠外科以及普外科等手术中。检查机器人，如胶囊内镜机器人，是体内远程控制机器人的常用形式，具有无创伤、无痛苦的特点，能够帮助医护人员诊断胃肠疾病。康复机器人主要针对部分运动能力丧失的患者，如机械外骨骼，一种能够帮助瘫痪或行动不便的患者主动行走的可穿戴式设备，可用于支撑患肢。护理机器人的功能较多，如智能输液配药机器人能够帮助护士提高工作效率、减轻工作强度；搬运机器人用于移动和搬运患者，减轻医护人员的腰背劳损。智能导诊机器人主要基于人脸识别、语音识别等技术，通过人机交互，起到挂号、科室导航、就医流程引导、知识普及等功能。由此可见，机器人在医疗保健领域中的用途逐渐多元化，应用范围正在迅速扩大。

（二）辅助诊疗

辅助诊疗是指基于人工智能对医疗知识的学习，模拟医生的诊断和推理思维，从而得出可靠的医疗诊断和治疗方案。Watson是人工智能在辅助诊疗中最成熟的应用之一。2011年2月Watson问世，由IBM联合纪念斯隆·凯瑟琳癌症中心基于美国国立综合癌症网络癌症治疗指南及其多年的癌症临床治疗实践经验训练而来。2012年Watson通过了美国职业医师资格考试，目前能够对肺癌、乳腺癌、直肠癌、胃癌等多种癌症提供咨询服务。IBM Watson包括沃森肿瘤、健康影像、健康管理、药物挖掘4大产品。百度公司发布的百度医疗大脑，能够通过对海量医疗数据、专业文献的分析，模拟医生问诊流程，依据用户症状提出可能出现的问题，并通过验证给出最终建议。医疗人工智能团队Airdoc，融合了多学科领域的知识和技术，在心血管科、肿瘤科、神经内科、五官科等领域构建了精准人工智能医学辅助诊断模型，可根据患者症状、既往病史、所在空间、发病情况等信息，准确判断出患者潜在疾病并推荐诊疗方案。

（三）专家系统

专家系统是一种运用专家系统的设计原理与方法模拟医学专家诊断、治疗疾病的思维过程编制的计算机程序。它是一种医生诊断的常见辅助工具，能够有效地运用专家多年积累的有效经验和专门知识，模拟专家的思维过程，帮助医生解决复杂的医学问题。专家系统属于人工智能的一个分支,自 1968 年费根鲍姆等人研制成功第一个专家系统 Dendel 以来,不断地发展。我国学者提出一种神经网络与专家系统串联的工作模式,能够更好地获取来源于医疗实践过程中的难以表达的知识,并且克服了专家系统知识获取的"瓶颈"问题,发挥了专家系统良好的解释功能。

(四)医学影像

医学影像是人工智能在医疗领域应用较早且较为广泛的领域之一。借助计算机视觉技术,能够实现病灶识别与标注、靶区自动勾画与自适应放疗以及影像三维重建等功能。人工智能技术对影像资料的处理主要包括 4 个步骤:数据预处理、图像分割、特征提取以及匹配判断。目前,人工智能在医学影像方面已经涌现出了以汇医慧影、医众影像、医渡云等为代表的影像云服务公司,同时还出现了 DeepCare、推想科技、图玛深维、雅森科技等提供智能影像分析与诊断服务的公司。2016 年 7 月,IBM 宣布成立 IBM Watson Health 医学影像协作计划,旨在将认知影像技术应用到医疗机构的日常工作中。谷歌旗下的 Deep Mind Health 能够利用人工智能技术,对眼部扫描进行高效分析。2017 年 8 月,腾讯发布 AI 医学影像产品——腾讯觅影,辅助医生对早期食管癌进行筛查,未来也将支持早期肺癌、糖尿病性视网膜病变、乳腺癌等病种的筛查。人工智能在医学影像中的应用能够有效地缓解医学影像学专业人员短缺、人工读片时间长的问题,但是也存在着识别标注困难、精准性差等问题,未来亟须解决。

(五)医疗智能信息化建设

医院信息化建设是目前医疗卫生行业发展的一个总趋势,通过借助人工智能技术,解决医疗环境中的多种需求,包括电子语音病历、智能体温单信息系统、智能导诊等。电子语音病历可以通过医护人员口述病历信息,利用语音识别技术识别医护人员所提供的内容,在原有的电子病历系统中生成文字版电子病历。有研究发现,通过语音识别的方式进行病例录入,平均每百字所需时间比普通方式减少 50%,当语音识别率提高时,病历录入的时间也会相应缩短。体温单是记录患者生命体征的重要信息,传统的手工绘制体温单存在诸多缺点。然而,智能体温单信息系统(intelligent temperature system,ITS)与传统体温单相比可显著缩短操作时间,有效减少差错。

(六)基因测序

基因测序是国际通用的基因检测方法之一,能够通过该技术检测病变的基因,起到疾病风险预测的目的。基因测序是人工智能在国内医疗领域中的一个热点,目前国内已有企业致力于提供基于基因测序的疾病风险预测服务,该类企业主要可分为三大类:基因测序仪器和试剂的研发、基因测序服务的提供以及生物信息分析。美国 Illumia 公司在 NGS 测序中处于霸主地位,主要研发基因测序仪;23andMe 公司主要面向消费者提供检测疾病基因的服务;国内的基因产业主要由华大基因领头,博奥生物、贝瑞和康等也相继涌出。而基于人工智能的肿瘤癌变用药基因检测模式,在建立有效的基因型和临床表型之间联系的生物分子信息系统的基础上,结合利用高通量测序技术绘制肿瘤细胞多组学全景图,借助人工智能与模式识别模型对药物的疗效和毒副作用进行评估,达到精准医学的要求。

(七)药物研发

人工智能技术能够提高药物研发的效率,起到缩短研发时间、降低研发成本的作用。计算机药物研发是人工智能领域中的一个新兴领域,药物研发需要不断对组成药物的无数小分子化合物进行筛选分析,因此借助人工智能强大的计算能力和先进的算法,能够有效地进行筛选评估。美国 Atomwise 公司成立于 2012 年 6 月,能够使用超级计算机分析现有的数据库,通过人工智能模拟药物研发的过程,并在研发早期评估新药的风险,起到新药发现、结合亲和力预测和毒性检测的作用。2015 年,该公司利用人工智能技术在不到一天的时间内,就成功地找出了能够有效控制埃博拉病毒的 2 种候选药物。英国 Benevolent AI 公司成立于 2013 年,同样也在药物研发领域进行新药研发和预测。IBM Watson 与辉瑞达成了合作协议,计划应用超级计算机的机器学习、自然语言处理以及认知推理能力探索癌症药物的研发。

(八)健康管理

健康管理就是运用信息和医疗技术,在健康保健、医疗科学的基础上,建立的一套完善、周密和个性化的服务程序。目前健康管理多以 APP 的形式呈现,通过人机交互,在营养管理、疾病管理、基本生命体征测定等方面发挥作用。Airdoc 团队设计的 APP 能够对菜品进行图像识别和分析,指导用户合理用餐,保证健康的饮食习惯。疾病管理主要体现在服药依从性、运动依从性以及健康知识宣教等方面,常见的 APP 多以常见的慢性病管理为主,通过 APP 提醒患者提高主观能动性,改善其健康结局。2016 年 1 月,IBM 联合美敦力合作推出了一款糖尿病监测 APP,并于同年 6 月与美国糖尿病协会合作,希望打造预防、鉴别、治疗糖尿病的数字化工具。基本生命体征测定是指通过使用手环、手表、手机等运动健康类监控设备,追踪用户心跳、睡眠质量和运动步数,为用户提供综合性的健康方案。

三、人工智能在护理中的应用

与其他学科一样,护理学科也是 AI 应用中的重要辐射范围。目前人工智能也逐渐被广泛地应用于护理教学、临床护理、慢病及老年护理等领域。

在护理教学领域,国内外多所大学借助慕课、翻转课堂、微课堂等方式创新护理教学模式,激发护理专业学生的学习兴趣,促进优质学习资源的共享。此外,还有借助相关软件及 AI 深度学习技术分析护理专业研究生的学习特点,为其创建学习体验,并收集其行为相关数据信息,再通过 AI 深度推荐算法,预测他们的兴趣爱好,智能化推送相应学习内容。

在临床护理领域,AI 的应用也比较广泛。美国 AreteX 公司利用 AI 深度学习技术研发的自动流体管理系统,可通过机器学习患者对液体流量的持续反应,随时调整滴速以稳定病情,显著减少了患者不良反应,提高了患者满意度。静脉化疗药物的配制使得护理人员面临职业暴露的危险。2015 年我国自主研发的首台智能静脉配药机器人正式在上海仁济医院投入使用。同样,临床上病房巡视机器人也开始代替护理人员巡视病房,并且其避障功能进一步得到完善。类似的导诊机器人在协助患者挂号、缴费、分诊、打印报告等方面也发挥了重要作用。美国洛杉矶儿童医院自主研发的用于早期风险预警管理的重症监护室智能病房,实时监控患儿病情,提高了护理管理质量。而护理决策系统辅助护理人员诊断,显著缩短了决策时间,提高了工作满意度。四川省人民医院手术室设计的智能手术排程系统,能够精准排程并匹配亚专科护士,实现最大化利用手术间和护理人力资源。

在慢病及老年护理领域,芝加哥大学 Kovler 糖尿病中心运用 AI 技术进行糖尿病患者疾病管理,帮助患者预约就医、监测血糖、提醒服药、制定膳食计划及提供生活干预等。目前国内多家社区通过 AI 技术与医疗数据库和患者互动,对慢阻肺等慢病患者主动监控病情、宣传健康教育、进行康复锻炼,变被动护理为主动护理。随着全球老龄化负担不断加重,AI 在老年护理中的应用逐渐广泛并成熟,尤其是对失能和(或)失智老人,既可以协助他们完成日常基本生活活动,提供适当娱乐活动,又能协助他们监测病情、控制症状,辅助康复锻炼。尽管 AI 在护理领域的应用取得了一定的成就,但仍有待进一步深入发展。

四、人工智能在护理中断事件安全管理中的应用前景

随着人工智能的发展,其在医疗护理领域获得越来越多的关注,在护理安全管理领域有着广阔的应用前景。人工智能技术的应用减轻了护士的工作量,降低了护士的工作强度,提高了护士的工作效率,护士可以最大限度地在某一特定的时间专注于做某一件事,因而从本质上来说减少了临床护理中断事件的来源,如智能输液配药机器人在临床上的投入使用从源头上减少了用药中断事件的发生。其次,人工智能技术的应用减少了护士与环境、患者及家属等的接触机会,减少了他们对护士的不必要打断,从而降低了临床护理中断事件的发生。关于护理中断事件的管理,不仅要尽可能减少中断事件的来源,还要积极地做好中断事件的应对。在护理中断事件发生后,可借助于人工智能技术如助教机器人,开展护理安全相关培训,加强护士对护理中断事件的认识和理解,从而可减少护理中断事件所带来的负面效应,避免同类护理中断事件的再次发生,提高患者安全管理的质量。现如今人工智能技术飞速发展,相信未来在医疗护理领域,尤其是患者安全管理方面将会有更多契合临床实际的进步。

第十三章

外部环境的中断干预对策

【导读】随着医疗卫生领域的变革和发展,患者安全问题成为世界各国医疗卫生系统关注的重点。尽管经过长时间、多方面努力,患者安全工作取得较大的成绩,但进一步推动和提升相关工作,需要在大环境政府层面与小环境医院层面采取有力的干预对策。

本章将介绍外部环境干预对策,包括大环境干预——政府层面的对策,具体包括安全认证、资源共享、政策制度、科技创新等;也包括小环境干预——医院层面的对策,具体包括设备管理、安全提醒、信息预警、学科交叉、沟通协调、行为激励等。

第一节 现 实 背 景

全球医疗卫生领域正在发生巨大变化,卫生系统运作环境日益复杂,而患者安全问题成为了一个日趋严重的全球公共卫生挑战。据估计,全球每年因不安全医疗丧失 6 400 万残疾调整生命年,这意味着因不良事件导致患者伤害可能是全球死亡和残疾的十大原因之一。

美国医学研究所(the Institute of Medicine, IOM)在 2004 年的一份报告中提出,中断事件严重降低了护士的工作效率,并威胁患者安全。中断的结局分为积极型(positive, P)和消极型(negative, N)2 种,其中,88.9% 的护理中断事件为消极型,说明绝大部分中断事件给护理活动带来负面影响,并引发不良结局事件。

患者安全工作至关重要,它不仅是促进全球医疗质量提高的重要组成部分,也是政府以及医院等高度关注的话题。2019 年 5 月 20 日,第 72 届世界卫生大会审议了关于《全球患者安全行动的报告》,并通过了《全球患者安全行动》的决议(EB144. R12 号决议)。该决议正式将每年 9 月 17 日定为世界患者安全日（world patient safety day），全球患者安全行动将有助于实现全民健康覆盖，提高公众意识和参与程度，增强全球认识，推动全球团结互助，并敦促会员国采取行动，增进患者安全。

近年来，我国在政府和医院层面提出对策，来保障患者安全。2018年我国国家卫生健康委员会办公厅发布《关于进一步加强患者安全管理工作的通知》【国卫办医发〔2018〕5号】，该通知是我国首次全面加强患者安全工作的文件。通知指出，要构建"政府主导、社会协同、公众参与"的患者安全工作格局。充分发挥政府主导作用，落实医疗机构主体责任，鼓励各界力量积极参与患者安全工作。落实政府领导责任，明确目标任务，认真组织落实；成立国家级、省级患者安全专家技术指导组，充分发挥专家技术咨询作用；鼓励专业机构、行业组织等社会力量参与患者安全工作等，并强调了政府在患者安全工作中的职能与定位。

通知也对医疗机构在患者安全方面的工作提出了指引与要求：①完善医疗机构患者安全管理相关工作制度，实现医疗机构患者安全管理系统化、科学化、规范化、精细化，落实患者安全目标；②提升医疗机构患者安全管理水平，建立健全医疗机构患者安全管理组织架构，将患者安全管理融入医院管理各个环节，突出重点、系统推进，实现持续改进；③营造积极的医疗机构患者安全文化，充分发挥文化建设在患者安全工作中的引领作用，营造主动报告、有效沟通、从错误中学习的非惩罚性患者安全文化；④减少医疗机构患者安全主要不良事件，优先改善患者身份识别、药物使用、围手术期管理等重点领域的患者安全管理工作，最大程度减少不良事件发生等。

近年来，我国将患者安全融入医疗管理的各个环节，不断加强医疗行为的规范化管理，将患者安全作为评价医院管理水平的重要指标。在护理中断事件的管理中，发挥政府引导作用，在医院层面建立系统化、科学化和规范化的护理中断事件干预策略至关重要。

第二节 大环境—政府的对策

政府部门通过建立权威、统一的安全认证体系，推动医疗安全资源与信息的互通共享，颁布法律法规与制订医疗相关规章制度，引导医疗安全科技创新等，营造稳定、有序的安全大环境。在护理中断事件管理中，政府等权威部门通过制定科学的护理管理政策，加强学术交流，提高护理技术水平，创新护理工作器具等,使护理中断事件的发生得到有效改善,从而减少不良结局事件的发生,提高护理质量。

一、安全认证

认证是指由认证机构证明产品、服务、管理体系符合相关技术规范的强制性要求或者标准的合格评定活动,包含体系认证和产品认证两大类。安全认证为政府等权威部门对于医疗行业的强制性要求或标准评定。它包括了医疗机构的准入与等级评定、医疗从业人员执业资格与技术职称认定、医疗技术与仪器设备规范等众多方面,是一个非常庞大与繁杂的体系。以下将以我国医疗机构分级管理办法为例来进行阐述。

我国在20世纪90年代初,原卫生部根据《综合医院分级管理办法》(1989年制订)进行医院分级管理,并结合医疗技术操作标准、医院工作人员职责、医院工作制度等组成了完整的医院质量标准管理体系。1989年11月卫生部发布卫医字(89)第25号《关于实施"医院分级管理办法(试行)"的通知》和《综合医院分级管理标准(试行草案)》,医院等级评审与分级管理工作正式启动。医院分级管理是按照医院的功能和相应的规模、技术建设、管理及服务质量等综合水平,将其划为一定级别或等次的标准化管理。医院评审则是按照医院分级管理标准,对医院质量进行院外评价。《综合医院分级管理标准(试行草案)》中规定,根据任务和功能的不同把医院分为三级,还根据各级医院的技术水平、质量水平和管理水平的高低,并参照必要的设施条件,分别划分为甲、乙、丙等,三级医院增设特等。医院基本条件,包括医院最低规模与功能、医院管理体制、医院基本规章制度等七个具体指标,是所有医院必须达到的最低标准和要求,也是医院行业的准入标准。医院分级标准,即三级医院的具体功能定位;而医院分等标准,包括医院的规模、医院的技术水平、医疗设备、医院的管理水平、医院质量等五个指标。1994年在《医疗机构管理条例》第四十一条中明确规定"国家实行医疗机构等级评审制度",等级评审成为我国医疗机构质量与安全管理的重要手段。

近年来,随着经济全球化和医学的迅速发展,医疗市场竞争日趋激烈,确保患者的安全与医疗护理质量的持续改进成为医院竞争的焦点。通过国际认证可促进医院质量管理与安全的改进,提高医院的竞争力,同时也是医院与国际接轨的最好切入点。在我国,除国际标准化组织颁布的ISO9000族标准被较为广泛应用外,美国医疗机构国际联合委员会(joint commission international，JCI）国际医院标准体系认证也已逐步引入。

政府部门通过建立安全标准体系、制度体系，实施系统的预防型安全认证，夯实医疗大环境的安全基石，从而达到有效控制事故发生的目的，对于护理中断事件的结局具有显著的影响。

二、资源共享

医疗信息资源共享有利于诊断与治疗，有利于医疗发展的整体提高，并可以减少和避免在医疗探索上走弯路的局面。近年来，信息技术的发展给资源共享创造了有利条件。2016 年 6 月，国务院发布《关于促进和规范健康医疗大数据应用发展的指导意见》，提出要建立互联互通的健康信息平台，发展远程医疗等"互联网 + 健康医疗"服务，规范和推动健康医疗大数据融合共享、开发应用。

医疗安全资源的共享可使相关人员从他人的过失中吸取经验教训，避免重蹈覆辙，有效避免医疗差错与纠纷保障患者安全，同时也有利于发现医院安全系统存在的不足，提高医院系统安全水平，促进医院及时发现事故隐患，不断提高对错误的识别能力等。目前运用比较广泛的医疗安全共享资源有医疗差错和不良事件报告系统以及国家质量数据平台等。

医疗差错和不良事件报告系统的积极意义在于，只有了解医疗差错和不良事件，尤其是可预防的不良事件的发生过程及其常见原因，从经验教训中学习，才能指导各专业卫生服务人员在工作中避免类似事件的发生。越来越多的实践证明医疗差错和不良事件报告系统能促进医疗质量和医疗安全的提高，其价值逐渐得到认可。国外发达国家如美、英、加、澳等国都已建立起成熟的医疗差错和不良事件报告系统，上报系统随启动时间长短、上报事件类型、范围不断扩展，从最初用药差错／医院感染事件扩展到近似差错事件，目前已囊括全部患者安全事件。2007 年，中国医院协会也启动了患者安全自愿报告系统，属于医院外部医疗不良事件管理系统。

1998 年美国护士协会创建国家护理质量数据平台进行质量数据收集。近年来，护理质量指标管理方法在我国护理安全管理工作中得到广泛应用。2016 年原国家卫生计生委医院管理研究所护理中心参照美国国家护理质量数据库经验，自主设计构建了国家护理质量数据平台。用统一的标准、路径及采集方法，将各医院碎片化的数据进行整合利用，促进质量数据信息的共享与挖掘利用；向卫生行政部门和相关行业反映我国护理质量现状；也为医院管理者、护理管理者以及临床护理人员反馈医疗机构护理质量现状,同时基于指标和数据进一步剖析护理质量管理中存在的问题。

在行业内普及护理中断事件相关知识,推广科学、有效的护理中断管理模式,强调护理中断不良结局事件的上报与分析等,这些资源的分享与应用对于规范护理中断事件管理具有积极的意义。

三、政策制度

政府部门根据医疗卫生体制所存在的问题,在基本医疗和公共服务领域履行责任,制定适宜的政策与制度。医疗政策制度是推动医疗行业健康发展的基本动力和根本保障。如2009年国务院发布的《关于深化医药卫生体制改革的意见》,就是从国家政府层面对于深化医改提供了政策制度保障。2020年国家卫生健康委办公厅发布《关于进一步加强医疗机构护理工作的通知》,其中强调要建立健全医疗机构护理管理制度,包括护士岗位培训制度、护理岗位管理制度、科学绩效考核制度、护士人力资源管理制度、护理不良事件报告制度等。

除了制定科学、有效的政策制度,还要建立过程监管和效果评价体系。良好的监管与评价才能让政策制度更好地落实。卫生行政部门历年来通过制订各种医疗质量规章制度,完善疾病诊疗规范,健全各级医疗质量管理组织机构,组织开展各项质量督查活动,为保障医疗安全、防范医疗风险奠定了基础。政策制度具有较强的约束力度,如近年来无陪护病房的开展,极大地减少了来源于家属的护理中断事件,可以在固定时间集中处理护理中断事件,提高了医疗服务质量。

四、科技创新

随着新技术、新设备、新的治疗手段不断涌现,医院规模、学科人才、技术水平、服务保障能力、医患关系等诸多方面都发生了变化,迫切需要医院管理者重视医疗科技创新的开展和管理。

2017年科技部、国家卫生计生委、国家体育总局、国家食品药品监管总局、国家中医药管理局、中央军委后勤保障部五部委联合印发《"十三五"卫生与健康科技创新专项规划》的通知。通知指出:"到2020年,建立更加协同、高效、开放的国家卫生与健康科技创新体系,部分重点领域的基础前沿研究取得重要进展,针对重点人群和重大疾病的防控技术获得重要突破;卫生与健康科技创新能力显著增强，医疗服务供给质量明显改善，健康保障模式转型发展，中医药特色优势进一步发挥，为提高全民健康水平、加快健康产业发展、助推健康中国建设提供坚实的科技支撑。"

我们应围绕医疗安全辩证认识科技创新。医疗安全是医院安全的重要组成部分，科技创新是医院持续发展的有效动力，两者之间既相辅相成又存在对立统一。

首先，科技创新为医疗安全提供良好的科学技术保障，进一步提升医院医疗安全力度。社会的进步首先是科学与技术的进步，技术和科技创新是质量保证的前提和根本，医疗科技创新的目的是为了更好地为临床一线服务。通过科技创新获取新知识，掌握新技能，用新知识来解决临床医疗活动中疑难问题和关键技术，减少原有技术设备在诊疗过程中的弊端，改善治疗效果，减轻患者在治疗期间的痛苦，落实"以患者为中心"的服务宗旨，让患者得到更好的治疗，减少医患纠纷，从而提高医疗安全质量。

其次，科技创新对医疗安全提出新的挑战，进一步加大医院医疗安全管理难度。医院要发展就要有创新，有创新就要有突破，有风险，这是对医院管理者的考验。新技术的未知性会给患者带来的潜在医疗伤害以及给医疗安全带来的新隐患，尤其是在医院规模和水平存在差别时，同样的技术会因显现不同的效果。如微创手术虽有优越性，但也存在术者不能直接探查组织和器官，视觉性差等缺陷。近些年推广的经外周静脉置入中心静脉导管术（peripherally inserted central cather，PICC），虽然减少了频繁静脉穿刺给患者带来的痛苦，解决了外周血管差的患者的输液难题等，但也有可能出现导管在血管内断裂以及静脉血栓栓塞症（venous thromboembolism，VTE）等风险。在护理中断事件管理中，为了减少人为的护理中断事件发生，信息技术的应用越来越普及，然而一旦发生信息故障，如果没有完善的应急预案，反而会引发新的中断和混乱。

医疗行业是一个具有高风险、高强度、高技术等特点的特殊服务行业，医院既要认识科技创新的重要性，也要明确医疗安全对医院健康有序发展的重要意义；既要建立科学的创新机制、谋求发展、引领技术革新、实现科研突破，又要有严格的监管措施，检查分析，不断完善医疗质量监测制度。医院管理人员要以医疗技术水平的提升为服务着眼点，以医疗的跟踪服务和创新服务为着力点，深入开发科技创新资源，保证医院的安全工作在科技创新的形势下健康、良性、持续地发展。

第三节　小环境—医院的对策

医院安全管理是近年来医院管理领域中发展最快的一个分支,特别是在经历严重急性呼吸道综合征(severe acute respiratory syndrome,SARS)感染和艾滋病(human immunodeficiency virus,HIV)快速蔓延,以及新近出现的新冠疫情等这样的高危害性公共卫生事件后,医院安全管理被赋予了更多的内涵和外延。随着"以患者为中心"的医疗模式的逐步建立和患者自主意识的提高,在推进医院科学化管理的过程中,医院安全管理有了更多、更新、更高的要求,涉及医院设备仪器保养、耗材物资补充、信息系统安全等因素,贯穿诊疗过程、手术安全、感染管理、血液安全、用药安全、膳食供应等多个环节,囊括了患者从入院到出院的整个医疗过程所涉及的人、物、信息、事等全部要素。安全管理已逐渐成为医院管理的核心内容。从设备管理、安全提醒、信息预警、学科交叉、沟通协调、行为激励等多方面采取对策,能有效预防护理中断事件的再次发生,并降低其对护理质量的不良影响。

一、设备管理

常言道,工欲善其事,必先利其器。为了加强设备管理,应制订设备完整性管理计划,并进行良好的维护。明确各个部门和个人为完成设备完整性管理目标所应承担的责任和拥有的权利,完成任务所采取的方法和时间期限。要对工作中的潜在危害进行评估,确立危险源,对危险源相关的设备(动、静设备)制定日常运行的规程以及检修维修规程,并有事故防范的能力。设备管理计划应该进行周期性的查验,检查其有效性和执行情况。

设备管理与维修大体可分为四种模式:事后维修,预防维修,预知维修及改善性维修。现在国内外先进的企业已逐步由预防性维修向预知性维修发展,即在掌握现场设备运行状况情况下,尽量延长设备各部件在规定周期内的使用寿命,提高在用时间、降低维修成本,达到寿命周期费用最佳。事后维修是最原始的维修模式,它的维修费用最低,在一些简易或价值低的设备中采用也是比较经济有效的。设备管理及维修体制的完善及正常运行是减少护理中断事件的重要举措之一。若设备无法正常使用,则会中断护理工作。如抢救设备除颤仪未处于备用状态,则会中断抢救的进行,威胁到患者的生命安全。

二、安全提醒

护理中断事件管理所涉及的安全提醒指运用安全颜色、安全标识以及安全小背心等物件进行提示与警告,避免或减少工作干扰,从而减少中断事件的发生。

客观存在的不同色彩,通过感觉器官对人产生不同的心理和生理作用。所以,我们在生活和工作中正确地应用色彩的心理效应,不仅能使人产生舒适感和美的享受,而且还能减少或避免工作中的失误,确保工作安全,进一步提高工作效率。国际标准化组织制定的安全信息标准,是选用红、黄、蓝三色,外加绿色作为"国际安全色",并赋予特定的含义:红色表示"禁止",黄色表示"危险",绿色表示"安全",蓝色用于法制性较强的圆形知识类标志。安全色是表达安全信息的颜色,表示禁止、警告、指令、提示等意义。应用安全色使人们能够对威胁安全和健康的物体和环境做出尽快的反应,以减少事故的发生。安全标识是表达特定的安全信息的标志,由图形符号、安全色、几何图形(边框)或文字构成,目的是提醒人们对周围环境引起注意,避免可能发生的危险、危害。尽管安全警示标志并不能直接消除、控制危险,但其形象而醒目地向人们提供了禁止、警告、指令、提示等安全信息,对于预防生产安全事故的发生,实现安全生产具有重要意义。如在护理中断的干预中运用结合颜色与标识设计的标准化警示提醒,当护士执行高风险操作时,常规佩戴红色警示牌,高危药物予标注红色标签,提醒患者、照护者以及同事等不要中断或侵扰到该护士的操作。

三、信息预警

美国国家质量论坛主席肯尼思·W.凯泽医学博士认为,"我们难以改进医疗风险的原因,是缺少像航空界和核电界行业内早已建立的预防事故的保护机制"。可见医疗风险的预警机制具有十分重要的意义。

所谓医疗风险预警,主要是对医疗服务的全过程实施动态的监测,并对一切不安全事件,如医疗事故、医疗意外、医疗纠纷等进行分析、预测。医疗风险预警系统是由外部支持系统、内部决策系统、数据信息处理系统、预警结果输出系统等分系统构成的有机体,是医疗风险管理的重要组成部分。其建立在医疗风险识别与评价的基础上,并借助现代化科学分析方法。

首先设计或选择能反映医疗风险程度的敏感指标构成主要指标集,然后将其输入信息处理系统,在信息处理系统中,预先设计出指标的数据处理方法和指标的预警界限值,再对输入数据进行处理,进而得到风险等级,最后将风险等级用一定的方法表示出来。风险管理者参照风险等级结合医疗机构实际情况采取应对方案,最后还要对应对方案进行效果评价(图 13-1)。

医疗风险管理及其预警调控系统的研究在国外起步比较早,目前已形成了比较完善的体系,尤以美国和英国最为突出。美国医学研究所于 1998 年 6 月发起了开展"美国医疗保健质量项目"的活动,确定了医疗风险管理的范畴,分析了影响风险管理的因素,建立并完善了差错报告系统,并借鉴航空业已有的

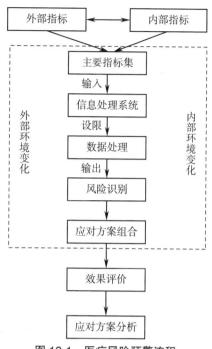

图 13-1　医疗风险预警流程

数据收集、分析方法进行分析处理。英国也是世界上开展医疗风险管理及其预警调控体系研究较早的国家之一,尤其是在开展医疗器械不良事件的监测工作上,拥有一套相对成熟的监测系统。此系统在对医疗器械不良事件界定清楚的基础上,通过政府行为,要求报告所有与医疗器械有关的不良事件,并建立了医疗器械警报和安全性警报广播系统,起到良好的监控作用。

信息预警对繁忙的护理工作提供了进一步的安全保证,通过在医院信息系统(hospital information system,HIS)系统上设置预警,对护理工作环节显示提示窗,形成闭环管理,使护理中断事件可以继续执行下去,规避其不良结局。如科室智能库房提前显示"缺货"提示,可减少因用物准备不足导致的护理中断事件;病房电子药柜对过期药品和近效期及时提醒可规避药品准备不当发生的护理中断事件。

四、学科交叉

随着现代科学技术的发展,学科之间表现出既高度细化又高度综合的趋势,因此,大力发展交叉学科,并通过不同学科之间的交叉渗透占领学术制高点和科研创新点,已成为当今科学发展不可阻挡的趋势。护理学科作为维护

和促进人类健康的基础和主干学科,在大力发展健康服务业的背景下,必须打破学科壁垒和门类界限,进行跨学科、多学科实践。

护理交叉学科是由护理学科体系中的一门或一门以上的学科与其他学科在研究对象、原理、方法和技术等某些学科要素上跨越原有的学科界限,在一定范围内彼此相交、结合而形成的新的综合理论或系统知识。在现代医学专科分化与整体化发展的影响下,护理学科一方面形成并发展了乳腺专科、造口专科、糖尿病专科等高度分化的临床专科;另一方面,实践并完善了护理信息学、护理心理学、护理经济学等不同学科交流融合的护理交叉学科。如护理经济学作为经济学和护理学领域的交叉学科,最早于 1979 年出现在美国著名卫生经济学者 Feldstein 的《卫生保健经济学》专著中;美国于 1983 年创办了《护理经济学》杂志,并于 2000 年出版了《护理经济学》专著。

学科之间相互交叉渗透是实现学科自身发展、解决重大问题的必然选择。发展护理交叉学科,不仅有助于融合不同学科之间的范式,整合学科资源,应对医疗卫生问题的复杂化,提升护理学科的社会服务能力;还有助于打破不同学科之间的壁垒,丰富学科内涵,实现护理学科的可持续性发展,促进健康服务业大力发展。例如在护理中断干预中使用安全心理学等知识,就是学科交叉的体现与运用。

五、沟通协调

沟通协调是指在日常工作中妥善处理好团队等各种关系,能够调动各方面的工作积极性的能力。医疗服务中的沟通协调,体现于医疗团队之间的沟通协作,贯穿于整个医疗服务行业的始终。

医疗团队将不同部门中有互补技能的人员从组织结构上进行优化组合,形成若干个跨部门、高效运作的群体,充分发挥整体优势,从而为患者提供优质、高效、低耗、全方位、全过程的服务。团队成员的和谐关系是实现治病救人团队目标的根本保证,在医疗团队内部应特别强调医护之间的协同配合和有效的沟通协调。

医疗过程具有很强的完整性,是一个医护间不断交流信息的过程,是医疗信息不断传递和反馈的过程。良好的医护互动是保证医疗过程完整性的基本条件,医疗过程需要医护充分互动,不断传递和及时反馈治疗信息。但目前医护互动存在诸多不足,例如医护协调程度不够,协调合作脱节等问题。临床上频频出现的中断事件,也是导致医护沟通与协调不畅的主要原因之一。而无论是中断的发起者或是中断的接收者,对于中断事件都没有清晰的认识,更不要说有意识地采取干预与阻断措施。

护士及其同事都应充分认识与重视中断事件对于护理工作的影响,提高组织沟通的效率。我们需要根据组织的特点和环境条件,设计合理化的沟通渠道,并采用恰当的沟通方式。构建团队人际关系理论指导下的医护和谐关系,建立畅通的内部沟通渠道,使医疗团队在彼此尊重、信任、真诚平等的基础上,学习社会学、心理学知识,充分利用适当的自我暴露,提高沟通的效率和效果。同时也可以采取形式多样、方式灵活的沟通方式,如科室内医生和护士每周举行座谈会或者联谊会,推广护士跟随医生查房的制度,使医生和护士在工作的同时进行专业层面的交流协作。良好的沟通是和谐关系的保证,畅通的沟通渠道则是团队之间进行良好沟通的保障。

六、行为激励

行为激励是激发人的动机,使人们朝着预期目标采取积极行为的活动。行为激励是人力资源管理中的关键环节。激励是指运用有效的方法调动员工的积极性和创造性,使员工努力完成组织的任务,实现组织目标。美国哈佛大学著名心理学家威廉·詹姆斯在《行为管理学》中阐述了员工激励的研究结果:工作绩效 = 能力 × 动机激发。这说明在能力一定的情况下,工作绩效的大小,取决于激励程度的高低。因此,用好激励机制是现代医院管理的一个十分重要的策略。在护理中断事件管理中,通过采用多样的激励方式,建立起科学、合理的激励机制,从而达到事半功倍的管理效果。

(一)激励方式

1. **奖金激励** 虽然随着人们生活水平的显著提高,金钱与激励之间的关系逐渐弱化。但是,物质需要始终是人类的第一需要,是人们从事一切社会活动的基本动因。经济学理论认为,人的基本活动是受经济性刺激物激励的,金钱及个人奖酬是使人努力工作的重要因素,科室要提高职工工作的积极性,重要的方法是通过经济性报酬激励。奖金激励方式的运用十分普遍,例如很多医院设立专项基金,用于奖励不良事件上报;护理部对全年护理中断事件发生少的科室进行奖励;科室对于避免不良结局中断事件的护士进行奖励等。

2. **目标激励** 所谓目标激励,就是确定适当的目标,激发员工的动机和行为,达到调动员工积极性的目的。医院管理者只有不断启发员工对更高目标的追求,才能启发其奋发向上的内在动力。每个员工除了奖金目标外,还有责任目标或成就目标。如某家医院护理部拟订护理中断事件管理目标责任书，并设定目标值；全院护理单元向护理部签署目标责任状，激励全院护士朝着目标努力。

3. 参与激励 现代人力资源管理的实践经验和研究表明，员工都有参与管理的要求和愿望，创造和提供一切机会让员工参与管理是调动他们积极性的有效方法。通过参与进一步满足职工自尊和自我实现的需要，形成职工对科室的归属感、认同感，有助于科室员工之间的和谐，有助于科室团队精神和凝聚力的形成，从而以更好的服务姿态投入到工作中去。如一家医院在发生多例中断引发的给药不良事件后，医院发起了"金点子"征集大赛，护士们献计献策，纷纷参与到质量安全管理中来。

4. 负性激励 激励并不全是鼓励，同时还包括许多负激励。从双因素理论角度分析，保护落后就是打击先进，赏罚不明就是鼓励平庸，是科室管理的大忌。因此，按照激励机制中的强化理论，激励可采用处罚方式，即利用带有强制性和威胁性的控制手段，如批评、降级、罚款、降薪、转岗、淘汰等来创造一种令人紧张或带有压力的气氛，以否定某些不符合要求的行为，但负性激励应当适度，把握在一个合理的范围。

（二）正确运用激励机制

1. 激励要坚持公正、公平、公开 激励措施只有坚持在公正、公平、公开的条件下进行，才能真正调动人的工作积极性和创造性。其次要与考核制度结合起来，这样才能激发员工的竞争意识，使这种外部的推动力量转化成一种自我努力工作的动力。最后要体现科学性，在全面了解护士需求和工作质量的基础上，不断地根据情况的改变制定出相应的政策。

2. 激励要求制度化、规范化 激励固然不可墨守成规，但也不能任意树立先例。任何人都不可以任意树立先例，这是培养制度化观念、确立守法精神的第一步。求新求变，应该遵守合法程序。如护士长在科务会上表扬了甲护士，因其工作认真负责，杜绝了科室一项因中断引发的不良事件危机，并宣布将今年的外出培训机会奖励给甲护士。而不久之后乙护士也遇到同类事件，因为科室外出培训名额一年只有一个，所以护士长只是在例会上表扬了乙护士，致使乙护士心生不满。

3. 物质激励要和精神激励相结合 人类不但有物质上的需要，更有精神方面的需要。医院单用物质激励不一定能起作用，必须把物质激励和精神激励结合起来才能真正调动广大员工的积极性。繁重的晚夜班工作对于临床护理人员来说难以负荷,虽然医院不断增加晚夜班费,但仍然难以调动护士们的积极性。某医院设立了"光明天使"荣誉称号,寓意为患者带去光明的使者,奖励一年中晚夜班数量多的护士,并在5·12护士节之际进行宣传与表彰,让护士们感受到自己付出的价值所在,取得了良好的反响。

4. 建立多跑道、多层次激励机制　首先是多跑道激励。如让有突出能力的专业技术人员的工资和奖金比上级管理人员还要高,这样就能使他们把所有的精力和才华都投入到最适合自己的工作中去,从而创造出最大的工作效益和业绩,而不是一条道往领导岗位上发展。其次是多层次激励。要想办法了解护士需要什么,采取灵活多样的激励手段,根据不同的工作、不同的人、不同的情况制定出不同的制度。

2019年全国启动了三级公立医院绩效考核工作,从根本上来说,这是国家层面的行为激励,通过绩效考核手段,达到调动医护积极性、提升质量安全与服务效率。

第十四章
内部环境的中断干预对策

【导读】内部环境的中断干预最关键的因素在于人,包括决策层、管理层和执行层。组建有效的护理安全团队,重视护理安全领导力的培养和塑造等至关重要。

本章将介绍现实背景、护理安全团队建设和护理安全领导力培养,以期为内部环境的中断干预提供指导。

第一节　现　实　背　景

由于医疗行业的特殊性,其内部环境呈现多态式,且在当前新形势下面临医疗环境多元化和复杂化等新的问题和情况;同时医疗服务需求日益增加,在医疗事故与纠纷防范能力、高新技术和设备应用等多方面也面临挑战。一些医疗管理职能部门监督力度不够,部分检查过于形式化,整改措施未落到实处,医护人员适应医疗需求的能力和观念的转变缓慢,缺乏应有的危机意识和应急措施等,这些均导致内部环境的纷繁复杂。

中断事件严重降低护士的工作效率,给护理活动带来负面影响,并威胁患者安全,而内部环境的中断干预是最直接、最有效的方式。内部环境的中断干预对策应着力于护理安全团队的建设,以及护理安全领导力的培养和塑造等。

团队工作模式有利于创建安全的护理工作环境,以团队形式干预护理中断事件是推行护理安全管理的积极探索。从护士角度而言,护理安全管理团队可以通过鼓励并监督临床护士的业务学习和日常考核,从而提高护士对护理安全相关知识的认知,提高护理中断事件干预相关措施的落实率。从护理管理者角度而言,护理安全管理团队定期查看各科室护理中断事件相关措施的落实现状,及时听取临床反馈意见,提出专业指导意见,促进临床实践开展。从患者角度而言,护理安全管理团队定期考核患者对护理安全相关知识的认知,将进一步加强和监督护士对患者护理安全相关知识的教育,能够提高患者自身护理安全的认知水平,让患者亲自参与中断事件的防范,更为直接有效地降低中断事件的发生率。团队工作方式高效灵活,不仅提高了护士及患者对护理安全的认知水平,而且有利于护理安全相关措施的有效落实,进而改善了临床护理安全管理,提高了护理质量,培养了护理团队严谨的工作态度并增强了团队凝聚力。

保障护理安全的实施需要其他部门的协作与配合,医院日常工作体系中的保洁员、护工和后勤保障人员等也需要进行统一、规范的安全知识培训。这是一项系统工程,需要全员参与,多部门合作。因此,推行护理安全管理,保障患者安全有待医院全体工作者的参与及努力。而目前存在团队目标与计划不明确,团队组建不合理,信息联络不畅通或无效,团队成员参与性、积极性不高,缺乏定期反馈与调整等问题,同时领导者重视程度不够,支持系统不健全等因素也影响到护理安全团队的建设。

领导力对于护理学科的发展起着重要作用。提升领导力,可激发组织成员的创新与创造能力,凝聚团队力量,能促进制度的完善,提升管理效率。有效的领导力能够提高护理服务的质量和患者满意度,节省护理费用;能够改善组织和工作环境;提高留职率,减少护理人员的流失。另外,领导力还是影响护士动机和绩效的关键因素之一。彻底的改变需要通过领导力实施变革。要想改变一种现象,仅仅靠强调、批评是不够的,应借助领导力的变革固定下来。所以,管理者应该思考如何通过领导力来改变制度、流程、职责、标准,逐步改变员工的思维及习惯,将内容固化下来。护理安全文化的建立需要领导力的推进。护理安全是护理工作的重点,但发生中断不良结局事件后大家首先选择隐瞒,担心自己的荣誉受损或受到惩罚,或者觉得上报流程繁琐不愿意上报,这些问题都需要领导力的变革来解决。通过领导力变革,能改变相关制度,从强制执行到护士逐步养成工作习惯,从而形成组织文化。

领导力在护理服务过程和护士自身发展中起到十分重要的作用。护士领导力能间接影响护士工作表现和积极性,培养护士领导力能提升护士工作责任心、改善患者的愈后、有益于对患者的安全管理、创造良好有益的工作环境,并促进护士和其他医护人员之间的合作。在资源有限的条件下,提升护士领导力可以节约成本,促进护理专业和护理队伍的发展。但目前临床护士在促进患者健康过程中缺乏领导力,护士、护理管理者和护理教育者对护士领导力的认知不够。临床护士中能完成正常份内工作的人很多,但是通过发挥领导力促进护理安全管理的护理人员较为缺乏。而且教育者和医院的管理者重视不够,没有对护士的领导力进行充分的开发。

第二节　护理安全团队建设

"团队"最早出自日本企业。20世纪60~70年代中期,日本创造经济腾飞的奇迹,迅速成为世界经济大国,以美国为首的西方国家对日本式的奇迹产生了兴趣,并对日本企业展开了深入的研究,了解到日本企业强大竞争力的根源不在于其员工个人能力的卓越,而在于员工整体团队合作的强力,起关键作用的是日本企业当中的新型组织形式——团队,团队自此显示了强大的生命力。我国企业于20世纪80年代起也逐步地输入了团队这种新型事物,并取得了一定成效。如今,团队的应用范围趋于广泛,成效也越来越明显。罗宾斯指出:"工作团队通过全体成员的共同努力能够产生积极的协同作用,其团队成员努力的结果使团队的绩效永远大于个体成员绩效的总和"。20世纪90年代,团队工作模式被引入到医疗护理领域,并在这一领域取得了长足的发展。以护理单元为单位组建护理团队,非常符合团队的基本特征:护理单元护士人数不多,一般10~20人;所有成员有共同的目标,每个人都愿意为实现这个目标努力奋斗;各成员在知识、技能、经验等方面具有互补性;各成员在动机、价值取向方面也具有高度一致性。随着社会经济的日益发展,人们对医疗服务的要求不断提高,加之病床周转率加快、护士普遍缺编等,使得护理人员的工作强度呈现上升趋势。因此,建立一支训练有素、高素质的护理团队是提高护理工作效率、提升护理质量、实现优质服务的基本保证。

护理安全团队是以护士为主导,以患者安全为目标的医疗合作团队。保障住院患者安全既是护理工作顺利开展的前提,也是医疗护理质量控制和管理的核心目标,而通过组建护理安全管理团队,既可提升护理安全,又能积极有效地促进护理向专业化方向发展,这也是近年来护理管理者关注的焦点。

护理安全团队除护理内部相关成员的凝聚与协助,还强调其他团队成员的加入。多职种、多部门和多学科合作的团队医疗模式成为当今医疗界的共识。发挥各学科的整体优势与合力,相互协作、优化组合,形成跨部门的、高效运作的医疗团队。多学科团队协作(multidisciplinary treatment, MDT)使传统的个体经验性医疗转变为现代的团队协作,通过跨团队合作推动多学科交叉发展。高素质的团队医疗合作是医疗安全和质量管理的重要保障体系。推进团队医疗,强化团队合作意识和能力对于高质、高效、安全的医院运营具有重要意义。

一、安全团队建设的"痛点"

1. 团队目标与计划不明确　团队没有清晰的目标和有效的计划,或者目标过于宏大,将不利于落地;而有效的团队能够在它前进的过程中牢记组织的使命和任务,并有具体的实施计划与进度。

2. 团队组建不合理　团队的组建要考虑团队成员的个人优势和劣势。如果一个团队多为决策者,如护理部主任、副主任、科护士长,而护士长、骨干护士这一层的执行者缺乏,将导致决策难以有效实施。而一个科室想要组建院感控制的安全团队,仅限于科室护士,而未将医疗与院感专家纳入,那么也将出现缺乏专业行为指导等问题。

3. 信息联络不畅通或无效　团队的有效沟通十分重要,目前医院护理管理多通过召开护士长会议传达,护士长再在科室召开科务会传达给每位护士。护士长是否正确理解护理部的管理思路,护士是否了解护士长所传达的内容,具体实施过程中有何偏离,在实施过程中不适宜的地方是否都能畅通地反馈到高层等,都会影响信息联络的有效性。

4. 团队成员参与性、积极性不高　分配责任与任务时是否考虑到个人的能力与接受度。团队成员之间的关系是否和谐,能否有效推进工作的顺利实施,是否存在某些工作与任务有推诿现象,都会影响团队建设。根据赫斯廷(Husting)的观点,推诿是团队建设早期工作效率不高的重要原因。因此团队领导的一项重要工作是解决与推诿相关的问题。

5. 缺乏定期反馈与调整　定期反馈任务执行进度与取得的效果以及存在的问题是十分必要的,团队领导层要考虑在规定的时间范围内重新进行行动计划的修订。在医院中经常有针对上级的文件或任务组织开会,而会后没有追踪任务落实的现象。

二、安全团队面临的环境

1. 领导者重视程度不够　组建安全团队的意义是更好地为患者服务,提高护理质量,防范差错事故,提高满意度,以获得经济效益和社会效益的双赢。但这些都不是立竿见影的,组建团队之初也未必能马上看到效果;而且组建团队也需要投资,如团队成员的选拔和培训,这种人力资本投资不同于物力资本投资,见效缓慢、投资回收期长的特点可能会使当局管理者不愿意投资,或者是投入不足,给团队建设带来诸多困难。

2. 支持系统不健全　建立高绩效的护理安全团队而没有高绩效的支持系统是难以成功的。一般来讲,医院护理团队支持系统主要包括两大方面:一是管理支持系统;二是医院各科室、各工种之间的配合联动系统。在目前护理团队建设中,存在着管理者授权不充分、团队成员仍习惯于服从与执行、团队成员主观能动性较低以及各科室、各工种之间配合不默契、联动效应不够等问题。安全团队不仅局限于某个科室,还涉及所有的相关学科专业科室和多种服务行业的大团队,也可以说是无法明确界定的无形团队。

3. 成员之间沟通不畅　强调充分有效的沟通是安全团队区别于一般工作群体的基本特征。之所以强调沟通,是因为团队的活力来源于成员间的相互了解、相互信任、相互尊重。良好的人际关系有助于形成有利于团队的工作氛围,如果大家有着共同的兴趣和追求,愿意相互倾听并了解团队其他成员的想法和看法,都乐于从事当前的工作,那么在工作中就会更主动地参与,更乐意与他人合作,在遇到困难时也会更积极地承担责任,想办法解决问题。目前部分护理团队沟通机制不健全,成员工作时间基本忙于各自任务,下班后也鲜有沟通交流的机会,使得团队凝聚力和协同工作效率降低。

4. 对团队的认识有待提高　对团队的不合理认知表现为以下两个方面。一是将团队等同于一般工作群体。现在许多组织都倡导建立团队,不少人也喜欢称自己的工作群体为团队。事实上,并不是任何工作群体都可以称为团队。仅仅把人们安排在一起工作,并不等于就把普通组织变成了以团队工作为基础的组织。团队工作模式之所以被各级各类组织所推崇,就在于其精妙之处能产生比一般工作群体更好的工作绩效。部分护理团队有名无实,混淆了两者界限,仍然用传统管理模式,实质是对团队工作的一种误解。二是认为彰显个性就是背离团队精神。团队工作需要其成员充分发挥其主观能动性,进行高效率的工作。认为培育团队精神,就是要求团队的每个成员都要牺牲小我、换取大我,放弃个性、追求趋同,否则就是违背团队精神,个人主义作祟。这种观点是不对的,事实上团队精神的实质不是要团队成员牺牲自我去完成一项工作,恰恰相反,是要充分利用和发挥团队所有成员的个体优势去做好每项工作。

三、护理安全团队文化建设

由于各个专业类型的不同、区域文化的差异、团队成员素质的高低等客观因素的影响,个性化团队的存在形态多种多样。良好的团队文化具有以下几个基本特征:①团队精神强,团队成员对团队有强烈的归属感,一切以团队利益为重,相互协作,每个成员都对团队任务全身心的投入;②团队充满活力与热忱,团队成员不畏艰难,不怕挫折,始终保持旺盛的斗志;③团队成员不断进取,他们不断提高自己的能力,充分发挥自己主动性、积极性和创造性。

因此,团队文化的建设应从培育团队精神、建立共同愿景和组织团队学习三方面入手,具体如下:

1. 培育团队精神 团队精神是促进团队凝聚力、竞争力不断增强的精神力量。①增强团队凝聚力。团队的凝聚力是团队对其成员的吸引力和成员间的相互吸引力。团队成员归属感强,愿意参加团队活动并承担团队工作中的相关责任,维护团队利益和荣誉,成员间信息沟通迅速,关系和谐。②在团队中培养民主氛围。通过培养民主氛围,可使团队成员之间的关系更为融洽,从而更好地开展团队工作。所有成员都充分参与团队的各项活动,所有成员有同等发言权,尽可能让所有成员共同决策。尊重团队内部不同的观点、意见和价值观,让所有成员全程参与团队讨论。③帮助团队成员的事业发展。只有当团队成员在整个团队的发展过程中,实现或者期望实现其个人的发展目标,团队成员才会真正贡献自身所有的力量。帮助成员在团队中找到合适的位置,扮演好自己的角色,努力创造平等参与的机会,使成员充分发挥个人的才能。护理工作需要紧密配合与高度协作。临床上抢救患者很容易陷入低效的忙乱中,而训练有素的急救团队,成员各司其职,对患者快速施救,这是团队精神和力量的体现。

2. 建立共同愿景 共同愿景是美国学者圣吉提出的五项修炼中的第三项修炼,即组织中所有成员的共同愿望、理想或目标,并且这种愿望、理想或目标表现为具体生动的景象。共同愿景来源于成员个人的愿景而又高于个人愿景,是对组织发展的共同愿望,并且这个愿望不是被命令的,而是全体成员发自内心想要争取、追求的,它使不同个性的人聚在一起,朝着共同的目标前进。共同愿景包含下列要素:①愿景,即人们想要的未来图像;②价值观,即人们如何到达自己的目的地;③目的和使命,即组织存在的理由;④目标,即人们期望短期内达到的里程碑。共同愿景是团队成长的一个重要因素。共同愿景拥有巨大动力,具有不同工作性质的各种类型的团队,建立共同愿景所能产生的激励是最大的精神动力。当团队愿景真正产生后,团队成员将会不断学习与超越;共同愿景会改变成员与团队的关系,使互不信任的人在一起工作,使他们产生一体感。如我国中华护理学会的愿景是"致力于成为护理事业发展的推动者、护理工作者的代言者、人类健康的促进者",它激励全国 400 万余名护士朝之努力!

3. 组织团队学习　一个优秀的团队要不断地加强学习,团队学习是团队文化的基本内容和可持续发展的动力源头。团队的学习涉及三个方面:当需要深思复杂问题时,团队必须学习如何获得高于个人智力的团队智力;当需要具有创新性而又必须协调一致的行动时,团队能创造出一种"运作上的默契";当团队中的成员与其他团队发生作用时,能培养团队间相互配合的能力。在中断事件管理中通过定期组织团队成员召开管理讨论分析会,开展中断安全管理主题培训与学习等,提高护士安全管理意识,改进相关措施,从而降低中断事件的发生。

四、护理安全团队意识建设

1. 患者意识　对于医护工作者来说,任何时候患者都是第一位的。保障患者的安全,优先患者的利益,满足患者的需求,是护理工作的核心内容。

2. 责任意识　医疗工作犹如走钢丝,一个疏忽可能危及患者生命。患者身份的核查、院感的防控等,都需要医护人员莫大的责任心以及慎独精神。

3. 风险意识　护理安全团队必须建立风险意识,不能把安全重点放在风险发生后的应急处置,而应该将风险前移,将工作重心放在事前预防。

4. 创新意识　医学发展日新月异,医学技术的发展在为患者带来福音的同时也给医护人员带来了更大的挑战,对护理安全工作提出更高的要求。如何在护理技术、流程上进行更新以适应新技术的开展,需要护理团队的创新理念与意识。

5. 学习意识　一个优秀的团队要不断地加强学习,团队学习是团队文化的基本内容和可持续发展的动力源头。

6. 沟通意识　沟通在任何工作中的重要性都毋庸置疑。良好的沟通是融洽团队氛围,保障组织目标顺利实现的有效途径。

五、护理安全团队能力建设

1. 确立护理安全团队共同的目标　目标的确立为团队提供明确的方向和强大的动力。目标在未实现时,作为一种期望,它激励着每一位护士为达到团队目标而不断付出努力。如临床科室护理团体目标的确立要依据护理部下发的年度工作计划,结合科室的工作特点,渗透医院精神和科室文化,全科护士共同学习、反复磋商,切合实际地制定出护理团队的共同目标。明确、具体、可行的发展目标,是护士最好的前进方向,目标方向越明确具体,由此激发团队精神的效力也就越大;同时,制定目标时要注意客观条件和主观条件,要切实可行,要能够测量,且具有时间性和阶段性。将这一目标放在醒目处,使所有护士随时可见,牢记心间,并对照目标动态进行自我检查和提升。在护理团队目标的指引下,设定明确而恰当的个人目标,且制定实施计划,督促落实,并进行阶段小结,有利于护士产生动力,树立信心,促使护士为达到目标而努力工作。

2. 鼓励全员参与 护理管理者要鼓励护理人员通过各种途径参与团体事务,使每个护理人员对团队的决策都有充分的发言权。这样既有利于增加团体决策的民主性、科学性,也有利于激发护理人员的积极性和主人翁意识,增强他们的责任感和对团体的认同感、归属感。如根据科室不断开展的新业务、新技术,结合临床实际,采取集思广益、全员参与、重点负责的方法,以患者为中心,建立各班工作流程,并在实践中不断改进、不断完善,对原有的、已不适用的各班工作程序进行流程再造。

3. 善用沟通技巧确立信任关系 有效的沟通是团队成员之间团结协作的前提和基础。护理管理者首先加强自身素质修养,处事公正、以身作则,以高尚的人格魅力感染护士。其次应经常主动与护士进行沟通,缩短与护士之间的心理距离,增进相互理解和信任,关心护士的生活状况,有困难时积极给予帮助,使其感受到集体的温暖。在工作中灵活运用沟通技巧,有效地管理护士的行为。如善于发现并及时肯定护士的优点和成绩,使其感受到被赏识和被尊重;对每一名护士的缺点和不足做到心中有数,通过个别交谈、换位思考、情景模拟等方法帮助其改进;当护士在工作中出现漏洞或差错时要注意处理方式方法,既要严肃指出,讲明危害,告诫其引以为戒,又要避免当众批评和训斥,杜绝使用有损护士人格的语言,维护其自尊心,从而激励其更快地纠正错误。护理管理者可利用每日晨会、平时工作检查、每月1次护士例会、娱乐活动的机会加强与护士的沟通,将自己的指示、意图、观点向护士解释清楚,同时鼓励护士表达自己的想法、意见和建议,以便营造一种良好、轻松的沟通氛围,增强管理者与护士、护士间的相互了解和信任。管理者还应在工作中敏锐观察、分析护士的一些非语言信息,及时识别护士未表达的需求、愿望与意见。

4. 倡导学习型组织,不断提升护士的综合能力 护理团队精神的培养和形成,最终需要全体护理人员的各种行为来体现,护士能力的高低直接影响到护理团队精神的建设。护理团队精神的培育,需要既懂理论又有实践经验的知识型护理人员作为主力军。要把护士的学习制度化、机制化,激发每个人的学习积极性、主动性和创造性。关注护士的学历教育以及继续医学教育,经常与护士交流看法,鼓励并创造条件促使护士学习。比如通过自学考试、成人高考获得学历证书;通过参加学术会议、主持护理查房、承担专题讲座、为实习学员授课等,展示自己的水平,培养学习能力,要求每一次学习都要准备充分,认真完成,每一次都有收获,由此增进全体护理人员的学习主动性。由护士、护理管理者、护理教育者、药剂师、信息工程师、风险管理者等组成的用药安全委员会,通过定期对用药差错事件进行分析与学习,并对用药政策进行系统修订,可以降低用药中断事件的发生。

第三节 护理安全领导力培养

领导力是领导过程中形成、发展并服务于领导过程的能力的总称。护理领导力是指护理管理者或领导者通过知识、技能和行为,促进组织成员的发展,激发护士实现组织目标,进而提升护理能力。随着医院全面质量管理模式的推进和患者安全要求的提高,护理领导力在患者安全及质量管理过程中起着关键作用。随着护理领导力内涵的外延,它逐渐被认为是所有护士都应掌握的能力之一,以便为患者提供更好的护理服务。

一、护理安全领导力的培养设计

(一)提升领导力的重要性

提升领导力可激发组织成员的创新与创造能力。领导人若具备领导特质就会拥有明确的发展方向,凝聚与整合力量,使团队在艰苦与复杂的环境中,积极配合组织政策,推动多元政策,最后赢得胜利。提升领导力可凝聚团队力量,护理领导者若能关注并提升领导力,将有助于组织成员凝聚团体的智慧、资源与力量。提升领导力可促进制度的完善,提升管理效率。领导者若拥有前瞻性思维与洞察力,将能尽快完善人力资源的培训、绩效考核等制度,让员工在完善的架构下升迁,进行绩效奖励、人才培养、跨专业培训、职位轮调与职能分析,使人尽其才,促进人力资源的合理使用。

（二）护理领导力与护理安全的关系

护理管理者领导力的高低在一定程度上决定了护理目标实现的程度。国外研究认为,护理管理者领导力的高低与护理安全、护理质量、护士满意度、护士离职率等密切相关。国内有调查发现,护理管理者领导能力是影响护理质量与队伍稳定的重要因素。在安全文化的影响因素中,管理者领导力在患者安全文化的设计、促进和培育上发挥的作用最为重要,能在很大程度上决定组织目标的实现进度。

（三）护理安全领导力的培养设计

"知信行"是一种旨在改变人类行为的模式,它将整个行为改变的过程分为了获取知识、信念产生以及行为形成三个阶段。知识作为行为改变的基础,是加深对相关知识的认知;信念作为行为改变的动力,是坚定的信念和积极面对的态度;行为改变是最终目标。掌握了足够的知识,实践性才会更强。对知识的深入思考会逐渐转化为坚定的信念,用积极的态度改变原有的行为模式。

基于"知信行"模式的护理安全领导力的培养设计应包括:①知识学习。对于临床护士来说,其个人的知识管理、内化水平是医院管理关注的重点内容。依据知识转化的理论框架,在临床实践中运用研究证据构建高质量的临床实践指南,缩小知识和实践之间的差距,来指导干预方案的设计,可促进干预对象的行为改变,利于研究目标的实现和行为变化的持续性,更好地改善健康结局。②态度培塑。建立正确的安全价值理念,遵守安全行为准则,强化岗位的风险意识,提升医疗服务过程的事故警觉性等意识。③行为训练。培养良好的安全习惯、提高应有的安全能力等。④文化氛围。最大程度地激发成员的积极性和创造性,使之发挥最大的主观能动性。

二、护理安全领导力的培养实践

并非只有护理管理者或领导者需要护理领导力,护理领导力还应体现在普通护理人员的常规护理活动中,但是由于工作任务的侧重点不同,护理领导力的应用范围会有所差异。护理部主任的领导力在于引领护理学科发展,护士长的领导力着重在病房管理,护士领导力体现在患者管理。护理人员是护理专业发展的推手,也是护理安全的重要实践者。目前,追求安全、优质的护理服务已成为护理专业发展的主流,这就要求领导者有前瞻性的思维,有达成组织目标的使命感,因此需要培养护理领导者的理想与领导才能。临床普通护士也需要进行领导力的培养与锻炼。护士领导力主要体现在人际交往能力、沟通能力、解决问题能力、计划组织能力、评判性思维能力、护理专业能力和自护能力等多方面。

（一）护士的安全领导力培训

安全领导力培训会对护士的安全领导技能和实践产生积极的影响，从而弥补护理教育与安全领导力需要之间的差距。参照既往护士领导力培训体系，安全领导力课程可包括安全领导力理论知识、核心能力、安全领导技能的应用及如何在复杂的环境中应用安全领导力等内容。培训的形式有小组讨论、结构化的理论讲授、观察学习、与护理安全领导力发展专家的经验交流、安全领导力训练等。安全领导力的培训单纯靠知识的讲授无法达到预期的效果，必须采用多种培训形式，重要的是锻炼学习者由理论向实践的转化能力。医院应该根据自身的情况制定切实可行的安全领导力培训方案，并根据实施效果对该方案进行不断改进。参照美国博伊西州立大学护理学院设立的护士领导力与管理课程及教学目标（表14-1），临床护理管理者可使护士根据自身经验和专业背景，针对某个特定的课题，设计护理安全领导力的计划书。

表 14-1　美国博伊西州立大学护士领导力与管理课程分类教学目标

分类	教学目标
临床推理与批判研究	①运用综合理论和以证据为基础的知识来提高领导力，从而提高各种医疗机构环境中患者的服务质量；②运用影响个人、团体、社区、社会健康的相关领导理论、伦理原则制定策略；③运用各种领导理论模型在不同的卫生保健环境中引导变革和激励他人；④评估数据，提供高效的服务，运用伦理原则和理论去影响团队中组织成员的发展变化；⑤分析卫生保健系统，制定以证据为基础的计划，根据相关的法律和伦理问题来教育他人，并发展相关策略以减小财政和制度风险。
交流	运用有效的沟通策略，有循证依据的知识、理论，结合同行评审的方法和现有的文献资料为服务人群提供信息
体验式学习	在社会背景下，分析护理管理者和领导者的角色
全球化视野	分析护士领导力和患者权益维护者的角色
专业化和领导力	运用自我评价策略、个人修养、情商和个人反思来发展护士领导力
护士领导角色	根据实践标准和伦理原则、个人和专业行为的发展、塑造专业的护理角色模型

（二）护理管理者的安全领导力培训

护理管理者需要进行的安全领导力方面的培训包括交流技能、组织技能、冲突解决、人力资源管理、绩效管理、计算机技能、角色期望和描述、生活 - 工作的平衡管理、时间管理、目标制定和评估、冲突解决、培训和激励员工、政策发展、策略规划、专业实践中的领导力、实践中的研究角色、专家交流策略等。也有医院按照 Benner 从新手到专家的模式将护理管理者分为新手、初步进阶者、胜任者、精通者、专家 5 个级别，对每一级别的管理者制定相应的安全领导力培训课程，各领域的专家（如行政领导、策略管理和人力资源管理专家等）进行相关课程的讲授，之后对培训的效果进行评价。在对护理管理者进行安全领导力方面的培训时需特别注意，领导强调的是为专业及组织指明方向，激励他人做正确的事情，正因为这一点，安全领导力是需要终身学习和培养的。因此，对护理管理者安全领导力的培训应将重点放在培养安全意识、制定愿景、战略规划、培养和激励人才等方面。

第十五章

中断管理的评价

【导读】评价是在对某一领域的知识和实践充分熟知的基础上，对科学研究的意义、贡献、严谨性和局限性开展的系统、全面的评估，是针对研究本身的优点、缺点的客观性分析。随着护理中断事件管理相关研究的不断深入，中断管理的评价尤为重要。对中断管理进行可靠、完整的评价需要掌握研究设计、资料分析的能力以及理论思辨的技能。

本章将介绍中断管理的评价设计、中断管理的评价工具、中断管理的评价实施和中断管理的评价启示，为制定科学化、标准化的中断管理策略提供指导。

第一节　中断管理的评价设计

一、评价设计的类型

确定中断管理作为评价对象后，需要进行评价方法的设计，即研究设计。研究设计是研究过程中对研究方法的设想与安排，可使抽象的研究目的具体化，形成研究方案，指导研究者实施研究方案，最终完成研究目的。主要分为量性研究和质性研究两大类。

（一）量性研究

量性研究（quantitative study），又称定量研究，量性研究有明确的技术路线、研究对象入选和分组程序、研究指标和测量工具、资料收集流程和资料分析程序，并需要采用统计方法对数据进行处理。

在护理领域中，护理研究设计体系按照研究内容的不同，将研究设计分为实验性研究（experimental study）、类实验性研究（quasi-experimental study）以及非实验性研究（non-experimental study）三类。实验性研究属于干预性研究，必须具备干预、对照、随机三方面内容,其能准确地解释自变量和因变量之间的因果关系,反映研究的科学性和客观性。类实验性研究与实验性研究方法基本相似,属于干预性研究,但可能缺乏随机或对照,或两个条件均不具备。非实验性研究中对研究对象不施加任何干预措施,主要观察研究对象在自然状态下的某些现象和特征,相对于前两类研究较容易操作,适用于对所研究了解不多时选用。

流行病研究体系的设计方案是按照因果联系强度分类的,设计方法较为清晰,种类齐全,有利于临床应用。根据每种方案的设计特点和强度将研究设计方案分为干预性研究和观察性研究两类(图 15-1)。干预性研究所得结果的强度高于观察性研究。

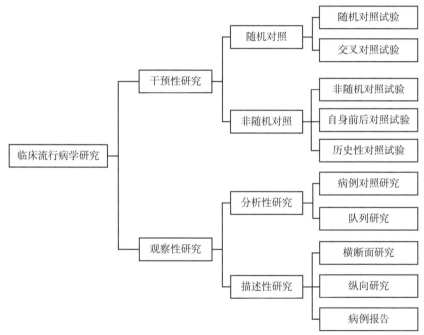

图 15-1 临床流行病学研究设计的常用设计方案

无论是护理研究设计体系,还是流行病研究体系的设计方案,其涉及的量性研究方法可广泛用于护理中断管理的评价设计中,如比较中断管理前后护理中断事件的发生次数、发生率、护理中断事件的结局类型、不良护理事件发生率等,也可以对护士的睡眠质量、职业倦怠感、幸福满意度以及患者满意度进行评价比较。

1. **干预性研究** 又称为实验性研究,干预性研究必须干预在前,效应在后,属于前瞻性研究。由于每个试验所具有的特征不同,干预性研究分为随机对照研究和非随机对照研究。非随机对照研究的论证强度弱于随机对照研究。

(1)随机对照试验(randomized controlled trial,RCT):采用随机分配的方法,将合格的研究对象分配到试验组和对照组,然后接受相应的干预措施,在一致的条件下或环境中,同步地进行和观察干预效果,并用客观的效应指标对实验结果进行科学的测量和评价。RCT 的基本原则是随机、对照和盲法。随机对照试验可用于临床护理干预性或预防性研究,如国内学者刘佳微等通过开展随机对照试验评价了前馈控制在预防监护室内导管相关中断事件中的应用效果。

1)优点:前瞻性的对照设计可以人为控制研究对象的条件和暴露情况,外部因素对结果影响较小;通过随机分组将研究对象随机分配,使组间基线状况保持相对一致,增加可比性;随机原则可以较好地防止人为因素的影响,即使存在不为人知的干扰因素,也可维持在各比较组间的相对平衡,有效地控制了选择偏倚和信息偏倚,同时采取盲法的评价效果避免了研究对象和疗效观察者的主观因素所致的非特异性疗效和测量误差。

2)缺点:随机对照试验需要严格地控制混杂变量,但是由于大多护理问题的研究对象是人,研究是在自然场景下开展,较难控制混杂变量,如病室环境、护理人员的行为倾向等。

(2)非随机对照试验(non-randomized controlled trial,NRCT):是未按随机化原则将研究对象分组,由研究者确定研究对象的分组或按不同地点加以分组,一组作为试验组,另一组作为对照组。经过一段时间观察后比较两组的疗效。非随机对照试验是前瞻性的研究,常用于比较临床不同干预措施的实际效果。NRCT 设计属于实验性研究类型,但由于缺乏随机的原则,因此属于类试验研究。对于治疗性试验并不完全适宜作随机对照试验,可考虑采用非随机对照试验。其研究结果的论证强度虽远不及随机对照试验,但在尚无随机对照试验结果或不能进行随机对照试验时,可以考虑应用。NRCT 的可行性与依从性较好,临床医护人员和患者的接受度高,研究工作容易开展。缺点是两组研究对象可能分布不均衡,缺乏严格的可比性。必要时可以通过增加样本量、进行分层分析等方式,尽量缩小选择性以及测量性偏倚。

研究举例:

【摘要】目的 有效开展护理中断事件管理的改进实践,评价其应用成效。方法 通过团队的组建、前期调查分析、护理中断事件干预方案的制订和实施、有效质量控制等措施,在 2 个移植外科病房开展护理中断事件管理的改进实践。结果 干预后 2 个月护理中断事件发生频次较干预前减少;干预后消极型结局护理中断事件发生率较干预前显著下降($P<0.001$)。干预后科室护理质量和患者满意度均在全院护理单元中排名第一。干预后护士"交班类"和"交流类"工作的时间均明显缩短;干预后护士一般自我效能感得分与干预前比较,差异具有统计学意义($P<0.001$)。结论 通过组建课题团队、结合前期数据设置干预项目、以"知-信-行"模式和 PDCA 循环等落实质量控制,创新并实践护理中断事件干预方案,可有效改善护理工作质量与结局,有利于提高护士工作效率与自我效能感基于护理中断事件管理改进的实践是护理质量持续发展的有力保障,具有重要的临床管理价值。

2. 观察性研究

(1)分析性研究:其属于观察法,暴露不是人为给予和随机分配的,而是在研究前已客观存在的;必须设立对照组,根据研究性质和研究目的的不同,分析性研究分为队列研究和病例对照研究。

1)病例对照研究:病例对照研究(case-control study)是一种回顾性研究,从因果关系的时间顺序来看是从果查因的研究方法,也就是从已患病的病例出发,去寻找过去可能与疾病有关的因素,通过两组暴露的比较来分析暴露与疾病的关联。具体实施方法:选择所研究的事件作为病例组,无此事件的但具有可比性的另一组人群作为对照组。通过调查回顾两组过去对某个(些)因素或防止措施的暴露情况,比较两组间暴露率或暴露水平的差异,从而判断研究因素与疾病之间的联系(图 15-2)。

按照病例组与对照组人数的差异,将病例对照研究分为成组病例对照研究和配对病例对照研究。成组病例对照研究在设计时对病例组和对照组人群在数量上没有严格的配比关系,对照组人群数量可等于、多于或少于病例组人数。配对病例对照研究要求对照组在某些因素或特性上与病例组保持相同,形成匹配关系,而且数量上也要是配比关系,如 1:1 或 1:2 等。病例对照研究主要用于病因、危险因素的研究,尤其适合于罕见疾病和潜伏期长的疾病的

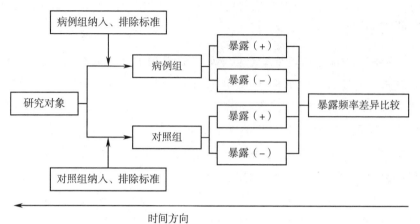

图 15-2 病例对照研究的设计要点

病因研究,也可用于临床回顾性治疗与探索预后因素的研究,如评价筛查试验效果等。优点是所需样本量小,研究对象易找,工作量小、省力、省钱、省时间,易于组织实施,尤其适用罕见病的研究;缺点是易受回忆偏倚的影响,选择合理的对照组较为困难,论证强度不高。

2)队列研究(cohort study):又称定群研究、群组研究,是观察目前存在差异的两组或两组以上研究对象在自然状态下持续若干时间后两组情况的差异。在评价治疗措施的效果、药物的不良反应、影响预后的因素、病因等方面应用较多。具体实施方法:从一个人群样本中选择两个群组,一个群组暴露于某一因素,称为暴露群组;另一个群组则不暴露于该因素为非暴露群组,两个群组除暴露因素有差别外,其他方面的条件应基本相同,对两个群组的研究对象追踪同一段时间,观察并记录结局指标,并比较两组的结局指标是否有差别(图 15-3)。

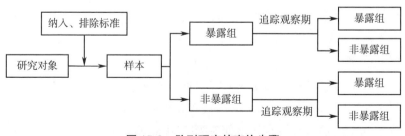

图 15-3 队列研究的实施步骤

根据研究对象进入队列的时间即研究终止观察的时间不同,分为前瞻性队列研究、回顾性队列研究、双向性队列研究。前瞻性队列研究（prospective cohort study）指暴露组与非暴露组是根据每个观察对象现时的暴露状态确定的，研究结局需前瞻观察一段时间才能得到，即从现在追踪到将来。例如对护理中断事件当事者（护理人员）进行一年的前瞻性队列研究，分析护理中断事件与护士工作满意度的关系。回顾性队列研究（retrospective cohort study）又称历史性队列研究，根据过去某时期是否暴露于某因素而确定暴露组与非暴露组，观察结局在研究开始时就可以从历史资料中获得。该研究方法仍属于前瞻性研究，只是观察时间提前。例如某研究将 2010~2015 年发生护理中断事件并导致护理不良事件的护理人员纳入研究，并在之后 3 年的随访期间，收集、分析该人群再次发生护理不良事件、焦虑、离职意愿等数据，分析护理中断与护理不良事件、焦虑、离职意愿之间的关系。与前瞻性队列研究相比，该类研究节省人力、物力，资料收集及分析可在较短时间内完成，存在暴露与结局跨度时间长、偏倚大的缺点。双向性队列研究（ambispective cohort study）是指结合前瞻性队列研究与回顾性队列研究，进行双向队列研究。在回顾性队列研究之后，继续进行一段时间的前瞻性队列研究。

　　队列研究的优点是能够直接获得暴露组和非暴露组的结局指标情况，直接分析暴露因素与结局指标之间的因果关系；偏倚相对较小，结果真实，而且采用前瞻性研究设计，可对测量指标的选择、测量时间等问题进行控制，而且资料收集客观真实。队列研究的缺点是需要较多的人力、物力；观察、随访周期长，研究对象容易失访，且不同群体的队列研究会因为群体不同，而难以保证干预措施意外的其他条件基本相同。

　　（2）描述性研究（descriptive study）：是指利用已有的资料或特殊调查的资料，按不同地区、不同时间及不同人群特征分组，把疾病或健康状态和暴露因素的分布情况真实地描述出来。通过比较分析导致疾病或健康状态分布差异的可能原因，提出进一步的研究方向或防治策略的设想。描述性研究是目前护理领域应用最多的一种研究方法。

　　1）横断面研究（cross-sectional study）：是在特定的时间内，通过调查的方法，对特定人群中某疾病或健康状况及有关因素的情况进行调查，描述该病或健康状况的分布及其与相关因素的关系，是护理描述性研究中最常用的一种方法。横断面研究只能提示因素与疾病之间是否存在关联，而不能得出有关因果关系的结论，论证强度差，研究质量较低。横断面研究分为普查与抽样调查两种。普查指在特定时间对特定范围内的全部人群进行调查。特定时间较短,不宜太长。普查的目的主要是为了疾病的早期发现和早期治疗;了解疾病的分布;建立某些生理、生化等指标的正常值。该种方式调查全面,但费时、费力,质控较难。抽样调查是以调查某一人群中具有代表性的部分人群的结果估计出该人群某病的患病率或某些特征的情况,揭示该疾病的分布规律。其特点是以部分估计总体。抽样调查省时、省力,调查对象数量较少,调查工作相对容易,但是设计、实施与资料分析比较复杂,而且不适用变异过大的资料和发病率很低的疾病。优点是容易实施,科学性较强,研究对象代表性较好,一次研究可观察多种相关的可能影响因素。缺点是一次横断面调查无法获得发病率或死亡率,难以确定暴露与疾病之间的因果关系,无法评价某种因素随时间改变而产生的效果;开展大规模调查时,人力、物力消耗大。

研究举例:

【摘要】**目的** 通过自制中断登记表记录腹腔镜手术护理中断事件的来源、类型、中断发生时护士的当前事务以及中断事件的结局,进行相关性分析。以探讨护理中断事件的特征和对结局的影响,指导寻找护理中断事件的干预手段和方法,以提升手术室护理安全与工作效率管理,减少和控制护理中断事件的发生,为腔镜手术安全护理提供新思路。**方法** 观察 2012 年 9 月至 2013 年 3 月中南大学湘雅三医院例腹腔镜手术中发生的护理中断事件。采用"护理中断事件登记表"对腹腔镜手术中护理中断事件的来源、类型、中断发生时护士的当前事务、结局以及中断发生的时段展开观察记录。**结果** 共观察到 605 次护理中断事件,平均每小时 4.9 次。护理中断事件的来源依次为环境和手术医生,麻醉医生、护士同事、自身、病人和支持人员。护理中断事件的主要类型以侵扰型为主,分心型和矛盾型次之,毁损型较少。护理中断事件发生时护士的当前事务依次为观察和管理,文书、器械清点、交流、无菌操作、给药输血次之。专科护士发生中断事件的频次较非专科护士低;在专科护士和非专科护士中,高年资的护士发生中断事件的频次较低年资的护士低。护理中断事件的结局为消极型。605 次中断事件导致了 11 次护理不良事件或险失事件。**结论** 腹腔镜手术护理中断事件的主要来源为环境和手术医生,以侵扰型中断事件为主,护理中断事件发生时护士的当前事务主要为观察和管理,且其发生的频次与是否专科护士及护士年资相关。

2）纵向研究（longitudinal study）：又称随访研究（follow-up study），是对一特定人群进行定期随访，观察疾病或某种特征在该人群及个体中的动态变化。该方法通过在不同时点对同一人群疾病、健康状况和某些因素进行调查，了解这些因素随时间的变化情况。随访的间隔和方式可根据研究内容有所不同。纵向研究观察的对象常影响结论的适应范围，除了环境因素外，患者个体特征也影响疾病转归，如患者年龄、性别、文化程度、社会阶层等。因此，纵向研究时尽量考虑观察对象的代表性。纵向研究可做病因分析、某疾病症状的动态变化分析，在护理中断事件研究领域，可研究护理中断事件当事者情绪、心理状况随时间进展而变化的规律；研究护理中断事件进展的影响因素，如观察临床护士的心理弹性、应对能力等与其发生不良结局护理中断事件的相关性。优点是能够比较完整的观察疾病发展过程和发展过程中的一些重要转折点。缺点是等待研究结果的耗时长，比较花费财力和人力；因耗时较长，可能发生研究对象流失的情况，进而影响研究对象的代表性和研究结果的概括性；由于纵向研究需对同一批研究对象重复进行研究，可能出现练习效应或疲劳效应。

3）病例报告：病例报告通过对一两个生动的病例进行记录和描述，试图在疾病的表现、机制以及诊断治疗等方面提供第一手感性资料的医学报告。过去，病例报告多是报告一些首次发现的新病例，如艾滋病、军团病等。随着时间的推移，目前病例报告主要集中在已知疾病的特殊临床表现、影像学及检验学等诊断手段的新发现、疾病的特殊临床转归、临床诊断治疗过程中的特殊的经验和教训等。

（二）质性研究

质性研究（qualitative research）又称质的研究、定性研究，是以研究者本人为研究工具，在自然情景下采用多种资料收集方法对某一现象进行整体性探究，使用归纳法分析资料，通过与研究对象互动对其行为和意义建构获得解释性理解。质性研究是对某种事物在特定情形下的特征、方式、涵义进行观察、访谈、记录、分析、解释的过程，旨在揭示研究对象赋予的这些事物的内涵和本质。该研究方法已被广泛应用于社会学、管理学、心理学等领域。由于护理学的研究多以人为研究对象，关注人的感受及行为，因此质性研究在护理中断管理中也具备广泛的适用性，根据研究对象的不同，运用质性研究可以分析中断管理前后，护士在发生护理中断事件时的感受、情绪、经验、身心状态等；分析中断管理前后，患者对护理服务的感受、体验、主观满意情况等；

分析中断管理前后,护理管理者对全院护士、护理质量的感受,对中断管理实施的体验、评价等。

1. 质性研究的方法学分类　包括现象学研究、扎根理论研究、民族志研究、历史研究、个案研究、社会批评理论研究、行动研究等。它们的共同目的都是探索事物的实质和意义,然而其聚焦的问题和解决问题的方法不尽相同。下面介绍目前护理研究中运用较多的现象学研究、扎根理论研究和民族志研究。

(1)现象学研究(phenomenological research):以德国哲学家 Edmund H. Husser 和 Martin Heidegger 的哲学观为基础,认为现象是个人所经历的情景,只有当某个体经历了这个情景,现象才有存在的意义。现象学研究的研究问题是"研究对象所经历的这些现象的本质是什么",研究者相信事实基于人们的生活经历,生活经历赋予了每个人对特定现象的感知。现象学研究者对生活经历的四个方面产生兴趣:生活的空间、生活的人、生活的时间、生活中人与人之间的关系。现象学研究关注的问题是对人们的生活经历具有重要意义的问题,如压力的意义、丧亲经历、护士发生护理中断事件的体验等。当某一现象很少被界定或定义时,非常适合用现象学研究进行探究。现象学研究有多种学派,其中以描述现象学和诠释现象学最为常见。前者着重于呈现人们的经历,目的在于描绘真实世界;后者强调对现象进行解释通过解释来理解现象。

(2)扎根理论研究(grounded theory research):又称根基理论研究,由社会学家 Bamey Glaser 和 Anselm Strauss 提出。所谓扎根是指研究得出的理论是以资料为基础,从资料中提炼而来。该方法学以社会学中的符号互动论(symbolic interaction theory)为基础,探索人们如何定义现实,他们的信念如何与他们的行为相联系,聚焦于人们之间的互动过程,探索人类的行为和社会作用,解释了为什么个体努力使自己的行为适合他人的行为。扎根理论关注社会过程和社会结构,以及社会发展和演化过程,其主要目的是对现实中的现象进行深入解释,并概括为理论。扎根理论研究是一种自下而上建立理论的方法,一定要有情景资料的支持,但是它的主要特点不在其经验性,而在于它从实践中抽象出新的理论和思想。扎根理论研究重视事物的动态发展过程而不只单看事物的静态情况。

扎根理论研究的五个基本特征:①扎根理论的概念框架来自于资料而不是先前的研究;②研究者努力去发现社会情境中的主要进展而不是描述调查

单位;③研究者将所有的资料与其他所有的资料相比较;④研究者可以根据先前的理论对资料收集进行调整;⑤资料一旦获得研究者立刻进行整理、编码、分类、概念化并写有关研究报告的最初感想,这个分析过程与资料的收集循环进行。在此过程中,持续比较法(constant comparative method)多贯穿于研究的全过程,即将实际观察到的行为单元反复进行相互比较,发掘和归纳出共同的性质从而得到"类别",再将提炼出来的类别不断与以往的资料中的事件、现象进行比较对照,以找出同一性和变异性,并据此不断收集新资料,不断对照,逐渐澄清类别的范畴、定义,明确类别之间的关系,直至呈现出概念和理论。

(3)民族志研究(ethnographic research):又称人种学研究,是对人们在某种文化形态下的行为的描述和解样。护理民族志研究(nursing ethnographic research)最早是由 Reiniger 在 1985 年提出。在健康领城,民族志研究适合于探讨不同文化环境中人们的健康信念、健康行为、照护方式等,用以研究文化对护理行为及其中的观点、信念、方法的影响,探索护理本身的文化特性、临床过程。民族志研究可分为微观民族志研究和宏观民族志研究,前者重点在特定的小范围收集资料;后者强调整体性地研究某文化的一般性和特殊性现象。为了探索被研究者作为当事人的主位观点和确定研究者作为外来人的客位观点,研究者需要深入研究场所数月甚至数年,需要与文化群体中的人员密切接触,深入了解所要研究的文化群体。

民族志研究具有以下特征:①适于研究全然无知的现象;②适于研究整体的生活方式;③适于探讨蕴藏于周围情形中的含义,因为它不仅仅收集独立片段的资料,更是收集整体性资料;④适于探索护理现象及相关的人类文化;⑤可以收集到别的方法无法得到的详细深入的文化。

2. 研究问题的确立 质性研究的研究问题通常起源于研究者初步的想法,研究者可能有个人的理论或直觉,然后通过回顾现有的理论、研究和文献,研究问题得以明确和细化,从而形成研究目的。此外,质性研究问题的构建也需要研究者直接与研究情景中的人们对话,了解他们的日常生活和现实问题。质性研究设计的灵活性允许研究者在研究过程中不断思考研究问题,研究问题可以在研究的过程中形成或修改。质性研究目的的表述需清晰、明了,有明确的研究对象和具体的研究情景,表述时常用的行为动词包括"探索""理解""描述""构建"等。

3. 质性研究对象的选择

（1）选择研究对象的特点

1）研究对象的选择不用随机：质性研究要求研究对象对研究问题了如指掌，能够清晰、明白地描述，善于思考且愿意对研究者详细述说。

2）研究对象数量较少：质性研究纳入的研究对象数量一般比较少，10~20人。

3）研究对象并非一成不变：质性研究研究对象选择可能根据概念化的需要，在资料收集过程中进行。

（2）选择研究对象的方法

1）目的性选样（purposive sampling）：选择最有利于研究开展的案例，在质性研究中运用较普遍。最常用方法包括：

①最大差异选样（maximum variation sampling）：目的性地选择在不同维度上有差异的个体或场所。通过选择具有不同背景的研究对象，可以确保样本代表了不同背景的人群，选择具有不同观点的研究对象，可以丰富正在形成的概念。

②典型个案选样（typical case sampling）：选择研究现象中典型的、代表性的个案，帮助研究者理解研究现象在常态下展现出的主要特征。在质性研究中，对典型个案进行研究不是为了将其结果推论到从中抽样的人群，而是为了说明在此类现象中一个典型的个案是什么样子。

③同质性选样（homogeneous sampling）：与最大差异选样相反，同质性选样是选择一组内部成分比较相似的个案进行研究，旨在对研究现象中某一类比较相同的个案进行深入的探讨和分析。常用于小组焦点访谈，通常选择背景比较相似的被访者在一起就共同关心的问题进行探讨。

④极端个案选样（extreme/deviant case sampling）：选择研究现象中非常极端的、不寻常的个案进行研究，如某项工作的成功者及失败者。该方法多用于对其他选样策略的补充。

⑤分层目的性选样（stratified purposive sampling）：研究者首先将研究现象按照一定的标准进行分层（如年龄、职务、学历等），然后在不同的层面上进行目的性选样。旨在了解每一个同质性较强的层次内部的具体情况，以便在不同层次中进行比较，进而达到对总体异质性的了解。

⑥效标选样（criterion sampling）：是指事先为选样设定一个标准或一些基本条件，然后选择所有符合这个标准或条件的个案进行研究。

⑦证实和证伪个案选样（sampling confirming and disconfirming cases）:研究者在现有研究结果的基础上建立一个初步的结论,通过选样证实或证伪最初的理论假设。这种方法多用于研究后期验证或发展研究结论。

2）滚雪球选样（snowball sampling）:由被研究者介绍其他的研究对象。鉴于研究者能够在较短的时间内筛选人群是否满足研究需求;通过介绍人的引荐,研究者更易获得下一位研究对象的信任;研究者更易指定他们希望的下位研究对象应具备的特征,因此,该方法具有较好的成本效益和实用性。滚雪球选样在调查吸毒、性工作者、艾滋患者等具有排外倾向的人群时优势更加明显。缺点是研究对象均来自一个相当小的群体里的熟人、介绍人是否信任研究者会影响被推荐人的质量。

3）志愿者选样（volunteer sampling）:常用于质性研究初期,尤其是当研究者希望在较大的人群范围内或社区里的研究对象能够自愿出现。研究者可以通过在公告栏、报纸或网络上发表通知来招纳研究对象,省时、省钱、省力。但并非首选,因为该方法获取的研究对象不一定提供最多的信息。

4）理论选样（theoretical sampling）:常用于扎根理论研究,研究者结合了收集、编码、分析各步骤,初步形成的结果决定了下一步收集什么资料,去哪里寻找这些资料,因此理论选样是为了促进理论的形成。理论选样并非单一、线性的,要求研究者在资料和正在形成的理论之间多次往返,直至形成最终的理论。

（3）样本量计算:质性研究样本量确定的基本原则是资料的饱和（data saturation）,即当没有新的信息获得,信息出现重复时可停止资料收集。样本量的多少是基于信息获得的多少,获得足够的资料可以说明研究现象即可。"饱和"是一个相对的状态,研究者必须随着研究进程的发展,通过反复比较,提取类属和主题,构建主题和意义,不断反省是否还需要进一步纳入新的研究对象。样本量的大小受诸多因素的影响,如研究问题的范围、研究现象的敏感性等。一定程度上,增加样本量可以产生更多的资料,但有时增加访谈时间、访谈深度或多次访谈同一个研究对象也可以获得深入、丰富的资料。

4. 资料收集方法　质性研究的资料收集方法灵活,包括访谈法、观察法、问卷中的开放性问题、收集日记、文件等实物,其中以访谈法和观察法最为常用。

（1）访谈法:访谈是研究者通过口头谈话的方式从被研究者那里收集第一手资料的一种研究方法,是质性研究最常用的收集资料的方法。访谈是一种有特定目的和一定规则的研究性交谈,具有形式灵活开放、聚焦的是被访者的实际经历、访谈者与被访者之间相互信任等特点。访谈前的准备包括了解被访者的语言和文化,制定访谈提纲,访谈提纲的用词应能够使被访者理解,必要时先做预访谈,确定访谈提纲是否适合并及时修改;访谈前应准备合适的访谈地点,如安静、方便录音的场所;提前与被访谈者沟通访谈相关事宜,如访谈目的、所需时间、自愿与保密原则等。访谈的步骤一般包括问候、解释、提问、专注、鼓励、重复/澄清/探究、结束语。质性研究需要完整记录访谈内容,除了笔记,可以运用录音或录像设备。

根据访谈提纲的有无或详细程度,可分为结构式、半结构式和非结构式访谈。结构式访谈要求研究者严格按照访谈提纲的内容和顺序进行提问。半结构式访谈(semi-structured interview)用于研究者对自己所研究的现象有比较具体的主题,但无法预测被访者的回答。研究者事先准备好访谈提纲,包括提问的几个方面或主要问题。初步的访谈提纲可根据研究获得的初步资料,进行不断的调整。半结构式访谈有助于研究者获得大量所需的信息,适用于访谈技巧不太熟练的研究者。非结构式访谈(unstructured interview)用于当研究者对所收集的信息没有预先的观点,还不知道具体可以问哪些问题时,以被访者讲述自己的故事为主,该方法常用于现象学研究、扎根理论和民族志研究。除此以外,还有小组焦点访谈法、远程访谈等方法。

(2)观察法:观察法可用于理解人们发生在自然环境中的行为和经历。与访谈法的分类类似,观察法也可分为结构式、半结构式和非结构式观察。质性研究者经常采用非结构式和半结构式观察法作为对自述资料的补充。此外,观察法还可分为非参与式观察法(non-participant observation)和参与式观察法(participant observation)。非参与式观察中,研究者不与观察对象有任何互动,仅对所观察到的内容进行记录;而在参与式观察中,研究者既是参与者又是观察者,研究者参与到所研究的社会团体中,试图观看、倾听和体验与研究问题相关的信息。

在观察前,观察者必须克服至少两大障碍,即获得进入所研究的社会或文化团体的允许、与团体成员建立融洽、信任的关系。在研究工作开展前或开展初期,有必要收集一些书面的或图片信息,以帮助研究者对研究场所的环境有个概括性的了解。在实施观察前,研究者应制定一个较宽泛的观察计划,包括环境、人行为和互动、频率、持续时间、相关影响因素、组织结构等。观察的内容一般包括场所、物体、人物、活动、时间、目标、情感等。观察的步骤一般是从开放到集中,先进行全方位的观察,然后逐步聚焦。一般应用录音机或录像机进行记录。观察的记录主要包括事实笔记和个人的思考。事实笔记记录的是研究者在观察中看到的和听到的"事实",使用的语言应具体、易懂、朴实,且命名准确;个人的思考记录包括研究者本人对观察内容的感受和解释、使用的具体方法及其作用和初步的结论。

5. 资料整理与分析

(1)资料整理方法:①将录音资料转化为书面文字资料,在转录的过程中,应尽量保留资料的原始风格和内容,切勿凭研究者的主观意愿更改资料。②建立一个档案文件,其中包含资料的编号、研究对象的基本信息、收集资料的方法和地点,以及与研究课题相关的信息。经过初步的整理和编号后,建议将妥善保存原始资料,以备后期查找。

(2)资料分析方法:对质性资料进行分析是一项具有挑战性的工作,包括多种方法,如民族志解释、生活史、叙事分析、内容分析、会话分析、话语分析、分析归纳、扎根理论分析法、诠释现象学分析法、主题分析等。目前最常用的是主题分析和内容分析。其中主题分析包括发现、解释和汇报资料中有意义的单元。研究者通过对文本的全面分析、提炼主题、回答研究问题。

质性资料分析的基本步骤:①仔细阅读原始资料,获得对研究对象所述现象的一个整体理解;②设计分类纲要,即将资料分解成更小的、更易掌控的单元,以便检索和回顾;③对资料进行编码,确定概念或主题并对其命名;④归类,对编码形成的编码号按照一定的原则进行归类,形成类属,类属代表资料所呈现的一个观点或一个主题;⑤描述和解释,在分析的最后阶段,研究者将主题的片段整合成一个整体,各种主题相互关联形成一个有关资料的整体框架。

(3)资料分析与整理的常用工具:编码过程中可用颜色记号笔进行标记,通过信息卡片分类或者通过一般的文字处理软件,如 word 帮助整理资料。随着计算机技术的不断进步,质性资料的分析软件应运而生,但其仅用于文字、录音或图片等资料的存储、整理和归纳,而资料分析过程中的分类纲要的形成、编码、归类和描述解释的过程仍需要人工完成。目前可用于质性资料分析的软件有 NVivo、Maxqda、NUD. IST(non-numerical unstructured dataindex searching, &theorizing)、CATS(computer assisted topical sorting)等,其中 NVivo 最常用。

二、评价设计的原则

1. **随机原则** 随机化的核心是机会均等,是医学研究中一项非常重要的原则。随机化包括随机抽样和随机分组两方面内容。随机抽样指从目标人群中选取研究对象时,符合随机抽样的原则,将符合标准的研究对象纳入研究,并用样本所得的结果代表总体的状况,不得随意选择、任意取舍。随机分组指在随机抽样基础上使每一个研究对象的个体都有同等的机会被分到试验组或对照组的分组方法。护理研究中常用的随机化方法包括简单随机法、分层随机法、区组随机分组法、系统随机抽样法、整群随机法等。

2. 对照原则 在医学研究中,除了有研究因素或接受处理因素的暴露组或实验组外,还同时设立对照组。对照组是除了不接受实验组的干预措施外,其他非研究因素的分布与实验组完全一致的研究对象。设立对照是为了控制实验中非干预因素的影响。按照研究的设计方案分类,对照包括同期随机对照、非同期随机对照、自身对照、配对对照以及历史对照;按照对照组的处理措施分类,对照分为标准对照和空白对照。

3. 盲法原则 盲法是不让研究对象和(或)研究者知晓研究对象的分组和接受干预措施的具体状态,以避免双方的行为或决定对信息测量、反馈及效果评价等的干扰和影响,保证测量的一致性,避免测量过程中的主观干扰。盲法可以克服临床试验中潜在的、主观的、暗示性的各种偏倚,有助于得到真实可靠的研究结果。根据盲法的程度,又可分为单盲、双盲、三盲和开放实验(表 15-1)。

表 15-1 盲法分类及对象

类别	研究对象	研究人员	统计 / 实验人员
开放实验			
单盲	+		
双盲	+	+	
三盲	+	+	+

注:+ 代表相应的人员知道个人的分组及处理情况。

4. 重复原则 重复是指在相同条件下进行多次观察或多次研究以提高科研的科学性和可靠性。广义的重复包括样本数量的重复、观察次数的重复和研究结果的重复。狭义的重复即样本数量的重复。观察次数重复指的是对同一试验对象进行多次观察或测量,以提高观测结果的精确性。一般要求对某项指标至少观测三次。研究结果的重复即重复实验以验证相同条件下结果的重现性,保证结果的可靠性,无法重现的研究是没有科学意义的。

三、评价设计的影响因素

选择与研究课题相适应的、论证强度高、可行性强的评价设计方案是保证研究质量的关键所在。众所周知,科研设计的基本要素包括受试对象、研究因素及研究效应。那么,评价设计的影响因素也与以上因素相关,主要包括:①研究目的及内容,根据研究目的及内容,研究可以初步判断研究类型,如为了研究血透室护士发生中断事件的现状及影响因素,研究者将开展观察性研究,甚至描述性研究,而为了调查综合干预护理中断事件对护理安全管理的影响,研究者将选择干预性研究;②研究对象,进行评价设计时应划定研究对象的总体范围,并明确研究对象纳入及排除原则,根据不同研究对象,设计不同评价方案,如开展医院护理中断事件管理体系研究的过程中,研究对象包括护理管理者,为了了解护理管理者对护理中断事件管理体系的构思及想法,可采用质性研究,深入挖掘有效的信息,且当研究对象数量较少、不足以开展横断面研究时,质性研究也不失为一种选择;③研究因素,根据研究因素和水平的不同,研究类型可分为单因素单水平、单因素多水平、多因素单水平以及多因素多水平四类,如比较不同干预方法对降低护理中断事件发生率的效果属于多因素单水平研究,研究设计中应设置对照;④其他因素,包括研究的可行性、质量控制、时间安排、人员安排、资金等。

第二节　中断管理的评价工具

完成评价设计后,应选择科学的研究指标和研究工具实施评价过程。研究指标,又称结局指标,是反映研究目的的标志,应遵循以理论假设为指导、完整性、简明、可行、使用操作定义等原则。根据研究目的及变量之间的逻辑关系,研究者应区分主要结局指标和次要结局指标。研究指标的设定直接影响研究的科学性和逻辑性,包括客观指标和主观指标,如心率、血压是客观指标,而心理感受是主观指标。研究工具是指研究者针对某一概念或是变量收集资料所采用的工具,是研究者处理和解释资料的专业技巧或手段。研究工具既包括有形的研究工具,如问卷或量表、测量工具、实验设备、计算机等,也包括无形的研究工具,如用于系统评价的数据分析处理技术等。

一、生理指标

中断管理的评价涉及中断管理方案本身的有效性、科学性以及中断管理方案对护理人员、患者的影响等多方面内容。尤其在对人的影响方面,生理指标能够实现作用衡量的标准化和客观化。例如中断事件发生时,外界和主体内部的刺激事件作用于植物性神经,进而心率、呼吸等指标随之变化;自主神经的改变影响激素变化,血流量和血管外壁压力增加,致使主体血压发生变化;当外界和主体内部的刺激事件引起交感神经兴奋,汗腺汗液分泌会增强,由于汗液中存在导电离子,导致皮肤的导电性增强,从而产生皮肤电反应;生物体脑部活动会产生脑电波,根据事件相关电位的研究理论,主体受到刺激时,特定位置的脑电波的极性和激活程度会发生变化,可通过脑电图监测脑电波的改变;当外界和主体内部的刺激事件作用于自主神经和周围神经,也可引起瞳孔变化。除此以外,氧耗、肌肉紧张、血液的化学成分、血糖等均可一定程度地评价中断管理的影响。例如,护理管理者通过加强知识和操作技能培训来提高新护士在应对护理中断事件时,使其能尽快地恢复到当前事务中来,进而减少消极型护理中断事件的发生。在进行中断管理后,通过询问新护士的感受与之前面对中断事件时的差异,还可通过测量皮质醇来评价其应激水平。

二、心理指标

行为由人的心理所支配,同时又对心理产生一定的影响。在中断管理的评价中,评估针对性的心理指标有助于了解中断管理对护士心理行为的影响,进而评价其科学性、有效性,甚至促进护理行为的改变。目前,用于评价中断管理的心理指标主要有满意度、自我效能、心理负荷、心理素质水平、安全态度等。

1. 满意度 满意度是唯一一个直接反映用户体验的可用性指标。国际标准将可用性评价中满意度定义为:用户使用某系统的主观反应,其描述了使用产品是舒适度和认可程度。可见,满意度是一种心理状态,是指一个人对一段关系质量的主观评价。在医疗领域,患者满意度是衡量现代医院质量管理工作的重要标准,是中断管理的评价中最常用的心理指标。传统的满意度测量无外乎使用问卷,如护士满意度调查表、患者满意度调查表。通常情况下,满意度评价结果分为满意、基本满意和不满意,满意率=(满意+基本满意)/

总人数 ×100%。

2. **自我效能感** 自我效能感是目前教育心理学、人格心理学和临床心理学中的重要概念,最早由美国心理学家 Bandura 提出,是 Bandura 社会认知理论中的核心概念。自我效能感是指个体对自己面对环境中的主体挑战能否采取适应性的行为的知觉或信念。一个相信自己能处理好各种事情的人,在生活中会更积极、更主动。这种"能做什么"的认知反映了一种个体对环境的控制感。因此自我效能感是以自信理论看待个体处理生活中各种压力的能力。护士是临床工作执行的主体,通过调查自我效能感来评价护理中断事件管理的改进具有重要意义。目前最常用的测量工具是由德国柏林自由大学的著名临床和健康心理学家 RalfSchwarzer 教授编制的《一般自我效能感量表》(general self-efficacy scale,GSES),该量表共有 10 个条目,均为 Likert 4 计分,分数越高,自我效能感越好。

3. **心理负荷** 研究表明,护士经历护理中断事件的频次越高,则其心理负荷越重,这可能与护士频繁受到中断事件的干扰,使他们认为护理工作充满不可预测和不可控性,进而增加护士的疲劳、压力和挫折感。这反过来又会影响医护人员的工作表现,同时也会对患者的安全和最终结局产生负面影响。目前,测量心理负荷的常用量表是任务负荷指数量表(national aeronautics and space administration-task load index,NASA-TLX),该量表由 6 个条目组成,即心智需求、体力需求、时间需求、自我绩效、努力程度和受挫程度。每个条目计 0~100 分,以一条分为 20 等分的直线表示,直线左右两端分别标示低、高字样。根据 6 个条目对工作负荷的贡献程度进行评定,以评分大小和等级的加权平均值为基础评估护理人员心理负荷指数,得分越高,心理负荷越大。

4. **心理素质水平** 心理素质是指人们应付、承受及调节各种心理压力的能力。面对护理中断事件所引发的压力,护士面临着越来越重的心理负荷。个体心理素质水平的高低直接影响着护士关于中断事件所作出的应对行为,进而决定护理中断事件结局。因此,在护理管理者对易产生不良结局型护理中断事件的护士进行相应的管理与培训后,可通过测量护士的心理素质水平来反馈管理效果。目前,用于护士心理素质评价的工具是护士心理素质量表(mental quality inventory for nurses,MQIN)。该量表由张㑊于 2003 年编制,包含心理能力、心理品格、心理动力、自我适应和环境适应五个维度,共 142 个条目。黄蓉蓉等于 2018 年将该量表进行简化以及信效度检验,结果显示简化版护士心理素质量表仍具有良好的信效度。该量表即可用于护士心理素质水平的评估,并可通过其应用进一步探索心理素质在护理人员身心健康、教育培训、护理服务质量、护理队伍稳定发展过程中的作用,分析影响因素,为职业心理选拔、优化职业心理素质、稳定护士队伍。

5. 安全态度 众所周知,个体的态度会影响其行为表现,行为态度是行为主体对某种行为所存在的一般而稳定的倾向或立场,而安全态度是劳动者感知安全氛围后形成的较为稳定的信念态度。根据"知 - 信 - 行"理论模型和"计划行为"理论模型,在工作场所劳动者对安全的不同态度决定着他们的安全行为,进而影响安全事故的发生。那么,对于护理人员来说,护理人员的安全态度会影响其护理行为。中断管理的实施过程中,组织培训等干预措施会一定程度上影响护士的安全态度。目前护理领域常用测量工具是的安全态度量表(the safety attitude questionnaire,SAQ),该量表是基于 Vincent 分析风险和安全的框架及 Donabedian 评估质量的概念模式,包括 30 个条目、6 个维度,已被广泛用于重症监护单元、手术室、临床和放射科、药房等医技科室以及疗养院等,是迄今为止医疗卫生保健应用最广的安全文化评估工具,具有良好的心理学测量品质。

三、社会支持指标

社会支持是指来自社会各方面包括父母、亲戚、朋友等给予个体的精神或物质上的帮助和支持的系统。发生护理中断事件,尤其是不良结局护理中断事件时,中断事件以及护理不良事件均会对护理人员的心理产生一定程度的消极影响,护理人员会产生社会支持力度不足的感受,表现为中断管理流程欠缺、中断事件处理建议缺乏、护理管理者以及同事给予的安慰不足等方面。而且,伴随中断事件的发生,护士会出现焦虑等消极情绪,个人在焦虑的时候交往动机也较强烈,交往动机的满足可以增加安全感。因此,实施中断管理对提升护理人员社会支持程度具有积极的影响。目前常用于评估社会支持的测评工具有社会支持量表(social support rating scale,SSRS)以及领悟社会支持量表(perceived social support scale,PSSS)。社会支持量表由肖水源于 1986 年编制,共有 10 个条目,包括客观支持、主观支持和对社会支持的利用度三个维度。社会支持量表是通过测量研究社会支持量与社会成员心理健康水平的关系,从而改进社会某些方面,提高社会成员心理健康水平的关系。而领悟社会支持量表由 Zimet 编制,共 12 个题目,包含家内支持和家外支持两个因子,该量表测定个体领悟到的来自各种社会支持源,如家庭、朋友和他人的支持程度,反映个体感受到的社会支持总程度,表明社会支持与个体心理健康的关系。

四、安全绩效的测量

(一)不良结局护理中断事件、护理不良事件发生例次统计

目前将导致护理不良事件的这一类中断事件称为不良结局护理中断事件,观察并记录不良结局护理中断事件时,记录内容包括事件类型、中断事件发生时护士的当前事务、中断事件结局等。当引起护理不良事件时,如坠床、跌倒、管道滑脱、用药错误、院内压疮等,应观察并记录的内容包括护理不良事件的事件、地点、当事人信息、具体经过、处理措施、事件结局等。

(二)护理不良事件分级标准

依据护理不良事件分级标准对护理中断事件的结局进行分级。参照 JCI 评审标准,不良事件按事件的严重程度可分为 4 个等级:①一级事件,又称警告事件,非预期的死亡,或是非疾病自然进展过程中造成永久性功能丧失;②二级事件,又称不良事件,在疾病医疗过程中是因诊疗活动而非疾病本身造成的患者机体与功能损害;③三级事件,又称未造成后果事件,虽然发生了错误事实,但未给患者机体与功能造成任何损害,或有轻微后果而不需任何处理可完全康复;④四级事件,又称隐患事件,由于及时发现错误,但未形成事实。评价护理中断的不良结局时,除了应用普适性的护理不良事件分级标准,还可以使用特异性结局分级标准,如美国国家用药错误报告及预防协调委员会制定的患者损伤结局标准,共包括 4 项 9 类(表 15-2)。

表 15-2　患者损伤结局标准

项目	类别
无错误	A 类:客观环境或条件可能会引发错误
错误,无损伤	B 类:错误发生,但未发生于患者
	C 类:错误发生,但未给患者造成伤害
	D 类:需要监测错误对患者造成的后果,并根据后果判断是否需要采取措施和减少伤害
错误,有损害	E 类:错误造成患者暂时性伤害,需要采取预防措施
	F 类:错误对患者造成的伤害导致患者住院或住院时间延长
	G 类:错误导致患者永久性伤害

项目	类别
错误,有损害	H类:错误导致患者生命垂危
错误,死亡	I类:错误导致患者死亡

(三)其他测量指标

文书书写是护理质量考核的重要指标,也是保护临床执业行为的有力证据。护理文书书写不规范可以引发一系列医疗纠纷及法律问题,甚至威胁临床医疗安全。据文献报道,护理中断事件是护理文书书写缺陷的重要原因。因此,可采用文书书写质量检查表,评价护理文书书写质量来间接地评价护理中断事件的发生情况,评价内容包括文书书写错误内容、频次、当事人情况、班次、文书书写的完整性等。

第三节 中断管理的评价实施

一、观察性研究

观察性研究中研究者不能人为设置处理因素,同时受试对象接受何种处理因素或同一处理因素的不同水平也不是由随机化而定的。因此,分析性研究,如病例对照研究、队列研究在中断管理评价的研究中并不适用。尽管目前国内外中断管理实施效果评价的研究较多,但相关横断面调查尚未报道。

二、实验性研究

护理中断事件频发对患者和护理人员可造成安全隐患,已逐渐引起护理管理者的重视,减少中断事件对预防医疗差错具有重要意义。在中断事件发生之前采取积极的前瞻性护理干预措施,可降低护理风险事件的发生。现有中断管理主要从减少护理中断来源、提高护理中断应对能力、优化当前事务三方面着手。

1. **减少护理中断来源** 中断事件主要来源于环境、同事、患者及家属,主要发生在白天交接班时段,针对以上原因,可采用:①标准化警示标识,护理中断类型主要为侵扰型和分心型,当护士执行高风险操作时,可常规佩戴红色警示牌,提醒患者、陪护人员、同事等不要中断或侵扰到该护士的操作;②标准化沟通模式(situation background assessment recommendation,SBAR),SBAR 是一种标准化、结构化的沟通模式,包括现状、背景、评估、建议四部分。将其应用于科室的床头交接班,可使患者信息能被系统、完整地传递,从而提高团队效率,保证护理安全;③制定标准化工作流程审查表,内容包括工作时间段、工作项目、未完成的工作等,细化并规范各班工作项目与流程,防止工作细节漏项,对于强调事项实行重点交接,保证交接内容的连续性和延续性;④从源头上减少护理中断事件的发生,建立无陪护病房。

2. 提高护理中断应对能力 护士是护理中断事件的当事人,护士的自我效能、应对状态和护理中断事件结局密切关联,从中断事件当事人层面开展有效干预可以从根本上改善中断事件的结局。具体方法包括:①组织中断知识培训,增加护理中断事件主题课程,传授相应技巧,提升护士对护理中断事件的识别处理能力,增强护士应对护理工作的职业自信;②强化组织支持,通过制订标准化应急预案,强化医院辅助支持系统,从系统层面营造健康的工作氛围,帮助护士有效获取资源和组织支持;③关注低年资护士。研究数据显示,高年资护士对工作熟练程度高,能够以平静的心态应对中断事件,并将其转化为积极型因素来促进临床工作,而低年资护士工作经验不足及处理突发事件能力欠缺,是中断发生的高危人群。因此,护理管理者应科学排班、弹性调配,保障护理中断事件的积极应对。

3. 优化当前事务 ①落实护理评估智能化。将护理信息化技术与中断管理紧密结合,可采用全程模块化智能护理评估系统进行护理评估,其包括预警分析平台、知识库辅助决策平台、智能评估平台3大模块。各模块间数据共享,可根据信息需求完善对接与数据分析,提高护理评估的效率,改善护理中断结局。②构建中断事件临床护理路径。通过临床护理报告系统,收集中断事件的相关资料,设置反馈信息本或微信知识库,对护理质量进行问题反馈、修正和管理,并总结经验,实现信息数据共享,旨在避免和减少同类事件的发生。③开展闭环管理模式,完善护理信息服务平台,针对当前事务和护理中断事件的处理形成闭环,减少不良结局护理中断事件的发生。

药物治疗是护士临床工作的重要组成部分,但在所有的护理活动中,发生在给药过程中的中断事件占比最高。因此,诸多研究针对预防用药相关中断事件实施了一系列措施:①建立"无中断区",包括标识于给药者身上的"移动无中断区"和从病房空间划分出的"固定无中断区"两种形式。如护士给药时佩戴黄色腰带,设置黄色地板区域为"无中断区域",在给药区域张贴通告,并对相关医护人员、家属及患者进行"无中断"的相关培训。建立"无中断区"能够保证护理人员在准备及核对药物过程中处于相对无干扰的环境,从而减少引起中断事件的因素,促进给药安全。②转移和分流中断来源,如针对电话呼叫这一最具破坏力的中断事件来源,开展呼叫中断预防研究,研究者将传统的呼叫机改为邮箱形式的交流工具,每发出或查看信息前均会弹出提示语,警示中断风险;启用计算机化医嘱输入和临床决策支持系统等信息集成技术可减少用药差错的发生。③提高护士应对能力及安全意识,开展用药安全教育项目,制定给药安全教育手册,涉及所有与安全给药相关的内容,包括安全给药、用药错误、用药错误中断事件、标准给药流程等内容,同时结合无中断警示、电话或呼叫等紧急事件的分类处理、患者及家属的无中断教育 3 种方法对中断事件进行管理,对护理人员进行培训,以提高其安全给药相关意识、知识和技能。④实施综合干预管理策略,如构建多学科用药安全委员会及非惩罚差错上报系统,鼓励患者参与用药安全,利于形成用药安全文化氛围。

特殊科室的中断事件管理方案也体现了专科特色。如手术室护士与麻醉师、医生等密切配合,做好术前清单核对,关闭无关设备噪音,减少麻醉程序中断;急诊科通过智能化分诊评估、设计层级分区、优化就诊秩序、建立绿色通道、定期开展急救技能训练等措施,能够增强护士的应对能力,降低其对于侵扰型中断事件的敏感性。

第四节 中断管理的评价启示

中断事件主要通过干扰个人的注意力和前瞻记忆,打断人们正在进行的事情,如思考、言语、动作等,增加了错误和重复的概率。在日常护理工作中,护理中断事件在医院各个临床科室频发,且近 90% 的中断事件造成了消极结局。美国医学研究所报告指出,中断事件大幅度降低了护士的工作效率,严重影响了医疗质量,威胁患者安全。因此,如何管理护理中断事件,改善护理中断事件结局,成为护理管理者关注的重点。

开展护理中断管理的评价研究之前,选择科学、合理的科研设计方案至关重要。中断管理评价的科研设计应考虑研究目的及内容、研究对象、研究水平、可行性、时间安排、人力、物力等因素。现有护理中断管理研究的研究设计类型多为非随机对照试验、自身前后对照试验,随机对照试验明显缺乏,高质量的随机对照研究仍有待开展,以进一步提高中断管理评价的可靠性。同时,护理中断管理研究仍停留在管理方案研究层面,而不同研究中涉及管理措施差异较大,缺乏普适性的、适用于临床护理领域的护理中断管理评价指标体系。循证护理是护理人员在计划其护理活动过程中,审慎地、明确地、明智地将科研结论与临床经验、患者愿望相结合,获取证据,作为临床护理决策依据的过程。护理中断管理紧贴临床实际,在现有中断管理评价研究差异明显的背景下,开展基于循证理念的评价研究尤为重要。

当前护理中断管理的评价指标相对局限,集中于对中断事件发生频次以及患者、护理人员主观感受影响,心理指标应用较多,缺乏客观性强的生理指标,但研究主体容易受到教育程度、经济水平、治疗经过等偏差影响,其结果客观性常受到挑战。护理中断事件与感知、智力、记忆、应激、激励等多种心理因素密切相关,参考生理心理学相关理论,对中断事件相关心理产生的生理机制进行研究,并将生理客观指标用于评价中断管理效果也将成为今后的研究方向。

第五篇 / 机制探索篇

第十六章

护理中断事件的机制探索

【导读】学习体液指标、神经、脑网络的行为作用机制,分析护理中断事件相关生理、心理改变的体液调节、神经调节机制以及与脑网络的密切联系,了解体液指标的检测方法、神经特征和脑网络特征的抓取和监测技术,从生理、心理层面进一步探索护理中断事件的发生机制及管理策略。

本章分别介绍了体液指标、神经、脑网络的作用机制、与护理中断的联系以及在护理中断事件管理中的应用前景。

第一节 体液指标与中断

一、体液指标的行为作用机制

体液是人体内全部液体的总称。体液约占成年人体重的 60%。体液中除了含有水分以外,还有许多离子和其他化合物。体液可分为细胞内液和细胞外液,细胞内液约占体重的 40%。细胞外液存在于细胞外,约占三分之一。细胞外液是细胞赖以生存的内环境,主要成分有三类:细胞代谢所需的物质,如葡萄糖、氨基酸、甘油、脂肪酸、各种离子、O_2 等;代谢废物,如尿素、乳酸、CO_2、尿酸等;其他成分,如抗体、淋巴因子、激素、血浆蛋白、神经递质等。

体液调节是机体某些细胞产生某些特殊的化学物质,借助于血液循环的运输,到达全身各器官组织或某一器官组织,从而引起器官组织的某些特殊反应。如胰岛 B 细胞分泌的胰岛素能调节组织、细胞的糖与脂肪的新陈代谢,有降低血糖的作用。内环境的血糖浓度之所以能保持相对稳定,主要依靠这种体液调节。有些内分泌细胞可以直接感受内环境中某种理化因素的变化,直接作出相应的反应。例如当血钙离子浓度降低时,甲状旁腺细胞能直接感受这种变化,促使甲状旁腺激素分泌增加,转而导致骨中的钙释放入血,使血钙离子的浓度回升,保持了内环境的稳态。也有些内分泌腺本身直接或间接地受到神经系统的调节,在这种情况下,体液调节是神经调节的一个传出环节,是反射传出道路的延伸。这种情况可称为神经-体液调节。例如肾上腺髓质接受交感神经的支配,当交感神经系统兴奋时,肾上腺髓质分泌的肾上腺素和去甲肾上腺素增加,共同参与机体的调节。体液调节与人的心理、行为表现的产生密切相关。外部刺激通过人的眼和耳等感觉器官被传到大脑中枢,在那里产生的各种心理作用以神经系统或内分泌系统为媒介在人体器官引起各种生理反应。

二、体液指标与护理中断

护理中断事件的发生与社会人口学因素、工作管理机制、环境-科技相关因素以及生理-心理-社会相关因素有关。其中生理-心理-社会相关因素涉及生物节律、生活事件、个性心理、应激行为、心理调节等方面内容,这些均具备一定的体液调节作用机制。在引发消极型护理中断事件的各种原因中,护士的不安全行为占主要组成成分。护士不安全行为的产生原因包括:①生理原因,护士的生理条件达不到工作要求时会产生不安全行为,如视力、听力、智力等问题会导致不安全行为,疾病、疲劳、紊乱的生理节律等也会影响人的生理参数,进而影响人的行为;②心理原因,良好的情绪、冷静的性格、端正的动机可以使人的行为安全程度增加;③安全认知原因,包括安全意识和安全技术水平两个因素。拥有良好的安全意识会保证护士注意审视自己的行为,经常对自己的行为进行安全度评估,有助于提高自己的行为安全水平;④环境原因,环境会刺激人的心理,影响人的情绪,比如应激状态。以上因素均有一定的体液调节机制,间接影响护理中断的发生及应对。

以疲劳为例,从疲劳的内在致因机制不同可将疲劳界定为体力疲劳、心理疲劳、脑力疲劳和病理疲劳。人体内的糖、脂肪等通过在体内氧化分解,不仅能产生能量,还能产生乳酸和二氧化碳,当机体不能通过休息慢慢排出或者消化,就会累积在体内,造成人体体力疲劳,从而影响护士体内的相应生理参数改变,导致不安全行为,引发消极型护理中断事件。当护士从事脑力活动时,其体内氧气、血液及糖分等供应不足,从而引起不适应状态,脑力疲劳是大脑神经系统处于一种抑制状态时所产生的主观感受。心理疲劳是由于连续性的压力和紧张的情绪所导致的忧郁状态。心理疲劳体现在护士行为上,如表现出对事物不感兴趣、不喜欢接受新事物、自我封闭等;心理疲劳在人的生理方面也有所表现,比如出现紧张、兴奋等情绪,同时伴有体液指标的改变。参考生化变化机制,疲劳的原因不仅有局部肌肉疲劳,还包括血糖水平异常、脱水、肝糖原耗竭、体温升高等。依据心理生理学研究,能够客观测量疲劳的体液指标包括血清肌酸激酶、睾酮、皮质醇等。血清肌酸激酶是骨骼肌能量代谢的关键酶之一,其作用是催化三磷酸腺苷(adenosine triphosphate,ATP)和磷酸肌酸之间高能磷酸键可逆性的转移。它是短时间剧烈运动时能量补充和运动后ATP恢复反应的催化酶,能判断体力疲劳。睾酮又称睾丸素、睾丸酮或睾甾酮,由男性的睾丸或女性的卵巢分泌,肾上腺亦分泌少量睾酮,具有维持肌肉强度及质量、维持骨质密度及强度、提神及提升体能等作用。皮质醇,也可称为氢化可的松,是肾上腺在应激反应里产生的一种类固醇激素。压力状态下身体需要皮质醇来维持正常生理机能,如果没有皮质醇,身体将无法对压力作出有效反应。正常情况下,身体能很好地控制皮质醇分泌和调节血液中皮质醇的含量,而长期处在压力状况下的人,体内的皮质醇水平偏高。睾酮、皮质醇及睾酮皮质醇是判定疲劳恢复的重要指标。当护士的生理、心理变化不足以引起临床症状时,可以通过检测体液指标来反映并调整护士的身心状态,避免引发自我护理中断事件及消极型护理中断事件。同时,动态监测护士发生护理中断事件前后的体液指标,深层次挖掘生理指标对护理中断事件的影响机制。通过测量以上体液指标,可以从生理学层面深层次挖掘疲劳对护理中断事件的影响机制。

应激不仅是护理中断事件发生的心理学因素,还影响护士的应对效果及中断事件的结局。在生理学层面,应激的生理中介是指参与介导或调解应激源和应激生理反应的生理解剖结构和功能系统。应激系统是应激综合征的效应器,包括促皮质素释放激素、蓝斑-去甲肾上腺素、自主神经系统以及他们的外周效应器(垂体-肾上腺皮质轴和自主神经系统支配的组织)。应激系统的概念强调相关的生理基础是一个复杂的、互动的整体,应激反应通常是通过神经系统、内分泌系统和免疫系统的中介途径而发生的。伴有负性情绪的应激反应中,下丘脑-垂体-肾上腺皮质轴激活,极度警惕,运动抑制;交感神经系统激活,外周循环阻力增加,血压升高,但是心率和心排血量在副交感神经系统介导下减慢。试验表明,肾上腺皮质激素分泌的增加与对环境控制的缺乏是密切相关的。

三、体液指标的检验与检测

护理中断相关体液指标数量多、检测方法差异性大,在选择体液指标的检测方法可参考中华人民共和国国家卫生健康委员会发布的《临床体液检验的技术要求》（以下简称要求），该要求规定了脑脊液等多种体液标本临床检验的技术要求，内容涉及标本采集、转运及贮存、理学检查、化学和免疫学检查、细胞学检查（包括手工法细胞计数和仪器法细胞计数）、细胞形态学、病原学检查（包括涂片检查、病原体检查、抗原检测、核酸检测）、显微镜检查等方面。根据实际情况，选择最佳的检测仪器，同时注重检测质量的控制，以保证检测数据的准确率和代表性。

四、体液指标检测在护理中断事件管理中的应用前景

随着医疗技术以及科学研究的不断深入，体液指标的作用机制研究已不仅仅存在于医学领域，载运工具运用工程、建筑与土木工程、森林工程、安全科学与工程等专业领域均有诸多研究将生理体液指标作为研究内容，开展学科交叉研究，进一步挖掘本专业的机制。查阅文献发现，人机工程领域部分研究探讨了人的生理变化与工作负荷、疲劳及人失误之间的关系，通过及时监控人的生理指标来调整人的工作负荷等。体液指标检测技术和方法已在载人飞船上得到具体的应用，随着人的生理指标测量技术的飞跃发展，这一技术和方法有望在更多领域得到应用。国内也有学者根据矿工的不安全行为影响因素分析，设计了一个模拟噪声场景下个体安全行为能力的测评实验，通过测量实验对象在实验前后的体液、生理指标数据，计算出每位实验对象在噪声环境下的具体安全行为能力，通过对测试结果的对比分析，发现生理因素与环境因素对矿工的不安全行为影响程度较高，心理、管理及文化等因素对矿工的不安全行为影响程度较低，进而综合运用生理心理学、安全行为学、安全管理学等理论和研究方法，提出针对矿工不安全行为的矫正计划，通过加强过程控制，预防和控制矿工的不安全行为。

众所周知，生理 - 心理 - 社会相关因素是护理中断事件形成的主要原因之一，无论是人体的生物节律、护士的个性心理，还是护士的应激行为以及自我心理调节，均有相应的体液调节机制。目前中断管理的体液调节相关研究明显缺乏，针对护理中断事件开展体液作用机制研究可以填补专业空白，促进学科交叉，深层次挖掘护理中断事件发生、应对机制，提高研究质量及深度的同时，也可为进一步制定针对性的护理安全措施奠定理论基础，提高护理质量，促进护理学科发展。

第二节　神经与中断

一、神经的行为作用机制

神经系统是机体内对生理功能活动的调节起主导作用的系统,主要由神经组织组成,分为中枢神经系统和周围神经系统两大部分。中枢神经系统包括脑和脊髓,周围神经系统包括脑神经和脊神经。其中,中枢神经系统是神经系统的主要部分,包括位于椎管内的脊髓和位于颅腔内的脑;其位置常在动物体的中轴,由明显的脑神经节、神经索或脑和脊髓以及它们之间的连接成分组成。神经组织由传导电位的神经细胞(神经元)和有绝缘性能并完成支持与代谢功能的胶质细胞(神经胶质)组成。一个神经元就是一个神经细胞连同它自己的所有突起。按照突起的数目,人们可以区分出单极神经元、假单极神经元、双极神经元和多极神经元。神经元的含核部分称为细胞体,核周围的胞质称为核周质。把电位传给神经细胞的突起称为树突,从细胞体传出冲动的突起叫做轴突(神经纤维)。单极神经细胞的突起只是一根神经纤维。但也有例外,例如视网膜的无轴突细胞就只有树突。在中枢神经系统内大量神经细胞聚集在一起,有机地构成网络或回路;其主要功能是传递、储存和加工信息,产生各种心理活动,支配与控制行为。

神经行为学提出,人的行为是基于相互连接的神经细胞集团内部进行的信息加工。对于人类而言,神经元集中成为特殊的结构,如脑、神经节、腹神经索或脊髓等。神经元数据加工的结果是传到特定肌肉群的电事件,肌肉按中枢程序收缩,产生在空间和时间上协调的运动形式,即行为。激发这类运动程序的"指令",可起源于中枢神经系统本身,并会受到内分泌系统的影响。"运动指令"的执行,即行为反应,可被感觉系统控制。在对感觉输入进行适当的加工后,"指令"也可以由环境的特殊信号所引起。在后一种情况下,重要的是也要认识到,环境刺激及其信号特征的效力,在较大程度上取决于动力或动机(图 16-1)。

二、神经与护理中断

护理中断事件中,护士所遇到的突然发生、打断或延缓当前事务、分散接收者注意力的外来行为均是中枢神经系统的刺激来源。在神经传导的过程

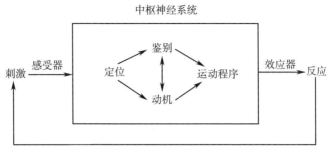

图 16-1 中枢神经系统信息加工过程

中,突触传递最重要的方式是神经化学传递。神经递质在突触传递中是担当"信使"的特定化学物质。神经递质由突触前膜释放后立即与相应的突触后膜受体结合,产生突触后去极化电位或超极化电位,导致突触后神经兴奋性升高或降低,最终转化为不同组织器官的反应。神经递质分为生物原胺类、氨基酸类、肽类以及其他类,数目繁多,但与人体行为、记忆、认知等内容密切相关,如 α_1、β_1 受体能够缓解焦虑、惊恐发作、震颤、出汗、心动过速、高度警觉;H_1 受体具有镇静作用;4-氨基丁酸 A 受体的 α_1 亚型具有镇静、抗惊厥、遗忘作用,α_2 和 α_3 亚型与抗焦虑、松弛肌肉有关,α_5 亚型则可能与认知和其他功能有关。中断刺激引起的神经传导,过程中产生的神经递质以及效应器呈现的应激反应均对护士的感知、记忆、性格、注意力、思维等因素产生一定影响。当发生护理中断事件时,如护士注意力下降、记忆减退、思维混乱,会出现认知困难,产生紧张、心率加快等应激反应,当超出护士的应对能力范围,则会出现发抖、话语不清、心率加快、沮丧等不良生理、心理状态,导致不良结局护理中断事件发生。

三、神经特征的抓取与监测

护理中断事件,尤其是护理不良事件可影响护士的生理和心理功能,导致一定程度的行为改变。而行为功能测试方法具有简便、灵敏、无创伤和易被受检者接受的特点。因此,神经行为功能测试已逐渐被广大研究者采用。目前系统的神经行为功能的监测方法主要有 WHO 推荐的神经行为核心测试组合、三维度自填式问卷,华中科技大学同济医学院研制的 SG-A 行为测试仪、计算机化神经行为测试评价系统及其改进系统也得到运用。其中,WHO 推荐的神经行为核心测试组合最常用,可用于测验情感、注意力/反应速度、听记忆、手工操作敏捷度、感知运动速度、视感知/记忆和运动稳定性七个方面的神经行为功能。该测试组合目前主要用于监测职业有害因素相关的神经行为功能改变,如噪声、磁场、铅以及职业紧张等的影响。

除了系统化神经行为功能的监测,独立的神经特征也可以被抓取,并作为评价神经作用的指标,如眼动。眼睛是心灵的窗户,针对眼动的研究最早可以追溯到古希腊时期。眼动的基础数据包括注视点空间、时间信息、瞳孔尺寸、眨眼信息。当前研究集中于注视点空间、时间信息的加工处理,并提取成多种与注视点相关的指标,包括注视时长、注视点数目、兴趣区域、注视轨迹四点。基于以上四个基本指标,相关的眼动仪数据分析软件会自动生成眼动热点图、视线轨迹图、集簇图、蜂群回放等,提供直观的结果。眼动的信息揭示了个体认知过程的心理机制。例如,将眼动技术应用于阅读中,通过记录眼动的实时数据,在避免对正常阅读打扰的同时,可以发现读者阅读过程中的认知和知觉加工过程,从而能更有效地研究读者的阅读心理;在界面设计和评估领域,人们在浏览界面时,只对感兴趣的区域或者需要加工的物体进行注视,注视点的信息可以直接反映用户的心理加工过程和兴趣点。眼动技术可以在用户不知道的情况下,为设计人员提供用户的搜索和加工过程的时间、空间信息,从而为进一步优化界面提供基础。作为记录被试者眼睛运动轨迹的仪器,眼动仪具备自动捕捉被试者的头部轮廓、面部表情和瞳孔运动轨迹的功能。

现有研究中,有学者提出了"智能感知"的概念,其中,"感知"是指传感器对外界的感知,包括数据采集和对数据中包含的表层信息的分析提取;"智能"是指对数据的内在感知,包括对数据产生的原因进行分析以及基于分析结果的预测和干预;"智能感知"则是指以传感器网络采集所得的数据为基础,采用智能分析和智能识别算法分析数据以获得人体当前的状态(生理体征、行为、情绪、意图和潜意识等)以及人体当前状态的产生机制,依据一定的规则对人体和环境给予干预,以实现对人体和环境的有效调节的技术。"智能感知"技术融合电子、传感器、计算机硬件、软件等多学科知识,将传感器、无线通信等技术嵌入人们生活中的日用品、服饰、公共设施和交通工具中,实现实时的人体生理体征感知、行为监测、环境监测和有效干预。基于以上研究基础,将来可以借助相应的科学技术应用于护理领域,如抓取护士在应对护理中断事件时的神经特征,并进行综合分析,自动生成结果报告。再基于大样本的数据结果,将发生消极型护理中断事件抓取的神经特征进行总结、归纳和分析,得出相应的结论,为预防不良结局护理中断事件提供证据基础。

四、神经行为学在护理中断事件管理中的应用前景

基于神经的行为作用机制,外界刺激通过神经传导产生一系列生理、心理反应,理论上能够解释护理中断事件发生时以及发生后的生理、心理反应,但目前仍缺乏护理中断事件的神经行为机制研究,开展此类研究能够进一步深化护理中断事件管理研究的内涵,拓展研究思路,为提出精细化管理策略提供理论基础。同时,现有护理中断事件管理评价指标范围狭窄,侧重于主观指标,缺乏客观性与直观性。随着大数据、传感器和深度学习等核心计算技术、算法、数据集以及应用的发展,人工智能的发展呈现出爆发性增长的趋势。人工智能系统已经在某些特定任务,如游戏、图像识别、语音识别等领域胜过了人类。通过人工智能可以实现有效的机器主动感知人体的生理状态、情感和行为等人体状态信息,如捕捉神经反射过程中产生的多样的神经特征,以补充客观的护理中断事件管理评价指标,如动眼信息的抓取已被普遍应用于汽车行业、飞行模拟器、网页设计、阅读研究和心理实验室等方面,理论基础及测量技术成熟,具备较高的研究、应用价值。神经行为学中涉及的行为评估方法也值得借鉴,如神经行为学中,人体对刺激的反应能力可用反应时来测量,常用的有视及听刺激的简单和复杂反应时。视简单反应时,指不需要多思考即作出的反应,正常人简单反应时差异不大;复杂反应时,指需要进行一定思考和判断后才能作出的选择性反应,在正常人群中有较大差异,该方法可以用于评价护士对护理中断事件的应对情况。而数字广度测量可以用于测试护士即时的听觉记忆及注意力集中程度。

第三节 脑网络与中断

一、脑网络的行为作用机制

人脑是自然界中最复杂的系统之一,功能分化与功能整合是人脑功能的两大组织原则。虽然人脑的不同区域具有相对不同的功能,但要完成一项哪怕是非常简单的任务时也总是需要人脑多个不同的功能区域相互作用、互相协调,共同构成一个网络来发挥其功能,即大脑的执行功能总是依赖于多个脑区之间广泛地交互。因此,基于脑网络研究脑功能十分必要。

脑网络分为脑解剖网络和脑功能网络。脑解剖网络是利用传统的结构

磁共振成像,通过分析不同脑区皮质厚度的相关性获得。脑的结构网络是指由神经元、神经元群或脑区作为节点,它们之间的连接关系作为边所构成的网络,又称为脑连接图。它具有多重空间尺度和时间动态演化特性,是研究大脑功能的基础。在空间上相近的神经元或者脑区有较大的可能性存在物理连接,而相距很远的神经元或者脑区间的物理连接可能性较低。

脑功能连接的概念最早出现在脑电图研究中,它度量空间上分离的不同脑区间时间上的相关性和功能活动的统计依赖关系,是描述脑区之间协同工作模式的有效手段之一,而且人脑功能网络具有"小世界"拓扑结构。大脑的结构网络能帮我们理解大脑各个区域之间的相互联系,是解释神经生理活动的结构基础。但由于脑网络的复杂性,结构和功能之间的关系仍不是十分清楚,许多研究者从神经的功能性活动入手来研究脑网络。许多证据表明神经系统能够进行快速、实时的信息整合。这种信息整合跨越相互分离的感觉通道和脑区,且这种整合不需要更高级的中枢控制。当大脑执行某一任务时,大脑的不同区域会发生同步活动。所谓同步是指其活动强度之间的时间相关性存在显著的统计意义。在同步活动的脑区之间就可以认为存在某种与完成任务相关的功能联系,这些脑区交互形成如感觉/运动网络、听觉网络、视觉网络、注意网络等功能网络,并实现相应的功能。

感觉是人脑对直接作用于感觉器官的客观事物的个别属性的反应。人体的感知器官接受内、外环境的刺激,并将其转化为神经冲动传至大脑中枢系统,产生感觉。知觉是人脑对直接作用于感觉器官的客观事物和主观状况整体的反映。人脑中产生的具体事物的印象总是由各种感觉综合而成的,知觉是在感觉基础上产生的。人的感知是生理分析器工作的结果。分析器是一种复杂的神经机构,它由感受器、传递神经和大脑皮质三部分组成。人通过视觉、听觉、皮肤感觉等各种感觉器官接受外部信息,经神经中枢再下达给运动器官,以改变原来的状态。人体的感知系统包括视觉、听觉、嗅觉、运动觉等,人体的这些感觉既能够接受外部环境信息,又能感知自身身体所处的状态。

神经心理学专家将脑的3个基本功能联合区的新范畴来探讨脑在人的各种心理活动过程中的功能组织原则:①第一功能联合区,调节皮质紧张度并维持觉醒状态,位于皮下网状结构及其所属部分;②第二功能联合区,是接受、加工和储存信息的联合区,其功能被归结为对来自各个分析器兴奋的整合,保证着整个一组分析器的协同工作,它位于大脑两半球的后部,即皮质的各个感觉区(视觉、听觉和躯体感觉等);③第三基本功能联合区,是规划、调节和控制复杂心理活动的联合区,积极、能动的心理活动由位于大脑两半球前部中央沟以前的脑区实现。人的心理过程是非常复杂的功能系统活动,这些过程不可能独立地定位于脑的狭小而局限的部位,而只能在协同工作着的脑器官各组成要素的参与下实现。

二、脑网络与护理中断

在安全科学研究领域,国内学者为了拓展安全科学原理在实际中的应用,基于对安全科学原理体系的认识,分析了安全理学原理之下的三级原理——安全生理感知原理。研究认为,安全生理感知是体内神经系统反映内外各种环境中安全因素变化的一种特殊功能,是客观世界在主观世界的反映,是内外环境中各种信息作用于感受器、转换为神经冲动后,进入中枢神经系统,最后达到大脑皮质的特定部位,产生的相应感觉。在外部各种环境因素中,人体各种感知器官都有各自对某一种环境因素形式最敏感的反应,这种反应能引起感觉器官的有效刺激,而各种刺激的强度也是有极限阈值范围的,这就决定了人体感知能力的大小。当环境因素超过人体生理所能承受的安全舒适标准时,生理感知系统会产生相应的非正常反应或逃避动作,具有感知识别安全物质的能力。安全生理感知原理主要研究人体如何通过视觉、听觉、嗅觉和味觉等感官系统来进行安全信息的识别和反应,以及如何做出合理安全回应的基本原则。安全生理感知原理主要通过研究人体感知外界安全或不安全因素所产生的不同反应,提供人体对外界感知敏感度的科学数据,并应用于安全领域的各个方面,其为护理中断事件管理带来了一定的启示。

护士在临床护理工作中,不断地受到各种中断刺激,获得积极或消极的感知;而这些体验又使护士产生不同情绪,如沮丧、愤怒,而情绪体验与脑网络关系密切。神经生理学家帕帕兹(J. W. Papez)于1937年系统地阐述了一个包括情绪行为与情绪体验的复合神经机构,即帕帕兹环路(Papez 环路),该环路的主要结构就是边缘系统。帕帕兹认为,情绪过程建立在海马,当海马被刺激时,冲动通过胼胝体下的白色纤维接力到下丘脑的乳头体。兴奋从下丘脑传递到丘脑前核,并上行到大脑内边界的扣带回,再回到海马和杏仁核,完成了这一环路。兴奋在这一环路上经扣带回扩散到大脑皮层,冲动在这里附加于意识上,产生情绪体验。而情绪调节是人们对自身的情绪状态施加影响,使其发生改变的过程或行为。良好的情绪调节能力能帮助护士适应工作状态、促进心理健康和积极应对中断事件。

研究表明,脑力疲劳可以预测工作场所错误增加的可能性,而脑力疲劳是由于长时间的高强度认知活动所引起。脑力疲劳在主观、行为和生理等方面均有所体现。在主观方面,表现为疲劳感增加、精力缺乏、动机降低和警觉性等;在行为方面,脑力疲劳的公认表现是认知任务绩效(准确度和/或反应时间)的下降;在生理方面,大脑功能活动的改变已被证明是一种脑力疲劳的明显表现。脑力疲劳的常见原因是睡眠剥夺。临床护理工作风险高,护士普遍心理压力大、精神紧绷,尤其是急危重症科室的护理人员。过早开始工作和轮班工作可能会导致错误的生理功能昼夜节律,延长工作时间,加班也会扰乱睡眠。暴露于吵闹的环境、繁重的体力工作和沉重的心理负担(如关键性决策、危及生命的情境)等与工作有关的因素也能扰乱昼夜节律和损害充足睡眠。在细胞水平,睡眠剥夺损害了突触可塑性,增加了海马的氧化应激和神经元的损失,对记忆、注意和更复杂的认知功能产生显著的影响,而且睡眠剥夺对于抽象和复杂任务绩效的损害比简单记忆任务更严重,也就是说,护理工作越复杂,睡眠剥夺产生的绩效损害越大。研究表明,睡眠剥夺也可导致注意力明显损害,尤其是警觉性注意的降低。然而在临床护理工作中,护士能否保持对异常情况的警觉性、敏感性与医疗诊治、疾病转归息息相关。

三、脑网络特征的抓取与监测

脑网络测量数据主要来源于大脑结构性连接数据和大脑功能性连接数据。大脑结构性连接数据监测方法包括磁共振成像(magnetic resonance imaging,MRI)和弥散张量成像(diffusion tensor imaging,DTI),DTI 则是 MRI 的特殊形式,如果说 MRI 是追踪水分子中的 H 原子,DTI 便是通过水分子移动方向制图。大脑功能性连接数据监测方法包括:功能性磁共振成像(functional magnetic resonance imaging,fMRI)、脑电波(electroencephalogram,EEG)以及肌电图(electromyogram,EMG)。神经生理学研究表明,当大脑受到不同的外界刺激或执行不同任务时,与刺激或任务相对应的功能脑区便被激活,这些激活脑区的局部血流量(cerebral blood flow,CBF)、血容量(cerebral blood volume,CBV)以及能量代谢均会发生微弱变化,从而导致局部脑组织的磁特性随之发生变化。fMRI 是一种非介入的技术,其时间分辨率能够达到 1s,由 MRI 发展而来,利用磁振造影来测量神经元活动所引发的血流动力学的改变,继而反映大脑自主神经活动。在经历护理中断事件后,通过 MRI、DTI 等抓取护士的脑网络特征,检测其感知状态、注意力、记忆等生理行为,从而查明护士发生消极型护理中断事件的生理学原因,为调整护士身心状态提供参考。

四、脑网络在护理中断事件管理中的应用前景

生理指标在历史上是供医学诊断用而发展起来的,将其用于健康人员的身心状态评价是最近的事情。人机界面领域的研究结果显示,生理指标的测量常被用来评价人的负荷、觉醒度、注意力和疲劳等,主要侧重于人的内在状态的评价。这些内在状态与中枢神经系和自律神经系的活动状态密切相关,极大地影响了作业人员的工效。由于人的内在状态很难通过外表进行科学评价,故利用生理指标的评价方法正逐步成为主体评价方法。

在安全科学研究过程中,人是行为的主体,是生产力中最活跃、最重要的因素。在生产过程中,情绪波动、注意力分散、疲劳、判断错误等生理因素对人的安全行为影响较大。人的生理状况与外界环境息息相关,其中沟通人体与外界环境的是感知系统,人体感知系统会实时感知外界环境因素变化,并经人体感知系统做出判断后影响人的行为,进而影响生活与工作中的状态,成为人的不安全因素之一。而护理中断事件的发生可源于环境、护士及其同事、患者及其家属、医生、临床支持人员等多类人群,感官刺激可涵盖听觉、视觉、触觉等,且其发生、发展是涉及感官识别、情感、认知评估等多维度的复杂体验,因此护理中断相关机制研究不应仅局限于考察单个脑区结构或功能的变化,还应该进一步从脑网络的角度进行考察。大脑是许多脑区在结构和功能上相互连接的复杂网络,各种信息在大脑网络中不断地处理和集成,这个过程是一直进行的,即使在没有外界刺激的静息状态下。基于脑网络对护理中断事件开展机制研究可以让我们从全新的角度去认识护理中断相关的神经信息交流,深入了解大脑功能连接和信息集成作用与中断认知、情绪反应等的关系,为开展基于脑网络机制的护理中断管理提供参考依据。

参考文献

［1］郑希文 . 安全心理学运用知识［M］. 北京：中国劳动社会保障出版社，2014：162.

［2］陈宝智，王金言 . 安全管理［M］. 天津：天津大学出版社，1998：126.

［3］刘景良 . 安全原理［M］. 北京：化学工业出版社，2008：256.

［4］田水承，柴建设，王莉，等 . 安全经济学［M］. 徐州：中国矿业大学出版社，2014：152.

［5］邵辉，邵小晗 . 安全心理学［M］. 北京：化学工业出版社，2018：205.

［6］尹贻勤 . 安全心理学［M］. 北京：中国劳动社会保障出版社，2016：168.

［7］胡德文，沈辉 . 脑磁共振影像数据时空分析［M］. 北京：科学出版社，2014：396.

［8］郑延平 . 生物反馈的临床实践［M］. 北京：高等教育出版社，2003：312.

［9］卫生部医政司编 . 医疗事故处理条例及配套文件汇编医疗事故处理条例［M］. 北京：
中国法制出版社，2002：172.

［10］刘景良 . 安全管理［M］. 北京：化学工业出版社，2014：264.

［11］崔政斌 . 杜邦安全管理［M］. 北京：化学工业出版社，2019：235.

［12］罗云 . 企业本质安全：理论·模式·方法·范例［M］. 北京：化学工业出版社，2018：284.

［13］吴超 . 安全科学原理［M］. 北京：机械工业出版社，2018：178.

［14］钟美瑞 . 行为激励合约理论及应用［M］. 上海：上海交通大学出版社，2014：234.

［15］(法)丹尼尔夏科特·夏科特 . 记忆的七宗罪［M］. 北京：中国社会科学出版社，2003：
132.

［16］王巧倩.护士口服给药环节护理中断事件风险的分析研究［D/OL］山西：山西医科大学，
2018：32［2019-8-27］http://libdb.csu.edu.cn/rwt/CNKI/https/NNYHGLUDN3WXTLUPMW4A/
kcms/detail/detail.aspx?dbcode=CMFD&dbname=CMFD201802&filename=1018712196.
nh&v=T5fMQmFLvr3E1gwPhmFpfMsV5QhOrr0YH7ErY0gDFoOFhW1SzH3%25mmd2B2
FYkpTGAVEsm.

［17］曾赛男 . 腹腔镜手术护理中断事件的现况调查与原因分析［D/OL］. 长沙：中南大学，
2013：48［2019-8-27］https://kreader.cnki.net/Kreader/CatalogViewPage.aspx?dbCode=
CMFD&filename=1014146380.nh&tablename=CMFD201401&compose=&first=1&uid=.

［18］李中林 . 基于实时 f MRI 神经反馈的情绪调节技术研究［D/OL］. 洛阳：解放军信息工
程大学，2016：68［2019-8-27］https://kreader.cnki.net/Kreader/CatalogViewPage.aspx?dbC-

ode=CMFD&filename=1019819959.nh&tablename=CMFD201901&compose=&first=1&uid.

[19] 董群喜.面向认知功能的脑效应网络方法及应用研究[D/OL].兰州:兰州大学,2017:102 [2019-8-27] https://kreader.cnki.net/Kreader/CatalogViewPage.aspx?dbCode=CDFD&filename=1018804010.nh&tablename=CDFDLAST2018&compose=&first=1&uid.

[20] 谢建飞,丁四清,钟竹青,等.综合干预护理中断事件对护理安全管理的影响[J].护理研究,2014,28(10):1167-1171.

[21] 谢建飞,刘佳,刘立芳,等.护理文书书写中断管理模型的构建及应用[J].护理学杂志,2018,33(18):4-7.

[22] 付亚娟,刘敏,王莎,等.ICU护理中断事件发生现状及其管理对策[J].护理学杂志,2019,34(19):17-20.

[23] 刘薇群,赵春燕,王霞,等.护士注意力稳定性品质与防范执行医嘱差错研究[J].心理科学,2008,31(4):840-843.

[24] 赵慧玲,代亚丽.我国护理教育的发展现状与趋势分析[J].护理实践与研究,2008,5(6):83-85.

[25] 成守珍,黄天雯,蔡金辉,等.非惩罚性医院护理安全文化建设[J].中国护理管理,2018,18(10):1304-1307.

[26] 刘伟,刘荣,宁愿,等.精神科护士护理专业核心价值观和人文执业能力的相关性研究[J].护理学杂志,2018,33(15):59-61.

[27] 杨帅,鄢斌,李映兰.护理安全文化研究现状[J].中国护理管理,2018,18(3):400-403.

[28] 田双月,王轶,武杰,等.三级医院硕士及以上学历护士工作环境对职业价值观的影响[J].中国护理管理,2018,18(1):33-37.

[29] 年桂红,邹志辉,陆丽华.新入职护士试用期前后职业期望与职业价值观的调查[J].解放军护理杂志,2017,34(6):30-32.

[30] 沈红卫.安全文化建设在传染病区护理管理中的实施效果分析[J].中国护理管理,2016,16(S1):16-17.

[31] 查庆华,陈燕,邱娴,等.新聘护理人员专业价值观现状及其影响因素[J].解放军护理杂志,2016,33(10):26-29.

[32] 江露.评判性思维在手术室护理安全管理中的应用体会[J].实用临床护理学电子杂志,2018,3(27):162-163.

[33] 黄浪,吴超,王秉.安全系统学学科理论体系构建研究[J].中国安全科学学报,2018,28(5):30-36.

[34] 章雅蕾,吴超,王秉.基于情感思维的安全管理模式研究[J].中国安全生产科学技术,

2018,14(3):34-40.

[35] 谢建飞,刘佳,刘立芳,等.护理中断事件管理的实践与成效[J].中华护理杂志,
2016,51(8):951-955.

[36] 马珂珂,丁四清,周建大,等.给药中断事件现状及管理对策的研究进展[J].护理学
杂志,2018,33(18):21-24.

[37] 林常红,刘晓瑞.综合医院保健对象健康管理实施效果评价[J].中国卫生标准管理,
2018,9(23):5-8.

[38] 闻大翔.上海:政府主导与市场驱动并重[J].中国卫生,2018,(7):27.

[39] 尹艳平.社区卫生服务中心护理管理的难点与对策[J].中国卫生产业,2018,15(1):
37-38.

[40] 梁borp梅,陈丽如.我国社区护理现状原因分析及对策[J].实用临床护理学电子杂志,
2017,2(24):164-166.

[41] 杨莉,张霄,吴群育,等.新形势下公立医院加强成本管理的思考[J].医学教育管理,
2020,6(1):70-72.

[42] 徐全琼.探讨医疗改革视域下基层医疗卫生机构如何进行成本核算管理[J].中国管
理信息化,2020,23(2):18-19.

[43] 汪洋,黄金辉,付姗姗,等.系统安全的思维转型:风险与韧性的比较研究[J].中国安
全科学学报,2018,28(1):62-68.

[44] 黄蓉蓉,孙慧敏,黄静雯,等.基于经典测量理论简化护士心理素质量表[J].中国实
用护理杂志,2018,34(19):1498-1502.

[45] 罗通元,吴超.SIC思维下的事故致因模型构建与实证分析[J].中国安全科学学报,
2017,27(10):1-6.

[46] 黄浪,吴超.事故致因模型体系及建模一般方法与发展趋势[J].中国安全生产科学
技术,2017,13(2):10-16.

[47] 黄浪,吴超,杨冕,等.基于能量流系统的事故致因与预防模型构建[J].中国安全生
产科学技术,2016,12(07):55-59.

[48] 樊运晓,卢明,李智,等.基于危险属性的事故致因理论综述[J].中国安全科学学报,
2014,24(11):139-145.

[49] 秦月兰,陶美伊,蔡益民,等.短板理论促进护理管理持续改善的实践[J].护理学杂
志,2014,29(21):69-71.

[50] 黄浪,吴超.事故致因模型体系及建模一般方法与发展趋势[J].中国安全生产科技,
2017,13(2):10-16.

［51］葛方英,徐敏.破窗理论在手术室护理安全管理中的应用效果分析[J].实用临床医药杂志,2016,20(14):102-104.

［52］单云眉,徐晓英,郑秀云.呼吸科用药护理中断事件现况、因素与安全管理探讨[J].中医药管理杂志,2019,27(6):97-99.

［53］梁新蕊,张玲娟,薛美琴.护理工作量测量项目框架的构建[J].护理学杂志,2015,30(7):76-79.

［54］钟琴,耿华,翁艳翎,等.基于时间-动作法的护理工作中断、多任务及心理负荷评价[J].中国护理管理,2018,18(8):1029-1033.

［55］陈慧敏,许奕华,王艳.护理人员对不良结局护理中断事件体验的质性研究[J].护理学杂志,2017,32(9):50-52.

［56］程希.安全经济学在铁路运输生产方面应用的探讨[J].中国安全科学学报,2019,29(S1):5-10.

［57］华佳敏,吴超.安全信息经济学的学科构建研究[J].科技管理研究,2018,38(21):271-276.

［58］马浩鹏,吴超.安全经济学核心原理研究[J].中国安全科学学报,2014,24(9):3-7.

［59］符美玲,苏飞月,陈登菊,等.基于价值导向理念的患者安全经济学研究的启示与思考[J].中国卫生资源,2019,22(1):52-57.

［60］谢建飞,丁四清,曾赛男,等.护理中断事件的概念分析和启示[J].中华护理杂志,2013,48(1):175-178.

［61］陈曦,迟会.普外科病房药物配置中护理中断事件现况调查及分析[J].中华现代护理杂志,2017,23(4):563-566.

［62］陆晶,丁四清,谢建飞,等.护理中断事件管理的研究进展[J].中华护理杂志,2018,53(5):107-111.

［63］王密芳,张丽萍,蔡薇薇,等.知信行模式在降低导管相关性血流感染中的应用效果[J].中华医院感染学杂志,2019,29(16):2542-2545.

［64］谭璇,李素云,江霞,等.营养小组护士肠内营养护理知信行模式培训的效果[J].护理学杂志,2017,32(14):73-75.

［65］占婷婷,李惠萍,方秀萍,等.护士心理一致感、应对方式与主观幸福感的关系[J].中国医科大学学报,2019,48(8):703-708.

［66］许珂,任辉.临床护理人员心理弹性特点及其与社会支持和应对方式的关系[J].第三军医大学学报,2017,39(9):935-940.

［67］李书全,宋孟孟,周远.施工企业内社会资本、情绪智力与安全绩效关系研究[J].中

国安全生产科学技术,2014,10(9):67-71.

[68] 黄明霞,王永刚.安全管理中的激励因素[J].安全与环境学报,2006,6(S1):57-59.

[69] 霍志勤,谢孜楠,张永一.航空事故调查中人的因素安全建议框架研究[J].中国安全科学生产技术,2011,7(2):91-97.

[70] 范火芹,王桂平.护理失误与干扰关系探讨[J].护理与康复,2012,11(4):307-309.

[71] 刘丽,刘伟.护理不良事件网络直报系统在儿科护理管理中的应用[J].中国数字医学,2016,11(4):4-7.

[72] 陈湘军,沈琦,杨心悦,等.二级医院护士护理团队心理社会安全氛围与职业嵌入的相关性分析[J].齐鲁护理杂志,2020,26(3):49-52.

[73] 李鑫,熊莉娟,刘艳佳.护士领导力的研究进展[J].护理学杂志,2019,34(1):110-114.

[74] 柴翠萍,王琼.团队培训模式在护理安全管理中的应用[J].中华护理杂志,2017,52(S1):66-68.

[75] 李艳秋,郭闯,郭媛.护士长领导行为和医院护理安全文化相关性研究[J].中国医院管理,2017,37(7):76-78.

[76] 吴琼,李秋洁,洪素,等.护理领导力在患者护理中的应用现状[J].中国护理管理,2014,14(12):1341-1344.

[77] 姚楠,苏春旺,李尤君,等.人脑默认模式网络的动力学行为[J].物理学报,2020,69(8):140-151.

[78] 张天恒,王磊,郭苗苗,等.虚拟现实视觉体验对脑功能网络的影响[J].生物医学工程学杂志,2020,37(2):251-261.

[79] 何李,李彧,庄恺祥,等.创造性的大脑网络连接特征与研究展望[J].科学通报,2020,65(1):25-36.

[80] 黄文敏,曹玲灿,陈清坚,等.脑功能网络建模及分析研究进展[J].中国科学:物理学力学天文学,2020,50(1):85-97.

[81] 卓晟,付伟.美国博伊西州立大学护士领导力与管理课程介绍及其对我国的启示[J].中国医院管理,2014,14(7):772-774.

[82] 谭然,曹英娟,郭卫婷,等.国内护士给药错误相关研究的计量分析与对策[J].护理研究,2019,33(15):2663-2669.

[83] DALEY T. Time savers wasting time through interruptions[M]. Sydney: Australian Software Professionals, 2006.

[84] GIBIS HL. Nurse staffing, interruptions in practice, and patient safety outcomes: final study report[R]. Toronto: University of Toronto, 2003.

［85］ CINTIA M，ARIANE F，MACHADO A，et al. Interruptions of nurses' activities and patient safety：an integrative literature review［J］. Rev Latino-Am Enfermagem，2015，23（1）：169-179.

［86］ HOPKINSON SG，JENNINGS BM. Interruptions During Nurses' Work：A State-of-the-Science Review［J］. Res Nurs Health，2013，36（1）：38-53.

［87］ SCHEMMELA，LEE M，HANLEY T，et al. Radiology Workflow Disruptors：A Detailed Analysis［J］. J Am Coll Radiol，2016，13（10）：1210-1214.

［88］ REED CC，MINNICK AF，DIETRICH MS. Nurses' responses to interruptions during medication tasks：A time and motion study［J］. Int J Nurs Stud，2018，82：113-120.

［89］ SEE KC，PHUA J，MUKHOPADHYAY A，et al. Characteristics of distractions in the intensive care unit：how serious are they and who are at risk［J］. Singapore Med J，2014，5（7）：358-362.

［90］ WEIGL M，MULLER A，HOLLAND S，et al. Work conditions，mental workload and patient care quality：a multisource study in the emergency department［J］. BMJ Qual Saf，2016，25（7）：499-508.

［91］ SHAMIAN J，ELLEN ME . The role of nurses and nurse leaders on realizing the clinical，social，and economic return on investment of nursing care［J］. Healthcare Management Forum，2016，29（3）：99-103.

［92］ LAI XB，CHING SSY，WONG F KY，et al. The cost-effectiveness of a nurse-led care program for breast cancer patients undergoing outpatient-based chemotherapy-A feasibility trial［J］. European Journal of Oncology Nursing，2018，10（36）：16-25.

［93］ ONEAL G，GRAVES JM，DIEDE TT，et al. Balance，Health，and Workplace Safety：Experiences of New Nurses in the Context of Total Worker Health［J］. AAOHN Journal，2019，67（10）：520-528.

［94］ TAKRONI H A. Healthcare productivity，and its sociodemographic determinants，of Saudi female nurses：A cross-sectional survey，Al-Qassim，Saudi Arabia，2017 ［J］. International journal of health ences，2020，13（6）：19-25.

［95］ BECKMAN HB，ANKEL RM. The effect of physician behavior on the collection of data［J］. Ann Intern Med，1984，101：692.

［96］ JETT QR，GEORGE JM. Work interrupted：a closer look at the role of interruptions in Organization all life［J］. Acad Manage Rev，2003，28：494-505.

［97］ LINDA M，CHERYL P，PAM H，et al. Interruptions and pediatric patient safety［J］. J

Pediatr Nurs,2010,25:167-175.

[98] CRAKER NC,MYERS RA,EID J,et al. Nursing Interruptions in a Trauma Intensive Care Unit:A Prospective Observational Study[J]. Journal of Nursing Administration,2017,47 (4):205-211.

[99] KIM EK,SHIN S. Teaching efficacy of nurses in clinical practice education:A cross-sectional study[J]. Nurse Education Today,2017,54:64-68.

[100] LUNDEN A,TERA M,KVIST T,et al. A systematic review of factors influencing knowledge management and the nurse leaders' role[J]. Journal of Nursing Management, 2017,25(6):407-720.

[101] TAHGHIGHI M,REES CS,BROWN J,et al. What is the impact of shift work on the psychological functioning and resilience of nurses? An integrative review[J]. Journal of Advanced Nursing,2017,73(9):2065-2083.

[102] XIE JF,SUN Q,TANG SY,et al. Knowledge,attitude and practice regarding nursing interruptions among Chinese nurses:A nationwide cross-sectional survey[J]. International Journal of Nursing Science,2020,7(1):66-73.

[103] UDOD S,CUMMINGS GG,CARE WD,et al. Role stressors and coping strategies among nurse managers[J]. Leadership in Health Services,2017,30(1):29-43.

[104] SIGURSTEINSDOTTIR H,SKÚLADÓTTIR H,AGNARSDÓTTIR T,et al. Stressful Factors in the Working Environment,Lack of Adequate Sleep,and Musculoskeletal Pain among Nursing Unit Managers[J]. International Journal of Environmental Research and Public Health,2020,17(2):673.

[105] LINDA M,CHERYL P,PAM H,et al. Interruptions and pediatric patient safety[J]. J Pediatr Nurs,2010,25:167-175.

[106] KALISCH BJ,AEBERSOLD M. Interruptions and multitasking in nursing care[J]. The Joint Commission Journal on Quality and Patient Safety,2010,36(3):126-132.

[107] ELGANZOURI ES,STANDISH CA,ANDROWICH I. Medication Administration Time Study(MATS): Nursing staff performance medication administration [J]. Journal of Nursing Administration,2009,39(5):204-210.

[108] THOMSON MS,GRUNEIR A,LEE M,et al. Nursing time devoted to medication administration in long-termcare:clinical,safety,and resource implications[J]. Journal of the American Geriatrics Society,2009,57(2):266-272.

[109] FORSYTH KL,HAWTHORNE HJ,EL-SHERIF N,et al. Interruptions Experienced by

Emergency Nurses: Implications for Subjective and Objective Measures of Workload[J]. Journal of Emergency Nursing, 2018, 44(6): 614-623.

[110] AGNEW C, FLIN R, REID J. Nurse leadership and patient safety[J]. BMJ, 2012, 345: e4589.

[111] LOTFI Z, ATASHZADEH SF, MONTASHAMI J, et al. Relationship between ethical leadership and organisational commitment of nurses with perception of patient safety culture[J]. Journal of Nursing Management, 2018: 26(6): 726-734.

[112] WHITEHAIR L, HURLEY J, PROVOST S. Envisioning successful teamwork: An exploratory qualitative study of team processes used by nursing teams in a paediatric hospital unit[J]. Journal of Clinical Nursing, 2018, 27(1): 23-24.

[113] THIBAULT RT, LIFSHITZI M, RAZ A. The self-regulating brain and neurofeedback: Experimental science and clinical promise[J]. Cortex, 2015, 74: 247-261.

[114] DELGADO C, UPTON D, RANSE K, et al. Nurses' resilience and the emotional labour of nursing work: An integrative review of empirical literature[J]. International Journal of Nursing Studies, 2017, 70(70): 71-88.

[115] WEIGL M, MÜLLER A, HOLLAND S, et al. Work conditions, mental workload and patient care quality: a multisource study in the emergency department[J]. BMJ Qual Saf, 2016, 25(7): 499-508.